Praxis
Oedipallee

Georg-Christian Zinn · Ralf Rößler · Peter Weidenfeller

Praktische Hygiene in der Zahnmedizin

Leitfaden zur Umsetzung in Praxis und OP

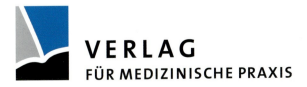

VERLAG
FÜR MEDIZINISCHE PRAXIS

1. Auflage Dezember 2006 (unveränderter Nachdruck April 2008)

Copyright © Verlag für medizinische Praxis, Heinrichshofen (www.verlag-medizin.de)

Alle Rechte vorbehalten

Gestaltung: Hartmann + Hartmann GmbH, Augsburg (www.hartmannundhartmann.com)

Satz: Satzstudio 90, Kühbach (www.satzstudio90.de)

Druckproduktion: aml dialog KG, 86356 Neusäß (www.aml-dialog.de)

Produced and Printed in Germany

ISBN: 978-3-938999-05-9

Der „Verlag für medizinische Praxis" ist ein Unternehmen der

Zapf Media Group GmbH & Co. KG

Paarstraße 12b

D-86492 Heinrichshofen

Tel. +49 (0) 82 06 962 82 10

info@verlag-medizin.de

Vorwort

Die Zahnheilkunde hat sich in den letzten Jahren stetig weiterentwickelt: Implantologische Eingriffe sind mittlerweile Routine, Mund-, Kiefer-, Gesichts-chirurgische Eingriffe werden in großer Zahl auch ambulant durchgeführt.

Gleichzeitig sind in den letzten 20 Jahren die Hygieneanforderungen für die rund 60.000 niedergelassenen zahnärztlichen Kollegen kontinuierlich gestiegen. So sieht das Infektionsschutzgesetz in § 36 die behördliche Überprüfung von Zahnarztpraxen explizit vor.

Auch das Robert Koch-Institut (RKI) hat im Januar 2006 eine Empfehlung mit dem Titel „Infektionsprävention in der Zahnheilkunde – Anforderungen an die Hygiene" veröffentlicht.

Um sich als zahnärztlich tätiger Kollege über die aktuellen Hygieneanforderungen zu informieren, haben erfahrene Fachärzte für Hygiene und Umweltmedizin zusammen mit operativ tätigen Zahnärzten ihr Wissen und ihre Antworten auf die Fragen der zahnärztlichen Hygiene – insbesondere der vernünftigen und praxisnahen Umsetzung – aufge-schrieben. Diese Zusammenarbeit hat sich als sehr fruchtbar erwiesen!

Das vorliegende Werk behandelt alle wichtigen Themen der zahnärztlichen Hygiene. Dazu zählen neben der Hygiene im Praxisbereich auch Fragen wie Abfallentsorgung oder Personalschutz sowie die rechtlichen Rahmenbedingungen wie das Qualitätsmanagement und die Aufgaben der Kontrollbehörden. Daneben werden die zahnärztliche Instrumentenaufbereitung und die damit verbundene Dokumentation ausführlich behandelt. Dies alles wird abgerundet durch die Darstellung der Umsetzung der Hygienestandards in vier Fachdisziplinen der Zahnheilkunde.

Auf der beigefügten CD-ROM finden sich neben einem ausführlichen Muster-Hygieneplan mit Arbeitsanweisungen und Checklisten zusätzlich alle thematisch relevanten RKI-Empfehlungen sowie die für den Personalschutz wichtige TRBA 250.

Wer sich also in zahnärztlicher Hygiene belesen will oder etwas nachzuschlagen hat, wird hier fündig werden.

Priv.-Doz. Dr. Dr. Patrick Finzer

Autorenverzeichnis

Dr. med. dent. Ralf Rößler

- ▶ Studium der Chemie und Zahnmedizin in Heidelberg, Hannover und Gießen
- ▶ Niedergelassener Zahnarzt mit den Arbeitsschwerpunkten plastisch-ästhetische und regenerative Parodontalchirurgie, Implantologie und Prophylaxe
- ▶ Lehrauftrag in der Poliklinik für Zahnerhaltungskunde und Parodontologie an der Charité Universitätsmedizin, Berlin

Kontakt: Zahnarzt-Praxis, Stoppelberger Hohl 132, 35578 Wetzlar

Dr. med. Peter Weidenfeller

- ▶ Studium der Humanmedizin in Aachen
- ▶ Facharzt für Hygiene und Umweltmedizin
- ▶ Facharzt für Mikrobiologie und Infektionsepidemiologie
- ▶ Leitender Mitarbeiter am Landesgesundheitsamt Baden-Württemberg, Stuttgart

Kontakt: Regierungspräsidium Stuttgart, Landesgesundheitsamt,
          Wiederholdstr. 15, D-70174 Stuttgart (www.rp.baden-wuerttemberg.de)

Dr. med. Georg-Christian Zinn

- ▶ Studium der Humanmedizin in Mainz
- ▶ Facharzt für Hygiene und Umweltmedizin
- ▶ Facharzt für Kinderheilkunde
- ▶ Ärztliches Qualitätsmanagement
- ▶ Infektiologe (DGI)
- ▶ Leitender Hygieniker bei Bioscientia GmbH, Institut für Medizinische Diagnostik, Ingelheim

Kontakt: Bioscientia GmbH, Institut für Medizinische Diagnostik, Konrad-Adenauer-Str. 17,
          D-55218 Ingelheim/Rhein (www.bioscientia-hygiene.de)

Mit weiteren Beiträgen von:

Dr. med. dent. Karl-Ludwig Ackermann
▶ Zahnarzt, Oralchirurgie, Filderstadt

Dr. med. Winfried Ebner
▶ Facharzt für Hygiene und Umweltmedizin am Beratungszentrum für Hygiene (BZH GmbH) des Universitätsklinikums Freiburg i.Br.

Dr. med. Stefanie Holm
▶ Fachärztin für Innere Medizin, Infektiologische Schwerpunktpraxis, Hannover

Dipl.-Ing. Martin Scherrer
▶ Ressortleiter Krankenhausökologie am Institut für Umweltmedizin und Krankenhaushygiene des Universitätsklinikums Freiburg i.Br.

Dr. med. Ernst Tabori
▶ Facharzt für Gynäkologie und Geburtshilfe, Hygiene und Umweltmedizin, Leitender Arzt für Bauhygiene am Beratungszentrum für Hygiene (BZH GmbH) des Universitätsklinikums Freiburg i.Br.

© VERLAG FÜR MEDIZINISCHE PRAXIS

Inhaltsverzeichnis

Inhalte der CD-ROM:

Empfehlungen des Robert Koch-Instituts, Berlin:

► Anforderungen an die Hygiene bei der Aufbereitung von Medizinprodukten

► Anforderungen an die Hygiene bei der Reinigung und Desinfektion von Flächen

► Anforderungen der Hygiene beim ambulanten Operieren in Krankenhaus und Praxis

► Anforderungen der Hygiene bei Operationen und anderen invasiven Eingriffen

► Erläuterungen zu den Empfehlungen der Kommission für Krankenhaushygiene und Infektionsprävention zur Surveillance von postoperativen Wundinfektionen in Einrichtungen für das ambulante Operieren

► Händehygiene

► Infektionsprävention in der Zahnheilkunde – Anforderungen an die Hygiene

► GUV-R 250 / TRBA 250

► Leitfaden zur Organisation der Hygienemaßnahmen

Wir bedanken uns für die freundliche Genehmigung zum Abdruck bei:

► Bundesverband der Unfallkassen, Fockensteinstr. 1, 81539 München

► Landeszahnärztekammer Baden-Württemberg, Herdweg 59, 70174 Stuttgart

► Robert Koch-Institut, Nordufer 20, 13353 Berlin

Bildnachweis

Aesculap AG & Co. KG, Tuttlingen (www.aesculap.de <http://www.aesculap.de/>)

Bioscientia GmbH, Ingelheim (www.bioscientia-hygiene.de <http://www.bioscientia-hygiene.de/>)

DGP Service GmbH, Regensburg (www.dgp-service.de <http://www.dgp-service.de/>)

Dr. med. Ernst Tabori, Freiburg

Dr. med. Peter Weidenfeller, Stuttgart

Dr. med. Georg-Christian Zinn, Ingelheim

Dr. med. dent. Ralf Rößler, Wetzlar

Dr. med. dent. Karl-Ludwig Ackermann, Filderstadt

Ecolab Deutschland, Düsseldorf (www.ecolab.com <http://www.ecolab.com/>)

Hager & Werken GmbH & Co. KG, Duisburg

   (www.hagerwerken.de <http://www.hagerwerken.de/>)

Hartmann + Hartmann Werbeagentur GmbH, Augsburg

   (www.hartmannundhartmann.com <http://www.hartmannundhartmann.com/>)

Martin Scherrer, Freiburg

Robert Koch-Institut, Berlin (www.rki.de <http://www.rki.de/>)

Storz am Mark GmbH, Emmingen-Liptingen

   (www.stoma-dent.com <http://www.stoma-dent.com/>)

Einleitung

Von der Praxis für die Praxis

Den Anstoß zu diesem Buch gab uns die Fülle von Fragen zahnärztlicher Kollegen zur Umsetzung von Hygienevorgaben. Dies kam hauptsächlich zustande durch die im Januar 2006 neu erschiene RKI-Empfehlung „Infektionsprävention in der Zahnheilkunde – Anforderungen an die Hygiene". Durch diese RKI-Empfehlung zeigte sich, dass auf der einen Seite die Erwartungen in der Zahnheilkunde in Bezug auf die Hygieneanforderungen enorm gestiegen sind, dass aber auf der anderen Seite zu diesem Thema kein Buch auf dem Markt existierte, welches sich auch mit der praktischen Umsetzung dieser Anforderungen beschäftigt.

Gerade in Zeiten, in denen sehr viel über Standardisierung, Qualitätsmanagement und Zertifizierung gesprochen wird, ist der Zahnarzt mit seinen Fragen hinsichtlich hygienisch korrekter Vorgehensweisen oft allein gelassen. Zwar existieren zahlreiche Hygieneempfehlungen verschiedenster Stellen, doch viele dieser Empfehlungen sind recht allgemein verfasst oder betreffen fast ausschließlich stationäre Bereiche.

Aus diesem Grund soll dieses praktisch ausgerichtete Buch dem zahnärztlichen Kollegen rechtssichere, bezahlbare und vor allem pragmatische Lösungen aufzeigen, nicht zuletzt zum Wohl der Patienten.

Die Autoren haben zusätzlich versucht, für die einzelnen Spezialgebiete die jeweiligen Problemstellungen herauszuarbeiten und Lösungen aufzuzeigen. Die Empfehlungen sind allesamt praxiserprobt, da sie aus Erkenntnissen langjähriger Erfahrungen stammen. Zudem können sie in der Mehrzahl wissenschaftlich gestützt begründet werden.

Trotz aller Sorgfalt sind wir uns dessen bewusst, dass dem geneigten Leser gewiss auch Lücken und noch offene Fragen begegnen werden. Doch dieses Buch ist im wahrsten Sinn des Wortes: *von der Praxis für die Praxis* erstellt, d.h. wir möchten von unseren geschätzten Lesern lernen und hoffen daher auf zahlreiche Anregungen, die zukünftige Neuauflagen dieses Buches bereichern werden.

Besonderer Dank gilt den Mitautoren, die mit sehr großem Engagement bei der Entstehung und Fertigstellung des Buches geholfen haben, darunter besonders Herrn Dipl.-Ing. Martin Scherrer und Herrn Dr. med. Ernst Tabori von der Universität Freiburg.

Insbesondere gilt unser Dank jedoch unseren Familien, die so manches Mal auf uns verzichten mussten, uns bestärkt und unzählige Male unterstützt haben, dieses Buch zu schreiben.

G.-C. Zinn
Ingelheim

R. Rößler
Wetzlar

P. Weidenfeller
Stuttgart

im November 2006

Rechtliche Grundlagen der Hygiene im zahnärztlichen Bereich

Immer mehr gesetzliche Vorgaben berühren das zahnärztliche Handeln. Dieser Trend zeichnet sich auch im Bereich der Hygiene ab. In diesem Kapitel soll auf die wichtigsten gesetzlichen Vorgaben hingewiesen werden. Darüber hinaus sollen die Art und Weise der durchzuführenden Kontrollen und die Besonderheiten der Rechtsfindung im Bereich der Hygiene im zahnärztlichen Bereich deutlich gemacht werden.

In der Bundesrepublik wird unterschieden zwischen Gesetzen, welche die Hygiene zum Inhalt haben, und Richtlinien bzw. Normen, welche zwar keinen Gesetzescharakter haben, aber im Rahmen von rechtlichen Fragestellungen herangezogen werden und so indirekt zur Rechtsfindung beitragen.

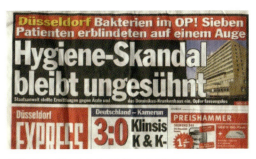

Abb. 2.1   Hygieneberichterstattung

Durch die zunehmende Aufmerksamkeit der Öffentlichkeit in Bezug auf den Fokus Hygiene, aber auch durch die steigende Anzahl von Gesetzesvorgaben hat die Überwachungsfrequenz zahnärztlicher Praxen in der Bundesrepublik deutlich zugenommen.

Zwar gibt es eine Reihe von Gesetzen und Verordnungen, welche hygienische Inhalte behandeln, je-

doch muss gesagt werden, dass in Deutschland kein bundeseinheitliches Hygienerecht existiert und die bestehenden Gesetze in der Regel ohne spezifischen Aussagewert bei zivilrechtlichen Beurteilungen hygienischer Fragestellungen sind. So sind spezielle hygienische Vorgehensweisen wie z.B.

- ▶ Händedesinfektion
- ▶ Personalhygiene
- ▶ die Art und Weise von zahnärztlichen Behandlungen und oralchirurgischen Eingriffen
- ▶ hygienische Organisation des Praxisablaufs nicht explizit gesetzlich geregelt.

Bei zivilrechtlichen Fragestellungen kommen jedoch einzelne Urteile zu Präzedenzfällen zustande, welche bei weiteren Rechtsstreitigkeiten und Rechtsfragen zur Entscheidungsfindung hinzugezogen werden.

Ein Beispiel bildet das Urteil des Landgerichts München I [AZ: 9 O 18834/00], welches in einem Schadensersatzprozess eindeutige Vorgaben zum unmittelbaren patientenbezogenen Vorrichten von i.v.-Medikationen machte. Ein Patient war nach einer Injektion mit Streptokokken der Gruppe A infiziert worden und daran verstorben. Als Ursache für die tödlich verlaufende Infektion wurden „en bloc" vorgerichtete Spritzen identifiziert. Das Gericht begründete im Urteil, dass das standardmäßige Vorrichten von Spritzen „en bloc" einen massiven Verstoß gegen die Maßgabe eines verantwortungsvollen hygienischen Vorgehens bedeutet und dass einschlägige Richtlinien das Anbrechen der Ampulle einer Injektionszubereitung erst vor der Injektion als korrekt ansehen. Dieses Urteil stellt seitdem in gewisser Weise eine Orientierung bei der Beurteilung vergleichbarer Fragestellungen zum Richten von Medikamenten dar; die Empfehlung des unmittelbaren patientenbezogenen Richtens von Medikamenten avancierte so qua Gesetz zum Hygienestandard.

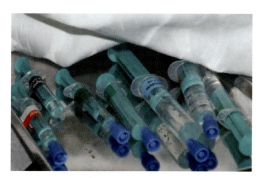

Abb. 2.2   Unsachgemäße Spritzenlagerung

Erfreulicherweise wird in den meisten Zahnarztpraxen mit sog. Einmalampullen bei Lokalanästhesien gearbeitet, doch zeigt dieses Beispiel, wie insbesondere in der Bundesrepublik sog. Richterrecht auch bei Hygienefragestellungen angewandt wird. Dort werden konkrete RKI-Richtlinien, DIN-Normen oder wissenschaftliche Arbeiten als Grundlagen genommen, um Recht bei zivilrechtlichen Fragestellungen zu sprechen. Dies geschieht im Allgemeinen aufgrund der Komplexität des Themas in der Regel (nur) unter Zuhilfenahme von hygienischen Gutachtern und ggf. zahnmedizinischen Gutachtern.

Die wichtigsten Gesetze, welche sich in der Bundesrepublik mit Hygiene und Qualität beschäftigen, sind:

▶ das Infektionsschutzgesetz (IfSG)
▶ das Sozialgesetzbuch (SGD V)
▶ das Medizinproduktegesetz (MPG)
▶ die Medizinproduktebetreiberverordnung (MPBetreibV)
▶ die Unfallverhütungsvorschriften/TRBA 250

Neben den genannten Gesetzen wurden in einigen Bundesländern (z.B. Sachsen, Berlin, Nordrhein-Westfalen, Niedersachsen) sog. Landeshygieneverordnungen erarbeitet. Dem föderalistischen Prinzip folgend sind diese Gesetze landesspezifisch verbindlich. Sie machen teilweise dezidierte Anforderungen an die Organisation der Hygiene geltend. Diese Landeshygieneverordnungen sind i.d.R. Hygienevorgaben, die eher auf Krankenhäuser denn auf ambulante Bereiche zugeschnitten sind; so werden in jeweiliger Abhängigkeit von der Art der Einrichtung und der vorgehaltenen Bettenzahl festangestellte Hygienefachkräfte, Hygienebeauftragte Ärzte bis hin zur Notwendigkeit eines eigenen Krankenhaushygienikers festgeschrieben. Die Ausnahme dabei bildet Niedersachsen. In der seit 2001 geltenden Hygieneverordnung werden konkretere Vorgaben zur Infektionsverhütung auch für den niedergelassenen Bereich genannt [Nds. GVBI 2001].

Dass behördliche Kontrollmaßnahmen Abweichungen von den geforderten hygienischen Standards aufzeigen konnten, belegen die veröffentlichten Ergebnisse eines Pilotprojektes des Gesundheitsamtes Frankfurt am Main [Heudorf et al. 2006]. Dort wurden durch Beauftragte der Landeszahnärztekammer Hessen insgesamt 127 zahnärztliche Praxen im Stadtgebiet Frankfurt begangen und die für die Hygiene festgesetzten Parameter mittels einer standardisierten Checkliste erfasst.

Bewertet wurden die Praxen mittels einer mit dem Gesundheitsamt abgestimmten Hygienecheckliste nach den Empfehlungen der Kommission für Krankenhaushygiene und Infektionsprävention am Robert Koch-Institut Berlin. In 16 % der begangenen Praxen fehlte ein Hygieneplan, jedoch nur in 8 % ein aktueller Reinigungs- und Desinfektionsplan. 92 % der Praxen waren mit berührungsfreien Armaturen ausgestattet. Seifensender fehlten in 2, Handtuchspender in 9 Praxen. In 14,2 % der begangenen Praxen fanden sich noch gepuderte Latexhandschuhe.

Das größte Hygieneproblem stellte aber die Instrumentenaufbereitung dar. Dabei wurden in einer Reihe von Praxen keine Desinfektionsmittel (7 von 66 Praxen) aus der Liste der Deutschen Gesellschaft für Krankenhaushygiene und Mikrobiologie/Verband für angewandte Hygiene e.V. (DGHM-VAH) verwendet. 52 % der Praxen wendeten noch manuelle Methoden zur Instrumentendesinfektion an. Ein Drittel der Praxen setzte ein maschinelles Aufbereitungsverfahren ein (Reinigungs- und Desinfektionsgeräte), eine regelmäßige Wartung konnte in 73 % eine mikrobiologische Überprüfung in nur 29 % nachgewiesen werden. Alle begangenen Praxen verfügten über einen Sterilisator. 61 % der Praxen verfügten über einen Autoklaven des Typs B, 7 % des Typs S. In 14 % waren Typ-N-Sterilisatoren vorhanden. In 17 % waren die Sterilisatoren keinem Typ zuzuordnen. Eine regelmäßige Wartung wurde in 93 %, eine biologische Überprüfung in 83 % der Praxen durchgeführt. In 34 % wurde die Sterilisation automatisch, in 55 % manuell durchgeführt. In 11 % fand keinerlei Dokumentation statt.

In anderen Studien zu Praxisbegehungen [Heudorf 2003] zeigte sich, dass es zum Teil erhebliche hygienischen Kenntnislücken der Praxisinhaber und des Praxispersonals im Hinblick auf sachgerechte Hygienestandards in Praxen gab. Diese Ergebnisse zeigen in eindrucksvoller Weise, dass zum Teil noch ein deutlicher Nachholbedarf in Sachen Hygiene besteht. D.h. nicht nur Krankenhäuser, sondern auch Zahnarztpraxen müssen im Bereich der Infektionsprävention und der Hygiene zielgerichtet beraten werden, um den gesetzten Vorgaben zu entsprechen. All diese Standards gelten in gleicher Weise auch für den zahnärztlichen Bereich.

MEMO In der Bundesrepublik Deutschland existiert kein einheitliches Hygienegesetz. Der Druck bzw. die Kontrolldichte durch die Kontrollbehörden nimmt jedoch hinsichtlich der einschlägigen Vorgaben und Empfehlungen der zuständigen Behörden deutlich zu, d.h. auch aus diesem Grunde wird die Hygiene in der Zukunft eine zunehmende Beachtung im niedergelassenen und v.a. operierenden zahnärztlichen Bereich erfahren. Mit dem Maß der Zunahme der Eigenverantwortlichkeit in Hygienefragen kommen bei der Umsetzung unweigerlich zusätzliche Belastungen auf die einzelnen Einrichtungen zu. Diesem Druck kann jedoch mit einer externen Unterstützung begegnet werden.

Um die Belastung für die einzelnen Einrichtungen auf ein vertretbares Maß zu reduzieren und vernünftige und vor allem bezahlbare Lösungen umsetzen zu können, ist es ratsam, auf die Hilfe externer hygienischer Beratung zurückzugreifen. Langfristig führen nur die Umsetzung der hygienischen Vorgaben im Sinne einer permanenten Anpassung und Verbesserung zu einem zuverlässig guten hygienischen Standard, was wiederum eine deutliche Qualitätsverbesserung mit einem nicht zu unterschätzenden Wettbewerbsvorteil mit sich bringt.

2.1 Infektionsschutzgesetz

Das Infektionsschutzgesetz (IfSG 2000) löste mit Beginn des Jahres 2001 das Bundesseuchengesetz aus dem Jahre 1961 ab. Es ist das maßgebliche Gesetz zur Infektionsprävention in Deutschland.

„Zweck des Gesetzes ist es, übertragbaren Krankheiten beim Menschen vorzubeugen, Infektionen frühzeitig zu erkennen und ihre Weiterverbreitung zu verhindern." Dieses Ziel soll erreicht werden durch:

► Erkennen und Bekämpfen von Infektionskrankheiten
► Prävention übertragbarer Krankheiten
► Verbesserung des Öffentlichen Gesundheitsdienstes
► Verbesserung der Infektionsepidemiologie

Demzufolge beinhalten eine Reihe von Paragraphen hygienisch relevante Vorgaben.

§ 36 des IfSG beschäftigt sich mit der Einhaltung der Infektionshygiene und ist für niedergelassene Zahnärzte und Operierende Zentren (OZ) von maßgeblicher Bedeutung. Dieser sagt, dass Arzt- und Zahnarztpraxen sowie Einrichtungen sonstiger Heilberufe, in denen invasive Eingriffe vorgenommen werden und bei denen durch Blut oder andere Sekrete Infektionen übertragen werden können, durch das Gesundheitsamt infektionshygienisch überwacht werden müssen. Dieser Passus stellt insoweit ein Novum dar, da diese Einrichtungen bisher nicht der Überwachung durch die Gesundheitsämter unterlagen. Das heißt, die Gesundheitsämter sind nun verpflichtet auch die „Zahnarztpraxen" infektionshygienisch zu überwachen. In § 36 Abs. 2 wird erwähnt:

„... Zahnarztpraxen sowie Arztpraxen und Praxen sonstiger Heilberufe, in denen invasive Eingriffe vorgenommen werden, ... , bei denen durch Tätigkeiten am Menschen durch Blut Krankheitserreger übertragen werden können, können vom Gesundheitsamt infektionshygienisch überwacht werden." [IfSG 2000]

Grundlage der hygienischen Überwachung der Praxen bilden die Empfehlungen der Kommission für Krankenhaushygiene und Infektionsprävention am Robert Koch-Institut in Berlin. Weiter kommen zur Anwendung die Regelungen der Berufsgenossenschaften, d.h. die Unfallverhütungsvorschriften – UVV und die einschlägigen Gesetze, wie das Medizinproduktegesetz [MPG 1998] und die entsprechenden Durchführungsverordnungen [MPBetreibV 1998]. Zusätzlich können noch länderspezifische Gesetze zum Tragen kommen, welche wie z.B. in Nordrhein-Westfalen das Gesetz über den öffentlichen Gesundheitsdienst NRW, aber auch in weiterem Sinne die Überwachung durch die Gesundheitsämter regeln. Weiter sieht § 36 IfSG die innerbetriebliche Festlegung von Hygieneplänen mit konkreten hygienischen Inhalten sowie Verfahrensanweisungen zur Infektionshygiene auch in Zahnarztpraxen vor, welche den Kontrollbehörden auf Verlangen vorgelegt werden müssen.

Für operativ und invasiv tätige Praxen ist § 6 des Infektionsschutzgesetzes ebenfalls relevant. Er beinhaltet die namentliche Meldung bei Verdacht, Erkrankung und Tod von Infektionskrankheiten. Relevant für den zahnärztlichen Bereich ist die in § 6 vorgesehene Meldepflicht bei gehäuftem Auftreten nosokomialer Infektionen, das heißt von Infektionen, welche mit der zahnärztlichen Behandlung ursächlich in Beziehung stehen können. Ein solcher meldepflichtiger Infektionsausbruch kann schon bei zwei oder drei Fällen vorliegen, wenn Hinweise für eine nosokomiale Ursache vorhanden sind. Demgegenüber steht die namentliche Nennung bei Erregernachweis (§ 7) durch die Labors an die Gesundheitsbehörden. Es heißt:

„der direkte und indirekte Erregernachweis (ist) zu melden, soweit die Nachweise auf eine akute Infektion hinweisen".

Neu hinzugekommen ist die Meldepflicht von Adenoviren (Konjunktivalabstrich), Legionellen und Masernviren.

Ein ganz wichtiger Paragraph für operierende zahnärztliche Einrichtungen und Kliniken ist der § 23 IfSG. Er schreibt die fortlaufende Erfassung, Aufzeichnung, Auswertung und Bewertung nosokomialer Infektionen und Krankheitserreger mit speziellen Resistenzen und Multiresistenzen in einer gesonderten Niederschrift vor. Zitat § 23:

„Leiter von Krankenhäusern und von Einrichtungen für ambulantes Operieren sind verpflichtet ... nosokomiale Infektionen und das Auftreten von Krankheitserregern mit speziellen Resistenzen und Multiresistenzen fortlaufend in einer gesonderten Niederschrift aufzuzeichnen und zu bewerten .... Dem zuständigen Gesundheitsamt ist auf Verlangen Einsicht in die Aufzeichnung zu gewähren".

Das heißt für die Einrichtungen, dass vom beauftragten Labor in regelmäßigen Abständen die Aufstellung der Liste der Krankheitserreger mit speziellen Resistenzen und Multiresistenzen anzufordern und zu bewerten ist. Zusätzlich müssen die in der Praxis aufgetretenen nosokomialen Infektionen, welche im Zusammenhang mit invasiven Eingriffen stehen (i.d.R. postoperative Wundinfektionen), aufgezeichnet und bewertet werden. Diese Aufstellungen sind den Kontrollbehörden auf Verlangen vorzulegen, wobei sie zur Mitnahme dieser Aufzeichnungen nicht befugt sind. Siehe Abb. 2.3 auf der nächsten Seite.

Problem bei den Anforderungen nach § 23 ist, dass zum jetzigen Zeitpunkt zahnärztliche nosokomiale Infektionen nicht definiert sind. Darin besteht eine wichtige Aufgabe für die Berufsverbände der Zahnärzte und der betreuenden Hygieniker, sog. zahnärztliche Indikator-Infektionen zu definieren und Infektionsraten zu erfassen.

Laut Infektionsschutzgesetz (IfSG) besteht für die nach § 23 angefertigten Aufzeichnungen eine 10-jährige Aufbewahrungsfrist. Bei ungenügender Führung oder Verweigerung der Einsicht oder Verstoß (Ordnungswidrigkeit) gegen diese Frist können prinzipiell Bußgelder bis zur Höhe von 25.000,00 € verhängt werden. Die bisherige Erfahrung zeigt allerdings, dass eher Fristen zur Umsetzung der Vorgaben gesetzt werden. Bei gravierenden Abweichungen wurden einzelne Einrichtungen durch die Gesundheitsämter jedoch auch schon zeitweilig geschlossen.

	Erregerspezies	Zu erfassen ist die Resistenz (auch Einzel-R) gegen folgende Substanzen, sofern im Rahmen der klinisch-mikrobiologischen Diagnostik getestet
1	S. aureus	Vancomycin, **Oxacillin**, Gentamicin, Chinolon Gr. IV (z.B. Moxifloxacin), Teicoplanin, Quinupristin/Dalfopristin
2	S. pneumoniae	Vancomycin, **Penicillin** (Oxacillin 1 µg), Cefotaxim, Erythromycin, Chinolon Gr. IV (z.B. Moxifloxacin)
3	E. faecalis E. faecium	**Vancomycin**, Gentamicin („high level": Gentamicin 500 mg/l; Streptomycin 1000 mg/l (Mikrodil.) bzw. 2000 mg/l (Agardilution)), Teicoplanin E. faecium: zusätzlich Quinupristin/Dalfopristin
4	E. coli Klebsiella spp.	Imipenem/Meropenem, Chinolon Gr. II (z.B. Ciprofloxacin), Amikacin, Ceftazidim, Piperacillin/Tazobactam, Cefotaxim oder analoge Testsubstanz
5	Enterobacter cloacae Citrobacter spp. Serratia marcescens	Imipenem/Meropenem, Chinolon Gr. II (z.B. Ciprofloxacin), Amikacin
6	P. aerugiosa A. baumannii	Imipenem/Meropenem, Chinolon Gr. II (z.B. Ciprofloxacin), Amikacin, Ceftazidim, Piperacillin/Tazobactum
7	S. maltophilia	Chinolon Gr. II (z.B. Ciprofloxacin), Amikacin, Ceftazidim, Piperacillin/Tazobactum, Cotrimoxanol
8	Candida spp.*	Fluconazol

* Erfassung nur in Einrichtungen mit hämatologisch-onkologischen Abteilungen, auch von primär resistenten Spezies

Leitresistenzen sind fett gedruckt und unterstrichen

Abb. 2.3 Liste der Erreger mit speziellen Resistenzen und Multiresistenzen laut § 23

2.2 Medizinproduktegesetz und Medizinprodukte-Betreiberverordnung

Über die bisher genannten Gesetze hinaus sind in jüngster Zeit neben dem Medizinproduktegesetz (MPG 1998) insbesondere die Medizinprodukte-Betreiberverordnung (MPBetreibV 2002), d.h. die Verordnung über das Errichten, Betreiben und Anwenden von Medizinprodukten mit seiner Aktualisierung aus dem Jahre 2002 in den Fokus der Kontrollbehörden geraten. Durch das zweite Änderungsgesetz des Medizinproduktegesetzes (2. MPGÄndG) hat sich die Rechtslage für die Aufbereitung von Medizinprodukten geändert. Artikel 10 (Änderung der Verordnung für Betriebswege für Medizinprodukte) besagt, dass § 4 Absatz 1 und 2 wie folgt gefasst werden:

„1.) Der Betreiber darf nur Personen, Betriebe oder Einrichtungen mit der Instandhaltung (Wartung, Inspektion, Instandsetzung und Aufbereitung) von Medizinprodukten beauftragen, die die Sachkenntnis, Voraussetzungen und die erforderlichen Mittel zur ordnungsgemäßen Ausführung dieser Aufgabe besitzen.
2.) Die Aufbereitung von bestimmungsgemäß keimarm oder steril zur Anwendung kommenden Medizinprodukten ist unter Berücksichtigung der Angaben des Herstellers mit geeigneten validierten Verfahren so durchzuführen, dass der Erfolg dieser Verfahren nachvollziehbar gewährleistet ist und die Sicherheit und Gesundheit von Patienten, Anwendern oder Dritten nicht gefährdet wird. Dies gilt auch für Medizinprodukte, die vor der erstmaligen Anwendung desinfiziert oder sterilisiert werden. Eine ordnungsgemäße Aufbereitung nach Satz 1 wird vermutet, wenn die gemeinsame Empfehlung der Kommission für Krankenhaushygiene und Infektionsprävention am
Robert Koch-Institut und des Bundesinstitutes für Arzneimittel und Medizinprodukte zu den Anforderungen an die Hygiene bei der Aufbereitung von Medizinprodukten beachtet wird. Die Fundstelle wird vom Bundesministerium für Gesundheit im Bundesanzeiger bekannt gemacht.“

Die im Rahmen der Aufbereitung erfassten Messwerte, Prozessparameter und die Freigabeentscheidung sind in Anlehnung an § 9, Absatz 2, Medizinproduktebetreiberverordnung aufzubewahren und auf Verlangen der zuständigen Behörde als Nachweis vorzulegen. Zusätzlich kommt es durch den expliziten Verweis auf die RKI-Empfehlung „Anforderungen an die Hygiene an die Aufbereitung von Medizinprodukten" zu sehr genauen Anforderungen, wie die einzelnen Aufbereitungsschritte und die damit zusammenhängende Dokumentation zu erfolgen hat. Erstmalig wird auch bei speziellen Tätigkeiten (z.B. Aufbereitung von kritischen B-Instrumenten oder der Freigabe von Sterilgut) eine nachzuweisende Fach- bzw. im niedergelassenen Bereich eine Sachkunde gefordert.

Durch diese Erwähnung erhält erstmalig eine RKI-Richtlinie quasi Gesetzescharakter. Dies hat zur Folge, dass die Umsetzung dieser RKI-Richtlinie behördlicherseits überwacht wird und werden muss. Die Überwachung der Medizinprodukte-Betreiberverordnung ist allerdings je nach Bundesland unterschiedlich geregelt. Die Überwachung hat aber in einigen Bundesländern schon flächendeckend begonnen (z.B. Niedersachsen oder NRW). Je nach Bundesland verschieden ist die jeweilige Kontrollinstanz, welche die Medizinprodukte-Betreiberverordnung und die Instrumentenaufbereitung kontrolliert. In Nordrhein-Westfalen obliegt diese Aufgabe den Bezirksregierungen, in Hessen den Gesundheitsämtern und in Bayern in Zukunft der Gewerbeaufsicht.

Durchführung des Medizinproduktegesetzes (MPG), der Medizinprodukte-Betreiberverordnung (MPBetreibV) und der Medizinprodukte-Sicherheitsplanverordnung

Sehr geehrter Herr ....

gem. § 26 Abs. 1 des Gesetzes über Medizinprodukte (MPG) in der Fassung vom 07.08.2002 unterliegen Betriebe und Einrichtungen mit Sitz in Deutschland, in denen Medizinprodukte hergestellt, klinisch geprüft, angewendet, betrieben und aufbereitet werden, der Überwachung durch mich als zuständige Überwachungsbehörde. Um einen reibungslosen Ablauf der Inspektion zu ermöglichen, bitte ich für die Begehung die nachfolgenden Unterlagen bereitzuhalten:

- ▶ Angewendete Reinigungs-, Desinfektions- bzw. Sterilisationsverfahren – Herstellerangaben zu den Verfahren, mit denen die Medizinprodukte aufbereitet werden sollen
- ▶ Herstellerangabe zu den Verfahren, mit denen die Medizinprodukte aufbereitet werden sollen
- ▶ Darstellung der Verantwortlichkeiten und Aufgabenverteilung und Anzahl der Mitarbeiter in der Funktionseinheit, welche die Medizinprodukte aufbereitet (ggf. Organigramm)
- ▶ Liste der Medizinprodukte, die in Ihrer Betriebsstätte aufbereitet werden, und deren Einstufung gemäß der Empfehlung des Robert Koch-Institutes (RKI) und des Bundesinstitutes für Arzneimittel und Medizinprodukte (BfArM) zu den Anforderungen an die Hygiene bei der Aufbereitung von Medizinprodukten
- ▶ Liste der Qualitätssicherungsmaßnahmen für die einzelnen Aufbereitungsverfahren und ggf. beauftragte Prüfeinrichtungen für diese Verfahren
- ▶ Liste der angewandten Normen
- ▶ Liste sämtlicher Arbeitsanweisungen
- ▶ Qualifikations- und Schulungsnachweise Ihres Personals
- ▶ Arbeitsanweisungen zur Prüfung der technisch-funktionellen Sicherheit der Medizinprodukte
- ▶ Arbeitsanweisung(en) über die Kennzeichnung der aufbereiteten Medizinprodukte bzw. deren Verpackung
- ▶ Validierungsunterlagen für alle Arbeitsschritte der Aufbereitung
- ▶ Bestandsverzeichnis gem. § 8 MPBetreibV der aktiven Medizinprodukte
- ▶ Gebrauchsanweisungen gemäß § 9 MPBetreibV und der Medizinprodukte-Sicherheitsplanverordnung
- ▶ Meldung von Vorkommnissen gem. § 3 MPBetreibV und der Medizinprodukte-Sicherheitsplanverordnung
- ▶ Unterlagen bzw. Protokolle der sicherheitstechnischen Kontrollen gemäß 6 MPBetreibV und der messtechnischen Kontrollen gemäß § 11 MPBetreibV
- ▶ Unterlagen über die Instandhaltung gemäß § 4 MPBetreibV

Abb. 2.4   Anschreiben Bezirksregierung Köln, Überprüfung MPG und MPBetreibV

2.3 Sozialgesetzbuch V

Weitere gesetzliche Vorgaben beinhalten die Vereinbarungen von Qualitätssicherungsmaßnahmen beim Ambulanten Operieren gemäß des § 14 des Vertrages und nach § 115 b, Abs. 1, Sozialgesetzbuch V (3). Bisher wurden lediglich baulich apparative, technische, hygienische und personelle Voraussetzungen gefordert. Seit dem 01.01.2004 werden zusätzliche Inhalte des Infektionsschutzgesetzes und der Medizinprodukte-Betreiberverordnung gefordert, die Erfüllung baulicher Anforderungen verlangt, so dass diese Paragraphen zunehmende hygienische Relevanz erhalten. Im Juli 2003 wurden Hygienestandards für operativ tätige Praxen verbindlich eingeführt. In § 6 werden explizit auch die im IfSG schon gesetzlich vorgeschriebenen Hygienepläne vereinbart (Felsing et al. 2005). Allerdings unterliegen die im Sozialgesetzbuch V geforderten Inhalte nicht der Überwachung durch die Gesundheitsbehörden. Jedoch stellen die hygienischen Inhalte in zunehmendem Maße die Grundlage der Vereinbarungen mit den Kassenärztlichen Vereinigungen (KV) dar und werden von diesen und dem Medizinischen Dienst der Krankenkassen (MDK) kontrolliert.

Im Rahmen des Vertrages über die Förderung ambulant durchgeführter Katarakt-Operationen in der Vertragsärztlichen Versorgung zwischen der Kassenärztlichen Vereinigung Nordrhein und der AOK-Rheinland [Rheinisches Ärzteblatt 2003] und der in diesem Zusammenhang erarbeiteten Checkliste werden das Vorhandensein von Hygienebeauftragten Ärzten und hygienischen Inhalten des § 115 abgefragt sowie eine Hygienezertifizierung gefordert. Die Tendenz geht eindeutig dahin, dass in Zukunft die Kostenträger verstärkt hygienische Inhalte abfordern und die Kostenerstattung davon abhängig machen werden.

Es hat sich gezeigt, dass viele Trends aus der Humanmedizin, welche als Instrumente zur Kostenbegrenzung gelten, früher oder später auch im zahnärztlichen Bereich eingesetzt werden.

2.4 Unfallverhütungsvorschriften und TRBA 250

Ebenfalls erwähnt werden müssen die GUV-Regel Biologische Arbeitsstoffe im Gesundheitswesen und in der Wohlfahrtspflege (GUV-R 250/TRBA 250) und die BGV A1 Unfallverhütungsvorschrift, d.h. die Berufsgenossenschaftlichen Vorschriften [Bundesverband der Unfallkassen 2005] für Sicherheit und Gesundheit, welche ganz konkrete Vorgaben bezüglich des Schutzes vor Verletzungen, Schutzkleidung, Immunisierung oder auch das Tragen von Schmuck in infektionsgefährdeten Bereichen beinhalten. Diese gesetzlichen Vorgaben werden von den Berufsgenossenschaften selbst überwacht und dienen hauptsächlich dem Personalschutz.

2.5 RKI-Empfehlungen

Neben diesen reinen Gesetzesvorgaben, welche den groben Rahmen der Infektionshygiene beinhalten, sind noch die DIN bzw. Europäische Normen und die Empfehlungen des Robert Koch-Institutes zu nennen. Diese haben zwar bis auf die o.g. Ausnahme (siehe MPBetreibV) keinen Gesetzescharakter, werden aber bei rechtlichen Fragestellungen hinzugezogen. Zusätzlich dienen sie auch bei den Kontrollen durch Gesundheitsämter oder die Bezirksregierung als inhaltliche Hilfen und Mindeststandards.

Die oberste Gesundheits- und damit auch Hygienebehörde Deutschlands ist das Robert Koch-Institut (RKI) in Berlin. Das RKI gibt in regelmäßigen Abständen sog. RKI-Empfehlungen zu speziellen Hygienethemen heraus, die von einer Kommission für Krankenhaushygiene und Infektionsprävention am RKI erstellt und periodisch überarbeitet werden. Diese Empfehlungen sind vom Rechtscharakter her nicht als Gesetze, sondern nur als sachkundige Empfehlungen zu bestimmten Themen zu verstehen. Sie haben jedoch aufgrund der Kategorisierung, d.h. der Wertung der wissenschaftlichen Evidenz der einzelnen hygienischen Aussagen, eine deutlich höhere Aktualität und Wissenschaftlichkeit als einige Normen z.B. der DIN.

Die neueren Empfehlungen des Robert Koch-Institutes enthalten i.d.R. wissenschaftlich belegte, evidenzbasierte, praxisnahe und somit vernünftige Empfehlungen, die von der Händehygiene bis zu Empfehlungen zur Hygiene im OP [RKI 2000] reichen. Die überarbeitete Empfehlung des Robert Koch-Instituts zur Infektionsprävention in der Zahnheilkunde wurde im Januar 2006 veröffentlicht und bildet seitdem den Rahmen für die regelhafte Hygiene im zahnärztlichen Bereich [RKI 2006].

Zwar ist die RKI-Empfehlung zur „Infektionsprävention in Zahnheilkunde" das Grundgerüst des hygienischen Handelns in der zahnärztlichen Praxis, jedoch sind durch Querverweise und Erwähnungen folgende RKI-Richtlinien für den zahnärztlichen Bereich ebenfalls relevant und verbindlich:

- ▶ Empfehlungen zur Händehygiene
- ▶ Anforderungen an die Hygiene bei der Reinigung und Desinfektion von Flächen
- ▶ Anforderungen an die Hygiene bei der Aufbereitung von Medizinprodukten
- ▶ Anforderungen der Hygiene bei Operationen und anderen invasiven Eingriffen (sowie der Anhang dazu)
- ▶ Erläuterung zu den Empfehlungen der Kommission für Krankenhaushygiene und Infektionsprävention zur Surveillance von postoperativen Wundinfektionen in Einrichtungen für das Ambulante Operieren

Wie bereits erwähnt, nimmt die im Jahre 2001 veröffentlichte RKI-Richtlinie zu Anforderungen an die Hygiene bei der Aufbereitung von Medizinprodukten, welche durch Erwähnung in der Medizinprodukte-Betreiberverordnung quasi Gesetzescharakter hat, eine Sonderstellung ein, da sie bei der Kontrolle der Behörden als Grundlage der Umsetzung der Medizinprodukte-Betreiberverordnung genommen wird. In der RKI-Richtlinie werden genaue Vorgaben bezüglich Instrumentenklassifikation, Aufbereitungsverfahren, Qualitätsmanagement und Personalschulungen gemacht, welche auch genau geprüft werden. Die Prüfbehörden sind je nach Bundesland unterschiedlich; in der Regel sind es entweder Mitarbeiter der Bezirksregierungen/Regierungspräsidien (z.B. in NRW) oder die Gesundheitsämter (z.B. in Hessen).

Kategorien in der Richtlinie für Krankenhaushygiene und Infektionsprävention

Das Erfordernis wissenschaftlicher Evidenz und Transparenz wird in Empfehlungen heute durch eine abgestufte Kategorisierung verdeutlicht, die die Kommission 1997 in ihre Empfehlungen eingeführt hat und die auch in dieser Richtlinie als Hinweis in den Anlagen enthalten ist.

Die Kategorisierung

- ▶ basiert auf der wissenschaftlich abgesicherten Beweiskraft der jeweiligen Aussagen
- ▶ oder deren nachvollziehbarer theoretischer Begründung,
- ▶ soll dadurch Anwendbarkeit bzw. Praktikabilität der Empfehlungen verbessern
- ▶ und die ökonomischen Auswirkungen berücksichtigen.

Zusätzlich werden gesetzliche Vorgaben, Verordnungen oder sonstiges verbindliches Recht in einer eigenen Kategorie berücksichtigt.

Kategorie I: Nachdrückliche Empfehlung

I A: Die Empfehlungen basieren auf gut konzipierten experimentellen oder epidemiologischen Studien.

I B: Die Empfehlungen werden von Experten und aufgrund eines Konsensus-Beschlusses der Kommission für Krankenhaushygiene und Infektionsprävention am Robert Koch-Institut als effektiv angesehen und basieren auf gut begründeten Hinweisen für deren Wirksamkeit. Eine Einteilung der entsprechenden Empfehlung in die Kategorie I B kann auch dann erfolgen, wenn wissenschaftliche Studien möglicherweise hierzu noch nicht durchgeführt wurden.

Kategorie II: Eingeschränkte Empfehlung

Die Empfehlungen basieren teils auf hinweisenden klinischen oder epidemiologischen Studien, teils auf nachvollziehbaren theoretischen Begründungen oder Studien, die in einigen, aber nicht allen Krankenhäusern/Situationen umgesetzt werden sollten.

Kategorie III: Keine Empfehlung/ungelöste Frage

Maßnahmen, über deren Wirksamkeit nur unzureichende Hinweise vorliegen oder bislang kein Konsens besteht.

Kategorie IV: Rechtliche Vorgaben

Anforderungen, Maßnahmen und Verfahrensweisen in Krankenhäusern und anderen medizinischen Einrichtungen, die aufgrund gesetzlicher Bestimmungen, durch autonomes Recht oder Verwaltungsvorschriften zu beachten sind.

Abb. 2.5   Kategorien in der Richtlinie für Krankenhaushygiene und Infektionsprävention

2.6 DIN-Normen

Bei den DIN-Normen handelt es sich um technische Vorgaben der Industrie, welche laut Bundesgerichtshof zunächst Empfehlungscharakter haben und der Sicherheit von Menschen und Sachen sowie der Lebensverbesserung in allen Bereichen dienen sollen. Man unterscheidet zwischen Normen des deutschen Instituts für Normung in München (DIN), welche in Deutschland Gültigkeit haben, sog. Europäischen (EN-Normen) und ISO-Normen (International Standardisation Organisation), welche internationale Geltung haben, z.B. DIN EN ISO 9001-2000, welche im Qualitätsmanagement Anwendung findet.

> **MEMO** DIN-Normen haben keinen Gesetzescharakter. Sie spiegeln den Stand von Wissenschaft und Technik wider. Aufgrund neuer wissenschaftlicher oder technischer Erkenntnisse können sie jedoch widerlegt werden.

Mit Inkrafttreten stellen Normen gleichwohl anerkannte Regeln der Technik dar und sollen der Sicherheit von Mensch und Sache sowie der Qualitätsverbesserung in allen Lebensbereichen dienen (BGH Urteil v. 06.06.1991). Normen werden jedoch nicht selten undifferenziert als Maß der Dinge angesehen. Aus hygienischer Sicht muss gesagt werden, dass Normen teilweise veraltet (z.B. DIN 1946, Teil 4, Norm zu Klimaanlagen in medizinischen Einrichtungen) sind und zum Teil wird ihnen eine gewisse „Industrielastigkeit" unterstellt. Aus wissenschaftlich hygienischer Sicht kann ihnen das Fehlen wissenschaftlich belegter Evidenz (der in vielen Fällen recht kostspieligen, technisch fokussierten Empfehlungen) zum Vorwurf gemacht werden. In manchen Fällen fehlt den Empfehlungen der DIN zu gesundheitlichen Belangen der Praxisbezug resp. wurden bei der Erarbeitung die klinische Relevanz und „Alltagstauglichkeit" nicht oder nur in unzureichendem Maß berücksichtigt.

Normen können als technische Vorgaben zu Hilfe genommen werden, müssen dies aber nicht. Sie haben keinen rechtsverbindlichen Charakter, sondern können aufgrund neuer wissenschaftlicher oder technischer Erkenntnisse durchaus widerlegt werden. So ist im Schadensfall jeder Richter verpflichtet, die zur Beurteilung herangezogenen Normen zu prüfen und auf ihre „Tauglichkeit" bewerten zu lassen [Schneider 1998]. In der RKI-Empfehlung „Anforderungen an die Hygiene bei der Aufbereitung von Medizinprodukten" wird z.B. die Liste der relevanten, bei der Instrumentenaufbereitung anzuwendenden DIN-Normen aufgeführt.

LITERATUR

Bundesverband der Unfallkassen (Januar 2005): Fockensteinstr.1, 81539 München, www.unfallkassen.de

Felsing H-H, Rüden H, Zinn CH, Schweins M (2005): „Hygienepläne für ambulant-operative Praxen". ambulant operieren 2: 64–66

„Gesetz zur Verhütung und Bekämpfung von Infektionskrankheiten beim Menschen" (IfSG 2000); Bundesgesundheitsblatt – Gesundheitsforschung – Gesundheitsschutz: 1045–1077

Heudorf U, Hofmann H, Kutzke G, Otto U (2003): „Hygiene beim ambulanten Operieren". Bundesgesundheitsblatt – Gesundheitsforschung – Gesundheitsschutz 46: 756–764

Heudorf U, Dehler A, Klenner W, Exner M (2006): „Hygiene und Infektionsprävention in Zahnarztpraxen". Bundesgesundheitsblatt – Gesundheitsforschung – Gesundheitsschutz 49: 648–659

Medizinproduktegesetz vom 6.8.1998 sowie 2. Gesetz zur Änderung des Medizinproduktegesetzes (2. MPG-ÄndG) vom 13.12.2001; Bundesgesetzblatt 2001, Teil I: 3586–3606

Kommission für Krankenhaushygiene und Infektionsprävention am Robert Koch-Institut (2001): „Anforderungen an die Hygiene bei der Aufbereitung von Medizinprodukten". Bundesgesundheitsblatt – Gesundheitsforschung – Gesundheitsschutz 44: 1115–1126

Kommission für Krankenhaushygiene und Infektionsprävention am Robert Koch-Institut (2000): „Anforderungen der Hygiene bei Operationen und anderen invasiven Eingriffen". Bundesgesundheitsblatt – Gesundheitsforschung – Gesundheitsschutz 43: 644–648

Kommission für Krankenhaushygiene und Infektionsprävention am Robert Koch-Institut (2006): „Infektionsprävention in der Zahnmedizin-Anforderungen der Hygiene". Bundesgesundheitsblatt – Gesundheitsforschung – Gesundheitsschutz 49: 375–394

Richtlinie für Krankenhaushygiene und Infektionsprävention (1994): „Anforderungen der Hygiene beim ambulanten Operieren in Krankenhaus und Praxis". Anhang zur Anlage zu Ziffern 5.1 und 4.3.3, Bundesgesundheitsblatt – Gesundheitsforschung – Gesundheitsschutz 37: 226–229

Vereinbarung von Qualitätssicherungsmaßnahmen beim Ambulanten Operieren gemäß § 14 des Vertrages nach § 115b Abs. 1 SGB V (1994); Deutsches Ärzteblatt 91: A 2124–2127

Verordnung über das Errichten, Betreiben und Anwenden von Medizinprodukten (Medizinprodukte-Betreiberverordnung-MPBetreibV) vom 29.6.1998; Bundesgesetzblatt I: 1762–1768

Verordnung zur Verhütung übertragbarer Krankheiten (2001); Nds. GVBI 24: 598

Vertrag über die Förderung ambulant durchgeführter Katarakt-Operationen in der vertragsärztlichen Versorgung (2003); Rheinisches Ärzteblatt 12: 73–83

Zinn G-C, Axmann S (2003): „Gesetzliche Grundlagen der hygienischen Überwachung ambulant operierender Einrichtungen". ambulant operieren 4: 163–165

Mikrobiologische Grundlagen

3

Die vielfältige Zusammensetzung der oralen Mikroflora und die Mechanismen ihrer Interaktion werden an ausgewählten Beispielen beschrieben sowie das pathogene Potenzial einiger Spezies und ihr Nachweis bei der mikrobiologischen Untersuchung dargestellt.

„Mehr Lebewesen als Untertanen im Königreich der Niederlande" beobachtete im Jahr 1683 der Forscher Antonie van Leeuwenhoek in Amsterdam bei mikroskopischen Untersuchungen seiner eigenen Zahnbeläge. Die meisten der unzähligen Mikroben, die uns umgeben und auf der Haut und den inneren Oberflächen des Verdauungstraktes siedeln, stellen als harmlose Verwerter von Sekreten und biologischen Abbauprodukten keine Gefahr dar. Infektionen entstehen erst dann, wenn es ihnen gelingt, die Barrieren intakter Häute oder Schleimhäute, z.B. bei Verletzungen zu überwinden. Eine natürliche Residentflora lebt mit dem Wirt in Einklang und schützt ihr Biotop in seinem Interesse vor der Besiedlung mit anderen, fakultativ schädlichen Mikroben. „Opportunisten" stehen mit dem Wirt in einer ähnlichen kommensalen Beziehung, verfügen aber über das Potenzial, bei reduzierter Abwehr eine Infektion auszulösen. Nur einige wenige Mikrobenarten sind als obligate Krankheitserreger eingestuft wegen ihrer Fähigkeit, in Zellen einzudringen, Giftstoffe zu bilden oder sich aufgrund ihrer aggressiven Enzyme schnell im Gewebe auszubreiten.

3.1 Bakterien

Bakterien sind ca. 1 µm durchmessende, einzellige Mikroorganismen in Stäbchen-, Spiral- oder Kugelform, die statt eines Zellkerns mit mehreren Chromosomen nur über ein einzelnes Ringchromosom verfügen (Prokaryonten). Manche Stämme besitzen zusätzlich sogenannte Plasmide, d.h. ringförmige, extrachromosomale, DNA-tragende Strukturen mit spezifischen, auf andere Bakterien übertragbaren Informationen, die ihnen bei der Resistenzentwicklung gegenüber verschiedenen Antibiotika von Nutzen sind.

Kurze Fimbrien (Proteinfäden) auf den Zelloberflächen begünstigen das Festhaften z.B. auf Schleimhäuten und erleichtern somit die Kolonisierung. Fakultativ vorhandene, lange, polweise oder rund um das Bakterium gruppierte, in der Membran verankerte Geißeln fördern die Beweglichkeit. Bei unbeweglichen Bakterien gelegentlich vorkommende dicke, extrazelluläre Kapseln schützen vor Phagocytose durch Zellen des Immunsystems.

Zusätzlich zur Membran, die das Zytoplasma begrenzt, findet man bei den meisten Bakterien analog zu pflanzlichen Zellen eine Zellwand, deren Aufbau eine systematische Klassifizierung vorgibt. Die Benennung erfolgt nach der Anfärbbarkeit in der bereits 1884 vom dänischen Arzt H.C. GRAM erstmals beschriebenen Differenzialfärbung.

▶ Grampositive Bakterien erscheinen im gefärbten Präparat als blauviolette Stäbchen oder kugelförmige „Kokken" (Entero-, Strepto-, Pepto- und Staphylokokken, stäbchenförmige Corynebakterien, Listerien, sporenbildende Bakterien u.a.)

▶ Gramnegative Bakterien sieht man im in gleicher Weise gefärbten Präparat als hellrote Stäbchen oder Kokken (Meningo- und Gonokokken, Veillonellen, stäbchenförmige Enterobacteraceen wie E. coli und Salmonellen, ferner Pseudomonas und Bacteroides species, Legionellen, spiralige Borrelien u.v.m.).

Da die Zellwand als Angriffspunkt vieler antibakterieller Wirkstoffe dient, gibt diese simple Einteilung anhand des Färbeverhaltens zumindest grob Aufschluss über das einsetzbare antibiotische Spektrum, bevor ein stammspezifisches Resistogramm vorliegt.

Gegen Antibiotika multiresistente Bakterienstämme stellen in Einrichtungen zur medizinischen Behandlung und Pflege ein zunehmendes Problem dar, da die Zahl dieser Stämme ebenso zunimmt wie die Gruppe derjenigen Patienten, die aufgrund ihrer Disposition durch Infektionen mit solchen Erregern u.U. lebensbedrohend gefährdet ist. Die Besiedelung im Nasen- und Rachenbereich sowie auf Wunden und Ekzemen bedeutet eine hohe Streu- und Übertragungsgefahr durch direkten Kontakt und Kreuzkontamination, so dass das behandelnde Personal hier eine besondere hygienische Sorgfalt wahren muss.

Die Umweltresistenz der Bakterien ist sehr unterschiedlich. Sporenbildner wie z.B. die Erreger von Milzbrand, Gasbrand, Tetanus oder Botulismus können besonders stabile, umhüllte, umweltresistente und stoffwechselarme Dauerformen ausbilden, die eine Kopie des Genoms enthalten. Solche „Bakteriensporen" sind selbst nicht vermehrungsfähig, können aber nach Absterben der vegetativen Zellen jahrzehntelang unter ungünstigen, sogar extremen Milieubedingungen überleben, bis sie unter geeigneten Voraussetzungen wieder zu stoffwechselaktiven, vermehrungsfähigen Zellen auskeimen.

Fakultativ humanpathogene, ausschließlich in vegetativer Form vorkommende Bakterien, sind außerhalb feuchter, warmer und nährstoffreicher Biotope unterschiedlich überlebensfähig. Die Trockenresistenz von Salmonellen betrug in Untersuchungen bis zu vier Wochen, von Enterokokken und Mycobacterium tuberculosis bis zu vier Monaten, von Staphylococcus aureus bis zu sieben Monaten.

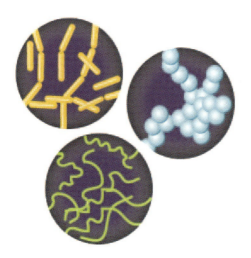

Abb. 3.1   Morphologie von Bakterien

Bei Temperaturen um 80 °C werden die meisten vegetativen Bakterien im feuchten Milieu binnen 30 min zerstört, beim Kochen innerhalb von 5 bis 10 min. Die Bakteriensporen stellen indes eine besondere Herausforderung für keimabtötende Verfahren dar und werden eben nicht durch längeres Auskochen (Ausnahme ggf. Milzbrand), sondern nur im gespannten, also unter Druck stehenden Dampf z.B. bei 134 °C über 5 min oder 121 °C über 20 min abgetötet. Alternative Sterilisationsverfahren sind die Einwirkung von Gammastrahlen (thermolabile Medizinprodukte), von toxischen Gasen wie Formaldehyd und Ethylenoxid oder das Niedertemperatur-Gas-Plasmaverfahren, sowie die bei der Aufbereitung von Medizinprodukten nur noch selten angewandte Behandlung mit trockener Hitze (180 °C bei 30 min reiner Einwirkzeit).

Die menschliche Haut ist mit 100 bis 1000 Bakterien pro cm^2 besiedelt. Der höchste Anteil findet sich am Perineum und in den großen Körperfalten sowie am Haaransatz mit ca. 10^6, in der talgdrüsenreichen Schweissrinne über dem Sternum bis 10^4 und über dem Abdomen nur 10^2 bis 10^3 pro cm^2.

Bei mikrobiologischen Abklatschproben werden meist koagulase-negative Staphylokokken und Mikrokokken erfasst. Der typische unangenehme Schweißgeruch ist bedingt durch Stoffwechselprodukte von auf der Haut lebenden Bakterien wie z.B. Corynebakterien und Sporenbildnern. Trockene, schuppige Haut gibt mehr Keime ab als eine gepflegte, feuchte, gefettete Haut. Ekzematöse Effloreszenzen sind oft sehr stark keimbesiedelt.

Nahezu gigantisch sind die Bakterienzahlen in Sekreten und Exkreten des Intestinaltraktes: bis zu einer Milliarde pro Gramm im Speichel, pH-abhängig dezimiert auf 1000 bis 100.000 im Magensaft, im Dickdarm wieder regeneriert auf ca. eine Milliarde, davon über 90 Prozent Anaerobier, die nur unter Sauerstoffmangel gedeihen, und nochmals bis zum Hundertfachen in der Stuhlmasse. Diese Zahlen verdeutlichen das hohe Schmierinfektionspotential auch geringfügiger fäkaler Verunreinigungen.

Das nährstoffreiche Habitat der Mundhöhle führt zu den genannten Keimzahlen im Speichel, wobei das vielseitige Spektrum fast die gesamte aus menschlichem Untersuchungsgut anzüchtbare Flora umfassen kann. Die Plaque als Biofilm mit symbiotischer Stoffwechselleistung kultiviert bis zu 10^9/g. Im Sulcus finden sich wegen antimikrobieller Hemmstoffe und Leukozyten in der Sulcusflüssigkeit nur bis zu 10^6/g.

Bei Halitose ist die Menge an übelriechenden bakteriellen Stoffwechselprodukten wie Schwefelwasserstoff und Merkaptanen erhöht, die von proteolysierenden Anaerobiern (ähnlich der Dickdarmflora) gebildet werden. Viele dieser Mikroorganismen befinden sich auf dem Zungenrücken resp. am Zungengrund.

Proteine und Glykoproteine (Muzin) im Speichel beeinflussen die Mikroflora durch Adsorption an die Zahnoberflächen und Bildung eines Pellikels, an den sich die Mikroben anheften können, ferner durch Bereitstellung von Nährstoffen, Aggregation von Mikroben (was ihre Entfernung aus der Mundhöhle durch Verschlucken erleichtert) und durch Wachstumshemmung für einige exogene Mikroorganismen.

Desquamation der Mundschleimhaut und Spüleffekte des Speichels verhindern allzu hohe Keimzahlen auf den Schleimhautoberflächen. Biofilme entstehen auf den Zähnen, in geschützten Bereichen und an Retentionsstellen wie Fissuren, approximalen Flächen und im Sulcus. Die Erstbesiedler, meist Neisserien und sog. „vergrünende" Streptokokken, adsorbieren am Pellikel, bilden dort eine sich kontinuierlich vermehrende Pionierpopulation, die in selbstproduziertem, extrazellulärem, polysaccharid-haltigem Schleim mit zusätzlich angelagerten Protei-nen aus dem Speichel eingebettet wird. Es entsteht eine konfluente Schicht, die zusätzliche Keime aus der Mundflora koaggregiert. Viele dieser Erstbesied-ler bilden Proteasen gegen IgA und schützen sich so vor der Immunabwehr. Die Stoffwechselleistung der „Pioniere" schafft Bedingungen zur Ansiedlung von Bakterien mit höheren, spezifischen Ansprüchen an Nährstoffe und Redoxpotential, so dass auch z.B. Ni-schen für das Gedeihen von Anaerobiern entstehen. Der durch eine Kombination von Enzymen verschie-dener Spezies gemeinsam geleistete, synergistische Abbau von komplexen Makromolekülen des Wirts-gewebes und der Speisereste ermöglicht die Verwer-tung von Substraten, die von einzelnen Arten allein nicht abgebaut werden könnten.

Somit entsteht eine vielfältige Symbiose ähnlich einem Netzwerk, das von unterschiedlichen ge-genseitigen Dienstleistungen der Mitglieder lebt („Kreuzfütterungen" und Nahrungsnetze), und das sich permanent zu einem immer komplizierteren Konstrukt weiterentwickelt. Dabei verschiebt sich auch allmählich das Keimspektrum innerhalb der Besiedelung. Zunächst dominieren Neisseria sub-flava und Spezies der Streptococcus-mitis-Gruppe; später überwiegen Anaerobier und Stäbchenbakte-rien. Aus der Plaque können sich einzelne Mikro-ben, aber auch komplexe Bauteile ablösen und satellitenartig an anderen Zahnoberflächen ansie-deln. Zonen mit Anreicherung von Mineralien kön-nen sich vereinigen und supra- oder subgingivalen Zahnstein bilden, der dann wiederum von einer nicht mineralisierten Bakterienschicht überzogen wird; somit stellt er eine Retentionsstelle für die weitere Ansammlung von Plaque dar. Im Schutz des Biofilms, besonders der mineralisierten Plaque, sind die Keime vor externen Milieuveränderungen und den Angriffen der Wirtsabwehr besser geschützt.

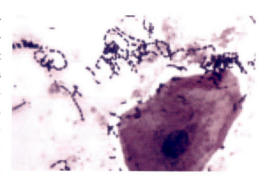

Abb. 3.2   Streptokokken im Mundschleimhaut-abstrich

Welche Bedeutung besitzen Bakterien, die bei Ab-strichen von Rachen, Zahnbelägen und Mund-schleimhaut häufig isoliert werden?

Streptokokken machen einen großen Anteil der oralen Residentflora aus. Die meistbekannten Ver-treter gehören zur Streptococcus-mutans-Gruppe, die durch Milchsäurefermentation beim Zuckerab-bau den Zahnschmelz besonders effizient angreift und aus kariösen Läsionen bei allen Altersklassen isoliert wurde. Arten der Streptococcus-mitis-Grup-pe sind weniger virulent, häufig bei Mischinfektio-nen beteiligt sowie an der Genese der Endocarditis lenta nach herdferner Absiedelung bei rezidivieren-den Bakteriämien.

Vertreter der Streptococcus-salivarius-Gruppe sie-deln bevorzugt auf der Zunge und anderen Schleim-hautoberflächen und zählen ferner zur Pionierpo-pulation der Plaque.

Auch Angehörige der Streptococcus-bovis- und anginosus-Gruppen werden häufig aus Zahnplaque und von Schleimhautoberflächen isoliert, finden sich auch immer wieder bei der Genese von Abszes-sen innerer Organe und bei Septikämien.

Im Gegensatz zu diesen sog. vergrünenden Spezies, die ein bluthaltiges Medium bei der Anzucht im Labor nur partiell hämolysieren, gibt es auch auf Blutagar komplett hämolysierende Streptokokken, die z.B. aus entzündlichen Veränderungen im Rachen isoliert werden. Solche Erreger wie S. pyogenes können schwere Wundinfektionen, eitrige Tonsillitis, Sepsis, Erysipel, Scharlach und im Gefolge Autoimmunkrankheiten wie rheumatisches Fieber und eine Glomerulonephritis verursachen. Ihr ggf. nur zufälliger Nachweis darf nicht ignoriert werden; es sind auf jeden Fall bakteriologische und serologische Nachkontrollen und u.U. Nachbehandlung (durch den Internisten) erforderlich.

Staphylococcus aureus verfügt über eine Vielzahl von Virulenzfaktoren, wird häufig aus Abszessen, Blutkulturen und bei Wundinfektionen isoliert. Oft findet man ihn auch in der Prothesenplaque und auf der Mundschleimhaut von Patienten mit Prothesenstomatitis. Bei Rachenabstrichen werden zum Teil multiresistente Stämme (MRSA) angezüchtet. Der Umgang mit entsprechenden Keimträgern unterliegt einem speziellen hygienischen Containment.

Koagulasenegative Staphylokokken wie Staph. epidermidis, die im Gegensatz zu Staph. aureus nicht über das abszessfördernde Enzym Plasmakoagulase verfügen, zählen zur Residentflora von Haut und Schleimhäuten und sind außerhalb vom Nachweis in regulär sterilen Geweben, aus Wundinfekten und Zahnfleischtaschen nicht auffällig. Gleiches gilt für die ebenfalls grampositiven Mikrokoken und Stomatokokken, coryneforme Stäbchen, Bifidobakterien und Sporenbildner.

Der natürliche Standort von Enterokokken wie E. faecalis und E. faecium ist der Darm. Oft werden sie aus der Mischflora von Wundinfekten isoliert, in der Mundflora eher bei Patienten mit chronischen Erkrankungen und geschwächtem Immunsystem.

Anaerobe Peptostreptokokken stellen bis zu 15 Prozent der kultivierbaren, oralen, bakteriellen Flora und finden sich besonders im Sulcus und in der Plaque. Zusammen mit anaeroben Stäbchen unterhalten sie Parodontitiden und spielen auch eine Rolle bei der Lockerung von Implantaten, Peritonsillarabszessen und chronischen Sinusitiden.

Propionibakterien sind anaerobe, grampositive Stäbchen, die als Opportunisten aus der Plaque und von kariösen Läsionen isoliert werden. Eubakterien werden als anaerobe Stäbchen in Zahnfleischtaschen, Laktobazillen in fortgeschrittenen kariösen Läsionen im Schmelz und auf der Wurzeloberfläche nachgewiesen. Moraxella und Veillonella species besiedeln als regulär apathogene, gramnegative Kokken die Mundschleimhaut. Neisserien gehören zur Pionierpopulation der Plaque. Actinomyceten finden sich als fadenförmig wachsende, grampositive Stäbchen in der Plaque und im Sulcus. Die Besiedelung mit A. odontolyticus begünstigt die Schmelzdemineralisation. Die opportunistische Spezies A. israelii wird gelegentlich aus chronischen, zervikofazialen Abszessen angezüchtet.

Zu den Erregern, die man aus nekrotischer Pulpa isoliert, gehören u.a. verschiedene Streptokokken, Actinomyceten, Eubakterien, Propionibakterien, Veillonellen, schwarz pigmentierte Anaerobier (Prevotella species) und Bifidobakterien. Assoziiert mit verschiedenen Formen von Parodontitis sind Peptostreptokokken, Eubakterien, anaerobe Bacteroides species sowie Porphyromonas oralis und P. gingivalis (anaerobe Stäbchen).

Das Angehen einer Infektion nach Eindringen von Bakterien in steriles Gewebe hängt ab von der eingebrachten Keimzahl = Infektionsdosis sowie der individuellen Immundisposition des Empfängers. Je nach Spezies, geschützt durch Freisetzung immunschädigender Substanzen wie Leukocidin und Hämolysine, durch Abkapselung im Gewebe (Koagulase der Spezies Staph. aureus), durch chemischen Angriff auf die Gewebsstrukturen mit Proteasen, Lipasen, Fibrinolysin und durch Abbau der intrazellulären „Kittsubstanz" mittels Hyaluronidase, kommt es anfänglich zur umschriebenen Abszessbildung, dann gegebenenfalls zur beschleunigten, flächenhaften Ausbreitung (Phlegmone) oder zum Eindringen in präformierte Körperhöhlen (Empyem). Letztlich besteht die Gefahr der Bakteriämie bzw. klinisch manifesten Sepsis mit hämatogener Absiedelung in herdfernen Gewebsstrukturen.

Antibakterielle Faktoren im Speichel sind u.a. Lysozym, Laktoferrin und Laktoperoxidase, Histatine und sekretorisches Immunglobulin (IgA). In der Sulcusflüssigkeit überwiegt der Anteil an IgG; Komplement, IgM und IgA sind ebenfalls nachweisbar. Ferner sind dort reichlich neutrophile Granulozyten vorhanden, welche die Mikroben im Sulcus phagozytieren können.

Abstrichproben für die mikrobiologische Diagnostik werden mit einem frisch aus der sterilen Verpackung entnommenen und mit steriler, isotoner Kochsalzlösung angefeuchteten Tupfer unter leicht drehender Bewegung abgenommen, danach entweder sofort auf ein Anzuchtmedium überimpft oder in ein geeignetes, steriles Transportmedium mit niedrigem Redoxpotential verbracht (zum Schutz der sauerstoffsensiblen Anaerobier). Sie sollten so schnell wie möglich, d.h. binnen 6 bis 12 Stunden im Labor verarbeitet werden. Aus infizierten Wurzelkanälen, periapikalen Abszessen und Parodontalabszessen werden vorwiegend gramnegative Stäbchen, darunter auch Anaerobier isoliert. Wenn man keine eitrigen Aspirate entnehmen kann, so werden orientierende Abstriche für die mikrobiologische Diagnostik bei Parodontien von der jeweils tiefsten parodontalen Tasche mit Blutung bei Sondierung durchgeführt, und zwar mindestens eine Probe pro Quadrant. Nach Entfernen der supragingivalen Plaque wird ein steriler Träger (z.B. Papierstreifen) bis zum Fundus der Tasche vorgeschoben und zum Aufnehmen der keimhaltigen Flüssigkeit ca. 10 sec belassen. Bei ausschließlicher Verwendung trockener Wattestäbchen sterben vermutlich viele Keime vor der Laboruntersuchung ab.

MEMO Bei hartnäckigen bakteriellen Infektionen ist eine weiterführende Diagnostik notwendig.

Das Transportmedium schützt vor Austrocknung und ist in der Regel inert, begünstigt somit nicht das Wachstum und selektiert keine Erreger aus der oralen Mischflora. Ist ein sofortiger Versand zum Labor nicht möglich, kann die Probe vorübergehend im Kühlschrank bei 4 bis 8 °C gelagert werden. Nach 48 bis 72 Stunden wird vom Labor ein differenzierter Befund mit Antibiogramm zugeschickt.

Grundsätzlich kann man davon ausgehen, dass nicht alle am Prozess beteiligten Erreger bei oralen Mischinfektionen im Labor angezüchtet werden können. Infektionen bei Implantaten treten entweder fast unmittelbar nach dem Einsetzen oder erst nach einigen Monaten auf (bei Knochennekrose). Erreger stammen aus der oralen Mischflora oder wurden mutmaßlich von extern eingebracht wie z.B. Staph. aureus. Eine bei Endokarditis-Risikopatienten, Diabetikern und Immunsupprimierten, gegebenenfalls indizierte prophylaktische Antibiotikagabe wirkt gegen solche Komplikationen wenig protektiv. Bei Implantatmisserfolgen finden sich auch hier vorwiegend anaerobe, gramnegative Stäbchen im Abszess, während die Flora auf stabilen Implantaten analog zum Alveolarkamm eher aus fakultativ anaeroben, grampositiven Kokken besteht.

3.2 Pilze

Infektiöse Pilze werden morphologisch unterteilt in Sprosspilze (Hefen, z.B. Candida species) und Fadenpilze (Schimmel und Dermatophyten). Die ca. 7–10 µm durchmessenden Pilzsporen sind vegetative, vermehrungsfähige, stoffwechselaktive Zellen mit komplettem Zellkern und Zellwand (Eukaryonten). Trotz der im Vergleich zu manchen Bakterien höheren Umweltstabilität – Schimmelsporen überleben in Trockenheit mehrere Jahre! – entspricht die Empfindlichkeit der Pilzsporen gegenüber feuchter Hitze und gegen Desinfektionsmittel im wesentlichen der von vegetativen Bakterienformen (= Desinfektions-Wirkbereich A). Zur Abtötung ist also keines der für Bakteriensporen beschriebenen Sterilisationsverfahren erforderlich.

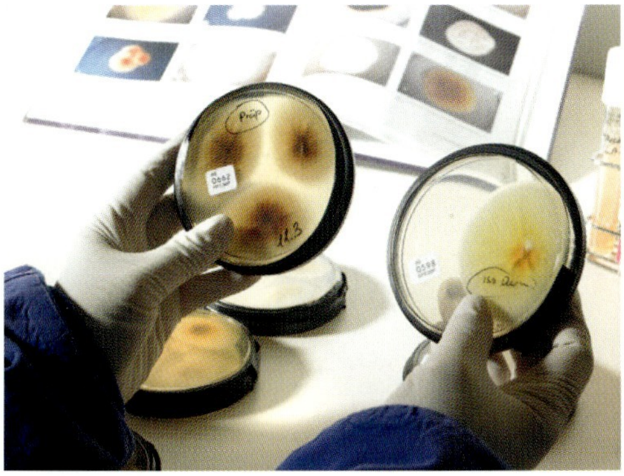

Selten sind Schimmel wie Mucor und Aspergillus species für Infektionen im Mundbereich verantwortlich. Am häufigsten wird die opportunistische Hefe Candida albicans von den Pilzen aus der Mundflora isoliert, oft transient bei asymptomatischen Trägern, resident besonders bei betagten, immungeschwächten oder mit Breitspektrumantibiotika behandelten Patienten. Häufigster Standort ist der rachennahe Teil des Zungenrückens nahe den Papillae vallatae. Candida species haften an Kunststoffen, besonders an Acryl, und werden oft von Gaumenplatten isoliert. Fatal ist die Kombination von schlecht sitzender Prothese und Candidose entzündlich veränderter Druckstellen. Ein massiver Befall der Mundschleimhaut bei immunsupprimierten Patienten (Soor) imponiert durch konfluierende, weißlich-cremefarbene Beläge, deren Abstreifen zu erosiven Blutungen führt.

Hautpilzerkrankungen durch Dermatophyten können am behaarten Kopf und perioral besonders bei Bartträgern als wenig auffällige, umschriebene, leicht nässende, schuppende Effloreszenzen auftreten (nicht zu verwechseln mit der ebenfalls schuppenden Seborrhoe) und sind für das behandelnde Team durchaus kontagiös.

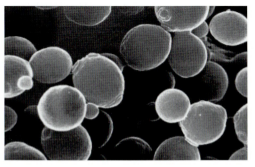

Abb. 3.3   Pilzplatten

Abb. 3.4   Sprosszellen (Candida species)

3.3 Protozoen

Protozoen wie Amöben, Lamblien und Cryptosporidien sind verschieden große, eukaryotische Einzeller mit komplettem Zellkern ohne Zellwand. Sie werden durch Kochen, teilweise auch bei niedrigeren Temperaturen zerstört. Die üblichen bakteriziden Desinfektionsmittel sind zum Teil nicht ausreichend wirksam. Im Bedarfsfall sind Herstellerinformationen einzuholen und die Desinfektionsmittel-Listen der Deutschen Veterinärmedizinischen Gesellschaft (DVG) einzubeziehen. In der Mundhöhle wurde Trichomonas tenax nachgewiesen – gelegentlich assoziiert mit Infekten von Speicheldrüsen – sowie Entamoeba gingivalis, letztere besonders bei Patienten, die bestrahlt wurden oder Metronidazol einnehmen.

3.4 Viren

Die je nach Genus zwischen 20 und 400 nm großen Viren bestehen lediglich aus in einem Proteingerüst (Kapsid) verpackter DNA oder RNA, welche bei einigen Arten zusätzlich durch eine lipidhaltige Hülle umschlossen wird. Diese ist von der Plasmamembran der ursprünglichen Wirtszelle abgeleitet und wird zum Andocken an eine neue Wirtszelle benötigt. Ohne Hülle sind solche Viren nicht mehr infektiös, d.h. inaktiviert.

Derart behüllt sind z.B. Pockenviren, Hepatitis B, HIV, Coronaviren (Gastroenteritiden, Pneumonien, SARS), Orthomyxoviren (Influenza), Paramyxoviren (u.a. Masern, Mumps), Togaviren (Röteln), Flaviviren (Gelbfieber, Hepatitis C und G, FSME, Dengue), Rhabdoviren (Tollwut), Filoviren (Ebola, Marburg) und die Gruppe der Herpesviridae (HSV, Varizellen-Zoster, Epstein-Barr, Cytomegalie). Oft werden solche behüllten, umweltsensiblen Viren über direkten Kontakt übertragen.

Unbehüllt bzw. „nackt" sind u.a. Adenoviren (Pneumonien, Gastroenteritiden, Keratokonjunktivitis epidemica), Papovaviren (Warzen, Tumoren), Parvoviren (Ringelröteln), Reo-/Rotaviren (Enteritiden), Caliciviren wie Hepatits E und Noro-/Norwalkviren, Astroviren (Gastroenteritiden) und Picornaviren wie Polio, Coxsackie, Hepatitis A, andere Enteroviren und Rhinoviren. Sie werden teils auf direkte, aber auch indirekte Weise, z.B. über Wasser und Lebensmittel übertragen. Bei mutmaßlich virusinduzierten Durchfallerkrankungen muss man also vornehmlich mit unbehüllten Viren rechnen.

Die Hülle ist eine „Achillesferse" bei Exposition gegenüber lipophilen Desinfektionsmitteln. Die behüllten Viren sind also paradoxerweise nicht besser geschützt, sondern chemolabiler als die nackten Formen. Die Hüllen werden durch organische Lösungsmittel und viele Desinfektionswirkstoffe angegriffen; damit wird auch die Infektiosität des Virus ausgeschaltet (früher sprach man daher von Äthersensibilität).

Die beobachtete maximale Trockenresistenz von Adenoviren betrug ein bis drei Monate, von Influenzaviren ein bis zwei Tage, von Hepatitis-B-Virus über eine Woche und von verschiedenen Enteroviren bis zu sechzig Tagen.

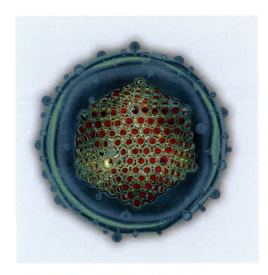

Abb. 3.5   Querschnitt Hepatitis-C-Virus

alkoholischen Präparaten in der üblichen Formulierung (z.B. Isopropanol 60 %) vorausgesetzt werden kann, die eben nur behüllte Viren sicher erfassen.

Solche für die Desinfektion von unbehüllten Viren und HBV spezifisch eingesetzten, gelisteten Mittel wie z.B. Sterillium®Virugard sind aber auch grundsätzlich gegen Bakterien und Pilze einsetzbar, wie dies die Referenzgutachten für die Zulassung zur VAH-Liste bestätigen.

Virusübertragungen von Mensch zu Mensch kommen außer durch Tröpfcheninfektionen über Blut und Blutprodukte sowie über den fäkal-oralen Weg zustande. Gegenüber Viren, die wie Rhino-, Adeno- oder Influenzaviren mittels Tröpfcheninfektion übertragbar sind, besteht eine verstärkte Exposition von Zahnärzten und Praxispersonal aufgrund ihrer zahlreichen und gleichzeitig engen Kontakte zu den Patienten. Rhino-, Entero- und Noroviren sind an der Haut über Stunden haltbar und werden sogar durch herkömmliches Waschen der Hände mit Wasser und Seife nicht immer sicher entfernt, was die Notwendigkeit der Händedesinfektion nach Patientenkontakt unterstreicht. Durch Viren, die wie Herpes simplex (HSV), Cytomegalie (CMV) und Epstein-Barr (EBV) im Speichel auftreten, besteht gleichfalls eine erhöhte Infektionsgefahr. Quantitativ sind diese Erreger jedoch zu vernachlässigen, außer beim Umgang mit infizierten Kleinkindern.

Gerade zur schnellen bis rasanten Verbreitung neigende Erreger wie die Enteritis-Auslöser, z.B. Norwalk- resp. Noro- und Rotaviren, andere Enteroviren wie Polio und Hepatitis A, aber auch die Papova- und Adenoviren (Keratokonjunktivitis epidemica) sind leider unbehüllt und werden eben nicht von allen gängigen Desinfektionsmitteln erfasst, was die Ausbreitung wiederum noch befördert.

Die meisten Viren werden bei feuchter Hitze um 80 °C bis 30 min, alle Viren beim Auskochen inaktiviert. Desinfektionsverfahren sind wirksam, wenn sie vom Hersteller als Wirkbereich B oder AB klassifiziert sind. Bestehen Unsicherheiten bezüglich der Zuverlässigkeit gegenüber unbehüllten Viren resp. Hepatitisviren, so sind Informationen vom Hersteller einzuholen.

Alkoholische Präparate sind entweder in Konzentrationen oberhalb des bakteriziden Optimums oder in Kombination mit speziellen virusinaktivierenden Synergisten besser wirksam, als dies bei rein

Die eigentliche Infektionsgefahr für den Zahnarzt und seine Mitarbeiter liegt im Kontakt mit Blut, bei Verletzungen durch kontaminierte Kanülen, Lanzette und Skalpelle sowie durch Aufnahme bluthaltiger Aerosole, in denen sich Viren befinden. Zwar können Viren die intakte Haut nicht durchdringen; aber schon minimale Verletzungen stellen Eintrittspforten dar. Bei Schleimhäuten geht man davon aus, dass sie auch im unverletzten Zustand von Viren penetriert werden können. Zum Auftreten von

Viren im Blut kommt es im Prinzip bei allen systemischen Viruserkrankungen. Von praktischer Bedeutung sind jedoch nur solche, die einen chronischen Verlauf mit permanenter Virämie aufweisen. Hier sind in erster Linie die Hepatitis B-, die Hepatitis C- und die HIV-Infektion zu nennen.

Die größte Infektionsgefahr geht von der Hepatitis B aus. Hierbei werden im Blut Viruszahlen von bis zu 10^9/ml erreicht. Daraus resultiert die bekannt hohe Kontagiosität. HBV ist zudem hochgradig umweltstabil. In eingetrockneten Blutstropfen muss mit einem Erhalt der Infektiosität über Wochen gerechnet werden. Theoretisch sind daher Schmierinfektionen über kleinste Hautverletzungen nicht auszuschließen; sie dürften jedoch gegenüber dem direkten Blutkontakt eine unbedeutende Rolle spielen. Dazu kommt die hohe Infektiosität des Virus. Auch geringe Viruszahlen reichen aus, um eine Infektion zu verursachen. Nach Nadelstichverletzung liegt das Infektionsrisiko bei 6–30 %. In 5–10 % der Erkrankungen kommt es zu chronischen Verläufen.

Das Hepatitis C-Virus weist gegenüber dem HBV eine wesentlich geringere Kontagiosität auf. Die Infektion verläuft in ca. 70 % der Fälle chronisch. Das Virus verfügt über eine Lipidhülle und ist aufgrund dieser Struktur hinsichtlich seiner Umweltstabilität dem HIV eher vergleichbar, auch wenn die Infektionsrisiken bei einzelnen Übertragswegen unterschiedlich sind. Die Durchseuchungsrate der Bevölkerung ist mutmaßlich deutlich höher im Vergleich zu HBV. Bei kontaminierter Nadelstichverletzung wird das Infektionsrisiko mit 1–3 % angegeben.

Die Infektionsgefährdung durch HIV ist verglichen mit HBV relativ gering. Höhere Viruszahlen im Blut von bis zu 10^6/ml werden nur bei Patienten mit manifester AIDS-Erkrankung registriert, bei noch asymptomatischen Personen liegen sie bei maximal 10^4/ml. Unter idealen Laborbedingungen kann die Überlebensdauer von HI-Viren zwar bis zu 14 Tage betragen, unter natürlichen Bedingungen ist sie wohl wesentlich kürzer. Somit gibt es auch keine epidemiologischen Anhaltspunkte für das Auftreten von Schmierinfektionen. In Abhängigkeit von der Viruslast variiert das Infektionsrisiko bei Nadelstichverletzungen und wird im Schnitt mit ca. 0,3 % angegeben.

3.5 Prionen

Prionen sind infektiöse Proteine mit besonderer Faltblattstruktur, die bei ähnlich aufgebauten, aber spiralig strukturierten Proteinmolekülen aus Neuron-Zellmembranen eine räumliche Umwandlung in eine unlösliche, pathologische Form induzieren können. Sie gelten als Ätiologie der Creutzfeldt-Jakob-Krankheit (CJK) und ihrer Variante vCJK, die als humanspezifische Form der Infektion mit BSE-Erregern angenommen wird.

Prionmaterial ist iatrogen übertragbar und muss daher bei bestimmten Risikosituationen in die Überlegung zur Sterilisation einbezogen werden. Unglücklicherweise sind diese Strukturen sehr resistent gegen thermische und chemische Einflüsse. Die regulär angewandten Aufbereitungsverfahren sind nicht wirksam.

Die stattdessen empfohlene Mindest-Einwirkzeit beim prionenwirksamen Autoklavieren von Instrumenten beträgt 18 min bei einer Temperatur von 134 °C. Ferner sollte eine Vorbehandlung von Instrumenten und Gegenständen wie Einlegen in 1 molare Natronlauge oder 2,5–5 % Natriumhypochloritlösung oder 3 molare Guanidinthiocyanatlösung für 24 Stunden oder in kochende Natriumdodecylsulfat(SDS-)-Lösung für 10 bis 15 min erfolgen. Alkohole und Aldehyde sind hier unwirksam; letztere können die Strukturen sogar auf den befallenen Oberflächen fixieren. Ob man im definierten Einzelfall tatsächlich die o.g. Techniken anwendet (plus Prionenprogramm im Autoklaven) oder gegebenenfalls Einweginstrumentarium benutzt, entscheidet man am besten nach Rücksprache mit einem beratenden Hygieniker.

Detailvorgaben zur Hygiene im Umgang mit Erkrankungen durch vielfältige spezifische Erreger finden sich in der RKI-Richtlinie für Krankenhaushygiene und Infektionsprävention, Anlage F 2, aufgeschlüsselt nach infektiösem Material, Meldepflicht, Dauer der Ansteckungsfähigkeit, ggf. Absonderungsmaßnahmen bei der Behandlung, Schutzkleidung beim Umgang mit Erkrankten, geeigneten Desinfektionsverfahren, Wäscheaufbereitung und Entsorgung von kontaminiertem Abfall.

Zur Krankenversorgung und Instrumentenaufbereitung bei CJK und vCJK wurden gesonderte Merkblätter (F. 3.5) der Anlage zur RKI-Richtlinie beigefügt [RKI (2002)].

LITERATUR:

Köhler W, Eggers H J, Fleischer B, Marre R, Pfister H, Pulverer G (2001): „Medizinische Mikrobiologie". 8. Auflage, Urban und Fischer Verlag, München, Jena

Listgarten M A (1994): „The structure of dental plaque". Periodontol. 2000, 5: 52–65

Madigan M T, Martinko J M, Parker J (1997): „Biology of Microorganisms". 8th edition, Prentice Hall Inc., Upper Saddle River

Marsh P, Martin M V (2003): „Orale Mikrobiologie". 4. Auflage, Thieme Verlag, Stuttgart, New York

Novak M J (1997): „Biofilms on oral surfaces: Implications for health and disease". Adv. Dental Research 11: 4–196

Metelmann H (2001): „Infektionsschutz und Hygiene in speziellen medizinischen Bereichen: Mund-, Kiefer- und Gesichtschirurgie". In: Kramer A, Heeg P, Botzenhart K (Hrsg.): Krankenhaus- und Praxishygiene, 1. Auflage: 469–473. Urban und Fischer Verlag, München, Jena

Moore W E C, Moore L V H (1994): „The bacteria of periodontal diseases". Periodontol. 2000, 5: 66–77

Robert Koch-Institut (2002): „Die Variante der Creuzfeldt-Jakob-Erkrankung (vCJK)". Abschlussbericht der Task Force vCJK. Bundesgesundheitsblatt – Gesundheitsforschung – Gesundheitsschutz 45: 376–394

Sümnig W, Voigt M, Kramer A (2001): „Infektionsschutz und Hygiene in speziellen medizinischen Bereichen: Zahn-, Mund- und Kieferheilkunde". In: Kramer A, Heeg P, Botzenhart K (Hrsg.): Krankenhaus- und Praxishygiene, 1. Auflage: 612–624. Urban und Fischer Verlag, München, Jena

Whittaker C J, Klier C M, Kolenbrander P E (1996): „Mechanisms of adhesion by oral bacteria". Annual Review of Microbiology 50: 513–552

Hygiene in der zahnärztlichen Praxis

4

Grundpfeiler der zahnärztlichen Hygiene sind die Standardhygienemaßnahmen: Konsequent umgesetzt, können sie die Mehrzahl der Keimtransmissionen verhindern. Ihre Kenntnis ist für den medizinisch-tätigen unerlässlich. Ergänzt werden sie mit den im Hygieneplan festgelegten Reinigungs- und Desinfektionsmaßnahmen. In diesem Kapitel werden die verschiedenen Wirkstoffe der gängigen Produkte beschrieben.

4.1 Standardhygienemaßnahmen

In der zahnärztlichen Praxis sind die Hände das wichtigste Instrument. Gleichzeitig sind sie auch die bedeutendsten Keimüberträger. Die konsequente Umsetzung der im Folgenden aufgezeigten Standardhygienemaßnahmen beugen Keimübertragungen wirksam vor und stellen daher die wichtigste Säule einer hygienisch korrekten Arbeitsweise in der Zahnheilkunde dar.

Gemäß § 22 der Unfallverhütungsvorschrift Gesundheitsdienst [BGR 250] und dem Regelwerk der gesetzlichen Unfallversicherungen [GUV-R 250, 4.1.2.6, auf die die Biostoffverordnung hinweist] dürfen in Bereichen mit erhöhter Infektionsgefährdung keine Schmuckstücke an den Händen, Fingern und Unterarmen getragen werden. Durch das Tragen von Schmuck wird die Händedesinfektion nachweislich behindert resp. unzureichend durchgeführt. Gemeint sind im Wesentlichen Armbanduhren, Armbänder und alle Arten von Fingerringen (einschließlich Eheringe). Unter Ringen können sich Keime sammeln und sind u.U. vor der Einwirkung von Desinfektionsmitteln geschützt. Auf der anderen Seite verdunstet das Desinfektionsmittel unter

den Ringen nicht so schnell, so dass es durch eine Konzentration und die Dauer zu Hautreizungen und -schädigungen führen kann, die ihrerseits Keimwachstum fördern. Darüber hinaus stellt Fin-

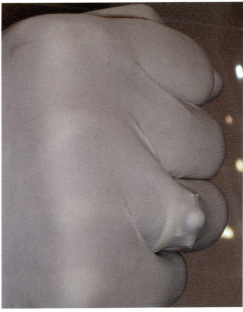

Abb. 4.1   Perforationsgefahr – Fingerringe unter Handschuhen

gerschmuck ein erhöhtes Verletzungsrisiko v.a. für den Patienten dar. Weiter führen die harten Kanten und ganz besonders gefasste Steine an den Ringen zu teilweise unbemerkten Schädigungen der Hülle oder zu Rissen in den Handschuhen (siehe Abb. 4.1). Zuletzt können die Wirkstoffe der Desinfektionsmittel die Oberflächen der Schmuckstücke angreifen und korrodieren, was die Motivation (sei es bewusst oder unbewusst) zum Händewaschen nicht gerade fördert.

Künstliche Fingernägel werden in der Literatur wiederholt als Quelle von Infektionen genannt und sind bei Tätigkeiten am Patienten und im OP nicht zulässig [GUV-R250/TRBA 250 2004]. Obgleich die Bedeutung des aufgetragenen Nagellacks, ob Farb- oder Klarlack, wissenschaftlich nicht geklärt ist, wird davon ebenfalls abgeraten [Mangram et al. 1999, Kappstein 2001, Geffers Ch et al. 2001]. Diese Empfehlungen betreffen ausschließlich Personen, die am Patienten tätig sind, ungeachtet ihrer Funktion.

> **MEMO** Das Tragen von Schmuck an Händen und Unterarmen sowie künstliche Fingernägel sind in infektionsgefährdeten Bereichen nicht zulässig. Nagellack sollte nicht aufgetragen sein.

Die sorgfältige hygienische Händedesinfektion ist beim Umgang mit Patienten und nach jedem Kontakt zu Patienten und Patientenmaterial (Blut, Speichel, Dentalmaterial u.Ä.) sowie in der OP-Abteilung erforderlich. Diese Maßgabe gilt für das gesamte Dentalpersonal und muss stets beachtet und regelmäßig durchgeführt werden.

Hygienische Händedesinfektion

Die hygienische Händedesinfektion muss korrekt über mindestens 30 Sekunden erfolgen. Um die gewünschte Wirkleistung zu erreichen, müssen die Hände trocken sein. Ziel der hygienischen Händedesinfektion ist, jeweils vor und nach Patientenkontakt sowie jeder vermeintlichen Kontamination der Hände, die potenziell pathogenen Erreger durch den Desinfektionswirkstoff zu eliminieren. Eine erfolgreiche Desinfektion sollte und kann die Hautkeimzahl um bis zu 5 Zehnerpotenzen reduzieren. Die richtige Technik wird in den Abbildungen 4.2–4.7 gezeigt.

> **MEMO** Die Händedesinfektion vor und nach jedem Patienten ist die wichtigste Maßnahme zur Prävention von Infektionsübertragungen in der zahnärztlichen Praxis.

Die absolute und zeitbezogene Desinfektionsleistung bei Präparaten auf Basis von Alkohol (Ethanol, Iso-Propanol, N-Propanol) ist nach wie vor am höchsten [Pittet et al. 2001, Boyce et al. 2002]. Händedesinfektionsmittel fallen unter das Arzneimittelgesetz. Sie bedürfen laut § 36 Arzneimittelgesetz einer Standardzulassung. Das eigenständige Abfüllen der Spenderflaschen aus Großgebinden ist u.a. wegen der Kontaminationsmöglichkeit mit Bakteriensporen nicht zulässig (wenn an andere abgegeben wird) [RKI 2006]. Sicher und im Umgang unproblematisch ist es, wenn ein z.B. in der VAH-Liste (Verband für angewandte Hygiene) geführtes Fertigprodukt im Originalbehältnis benutzt wird.

Vor resp. nachfolgenden Tätigkeiten ist eine hygienische Händedesinfektion nötig:

- ▶ vor und nach der Versorgung von Patienten
- ▶ bei tatsächlicher oder fraglicher mikrobieller Kontamination der Hände

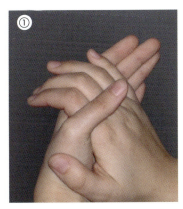

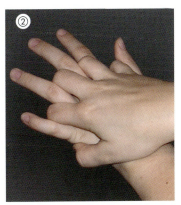

1. Desinfektionsmittel mit den Handflächen verreiben, wobei auch das Handgelenk eingeschlossen wird.
2. Handinnenflächen jeweils auf den korrespondierenden Handrücken und die Finger dabei verspreizen.
3. Handinnenflächen mit verspreizten Fingern verreiben.
4. Die Finger gegenseitig verhaken, wobei die Fingeraußenflächen auf die gegenüberliegende Handinnenfläche kommen.
5. Umschließen des Daumens mit der korrespondierenden Hand und kreisend einreiben.
6. Kreisendes Einreiben der Fingerkuppen in der Innenfläche der Gegenhand.

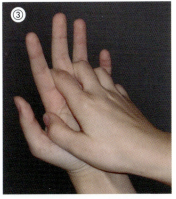

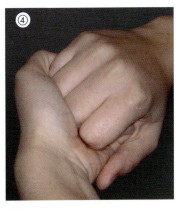

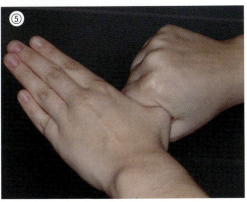

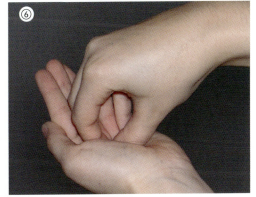

Abb. 4.2–4.7   Richtige Händedesinfektionstechnik

▶ vor Kontakt mit Patienten, die im besonderen Maße infektionsgefährdet sind

▶ vor Tätigkeiten, bei denen eine Kontamination der Produkte ausgeschlossen werden muss (z.B. Bereitstellung von Infusionen, Herstellung von Mischinfusionen, Aufziehen von Medikamenten)

▶ vor und nach jeglichem Kontakt mit Wunden **

▶ nach Kontakt mit potenziell oder definitiv infektiösen Materialien (Speichel, Blut, Sekrete etc.) **

▶ nach Kontakt mit potenziell kontaminierten Gegenständen, Flüssigkeiten oder Flächen (Absauggeräten, Schmutzwäsche, Abfall, benutzten Instrumenten, Abdrücken) **

▶ nach Kontakt mit Patienten, von denen Infektionen ausgehen können **

▶ nach Ablegen von Schutzhandschuhen bei stattgehabtem oder wahrscheinlichem Erregerkontakt oder massiver Verunreinigung

▶ nach Toilettenbenutzung

▶ nach Niesen, Husten, Schnäuzen, Naseputzen etc.

** auch wenn bei der Arbeit Handschuhe getragen werden

Trotz der rückfettenden Eigenschaft der meisten auf dem Markt erhältlichen Händedesinfektionsmittelpräparate sind Hautpflegemittel nach Arbeitsende für Mitarbeiter im Gesundheitsdienst ausdrücklich anzuraten. Es empfiehlt sich, eine Testung verschiedener Präparate durchzuführen, um ein dem Hauttyp angepasstes Präparat auszuwählen. Eventuell sind sogar mehrere Produkte parallel erforderlich, was allerdings leicht umsetzbar ist, da keine zum allgemeinen Gebrauch bestimmten Salbentiegel oder -tuben zum Einsatz kommen, sondern Spender oder personenbezogene Cremetuben verwendet werden.

Es sind verschiedene Präparate zur Hautpflege auf dem Markt:

▶ Öl-in-Wasser-Präparate (O/W); ziehen schnell ein und sind nicht so fettend und eignen sich daher eher für den häufigen Gebrauch zwischendurch (z.B. vor den Pausen).

▶ Wasser-in-Öl-Präparate (W/O); fetten und befeuchten die Haut nachhaltig und sind v.a. für die Hautpflege nach der Arbeit geeignet.

Die Präparate werden durch Inhaltsstoffe wie z.B. Tannin, Harnstoff, Tocopherol (Vitamin E), Panthenol, Allantoin, Bienenwachs etc., die das Wasserbindungsvermögen erhöhen und weitere günstige Eigenschaften mitbringen, angereichert.

Für die Applikationsform am hygienisch günstigsten sind Spender. Nachteilig ist hierbei, dass nur dünnflüssige Pflegepräparate verwendet werden können und die oftmals gewünschte individuell angepasste Pflege nicht möglich ist. Alternativ können personengebundene Tuben verwendet werden. Allgemein verwendete Cremetuben oder offene, verkeimungsanfällige Cremetiegel werden nicht empfohlen [Weidenfeller et al. 2004].

Schutzhandschuhe

Handschuhe sind bei allen Tätigkeiten mit Kontaminationspotenzial der Hände mit infektiösem oder potenziell infektiösem Material anzuraten. Unsterile Handschuhe sind bei der nicht operativen zahnärztlichen Versorgung i.d.R. ausreichend. Sie stellen neben der Prävention der nosokomialen Keimübertragung die wichtigste Barriere zum Patienten dar und sind daher die bedeutendste Personalschutzmaßnahme. Bei allen Tätigkeiten im Dentalbereich des Patienten müssen von allen beteiligten Mitarbeitern Handschuhe getragen werden.

Ist die Haut der Hände irritiert oder verletzt oder bei einem Ausschlag, kommt den Handschuhen eine zusätzlich infektionspräventive Rolle zu: Sie verhindern, dass von den in diesem Zustand stärker keimbelasteten Händen eine Übertragung auf die Umgebung und die Patienten stattfindet.

Die eingesetzten Handschuhe müssen zu allererst größenangepasst und elastisch sein. Effizientes Arbeiten in zu großen oder zu kleinen Handschuhen ist nicht möglich. Darüber hinaus erfüllen sie ihren Zweck nur dann, wenn sie dicht, d.h. für Flüssigkeiten und für die infrage kommenden Chemikalien undurchlässig, reißfest und strapazierfähig sind. Gleichzeitig sollte das Tastgefühl weitestgehend erhalten bleiben.

Für den Dentalbedarf sind v.a. Latex-, Vinyl- und PE-Handschuhe in Gebrauch. Letztere sind allenfalls für wenige, insbesondere unkritische Bereiche geeignet. Eine klare Schwachstelle der PE-Handschuhe sind ihre nicht sehr zuverlässigen Schweißnähte, womit die Forderung nach Dichtigkeit nicht erfüllt ist. Sie sind dünn, relativ starr und wenig anpassungsfähig und rutschen leicht auf und von der Hand. Für die zahnärztliche Arbeit am Patienten und den Umgang mit Ätz- oder Gefahrenstoffen sind sie definitiv ungeeignet.

Am besten erfüllen Handschuhe aus Latex die oben geforderten Anforderungen. Mittlerweile sind allerdings bis zu 17 % der Beschäftigten im Gesundheitswesen gegen Latex sensibilisiert bzw. allergisiert. Hauptursache für die starke Zunahme der Allergien gegen Naturkautschuk waren die früher meist gepuderten Handschuhe. Die Latexproteinpartikel wurden mit dem Puderstaub in die Luft transportiert und konnten in den Lungen der Topiker zu einer Sensibilisierung führen. Aus diesem Grunde dürfen laut TRGS 540 Latexhandschuhe seit 1997 kein Puder mehr enthalten und müssen allergenarm sein. Ein Ersatz kann mit Vinyl nur sehr bedingt und für einige ausgesuchte Einsatzbereiche realisiert werden, da sie in aller Regel weniger zuverlässig dicht sind. Ebenfalls latexfrei sind Handschuhe aus Nitril.

PRAXISTIPP

Zwischen der Behandlung verschiedener Patienten müssen die Handschuhe gewechselt werden.

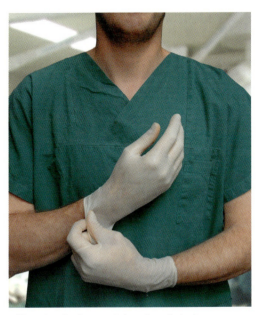

Abb. 4.8   Geeignete Schutzhandschuhe

In einer Untersuchung über Undichtigkeiten von Schutzhandschuhen, die während des Gebrauchs auftreten, konnte beobachtet werden, dass diese am häufigsten bei Benutzung von Handschuhen aus Polyvinylchlorid auftraten. In einer anderen Untersuchung wurden etwa 5.000 Schutzhandschuhe (drei Handschuh-Fabrikate aus Latex und zwei aus PVC) auf ihre Wasserundurchlässigkeit getestet. Die Vinylhandschuhe schnitten dabei schlecht ab; bereits nach dem Auspacken waren 3–6 % der Testprodukte eingerissen, was bei keinem der Handschuhe aus Latex zu beobachten war. Im Weiteren wurde die Haltbarkeit der Handschuhe an verschiedenen Arbeitsplätzen im Labor untersucht. Die stärkste Beanspruchung war im Probeneingangslabor zu verzeichnen (ständiges Abdrehen von Röhrchendeckeln, Etikettieren und Schreibarbeiten) und damit verbunden auch die höchste Ausfallsrate. Die durchschnittliche Tragezeit der einzelnen Handschuhe betrug eine Stunde. Auch hier wurden die Erwartungen vor allem durch Schutzhandschuhe aus Vinyl enttäuscht. Ihre Ausfallsrate lag zwischen 30,6 % und 38,1 %(!).

Obwohl die Latexhandschuhe insgesamt besser abschnitten, lag ihre Versagerquote je nach Qualität immerhin noch zwischen 2,9 % und 15,9 %. Eine andere Untersuchung verglich drei Latexhandschuhe unterschiedlicher Qualität und kam zu einem ähnlichen Ergebnis. Korniewicz et al. (1989, 1990) verglichen die beiden Materialien hinsichtlich ihrer Durchlässigkeit für Viren (Virus OX174 bzw. Lambda Virus) und stellten für Vinyl eine Fehlerquote von 63 % bis 22 % und für Latex von 7 % bis < 1 % fest. Zusammenfassend betrachtet, stellen Vinylhandschuhe keine echte Alternative zu Latexhandschuhen dar. Es konnte darüber hinaus gezeigt werden, dass auch Nitrilhandschuhe mit einer Perforationsrate von bis zu 18 % keinen ausreichend zuverlässigen Schutz bieten.

▰▰▰▰▰ PRAXISTIPP ▰▰▰▰▰

Für Reinigungsarbeiten, bspw. auch in der Instrumentenaufbereitung, können haushaltsübliche Gummihandschuhe zum Einsatz kommen. Sie sind fester, widerstandsfähiger, sind im Allgemeinen undurchlässig für Flüssigkeiten und eignen sich für den mehrmaligen Gebrauch.

Aus hygienischer Sicht ist es unerlässlich, zwischen verschiedenen Patienten die Handschuhe zu wechseln. Das Desinfizieren der Handschuhe zwischen den Patienten ist sehr kritisch zu sehen, ganz besonders wenn Kontakt zu Blut oder Patienten mit übertragbaren Krankheiten stattgefunden hat. Obgleich Untersuchungen eine wirksame Keimreduk-

tion der Handschuhoberflächen belegen konnten, kann es durch die Wirkstoffe der verschiedenen Händedesinfektionsmittel zu Veränderungen der Materialeigenschaften kommen, so dass die Handschuhe kleben und aufgrund von nicht wahrgenommenen Mikrorissen durchlässig werden. Das RKI sieht daher lediglich nach ausschließlichem Speichelkontakt die Möglichkeit, unversehrte Handschuhe mit nachgewiesener Beständigkeit gegenüber dem verwendeten Desinfektionsmittel nach hygienischer Händedesinfektion weiter zu tragen [RKI 2006], vor.

LITERATUR

Boyce JM, Didier P (2002): „Guideline for Hand Hygiene in Health-Care Settings; Recommendations of the Healthcare Infection Control Practices Advisory Committee and the HICPAC/SHEA/APIC/IDSA Hand Hygiene Task Force". MMWR 51 (RR16): 1–44

RKI-Kommission für Krankenhaushygiene und Infektionsprävention am Robert Koch-Institut (2006): „Infektionsprävention in den Zahnmedizin-Anforderungen der Hygiene", Bundesgesundheitsblatt – Gesundheitsforschung – Gesundheitsschutz 49: 375–394

Korniewicz DM et al. (1989): Nursing research 38 (3): 144–146

Korniewicz DM et al. (1990): J. Clin. Microbiol. 28 (4): 787–788

Pittet D, Boyce JM (2001): Lancet Infect Dis 1: 9–2

Tabori E (2006): „Hygiene im Praxisbereich – Standardhygienemaßnahmen". In: Zinn C, Tabori E, Weidenfeller P (Hrsg.); Ambulantes Operieren – Praktische Hygiene. Verlag für Medizinische Praxis, Kissing

Weidenfeller P, Waschko D (2004): „Hygiene in der Arztpraxis und beim ambulanten Operieren". Leitfaden des LGA BW, Stuttgart

4.2 Reinigung und Desinfektion in der zahnärztlichen Praxis

Der Begriff der Reinigung bezeichnet die mechanische Entfernung von Partikeln ("Schmutz") auf Oberflächen und Gegenständen, unterstützt durch Wasser und Hilfsmittel und verbunden mit einer Keimzahlverminderung, da die Keime an den Teilchen adsorbiert sind. Man unterscheidet eine laufende Reinigung, regelmäßig und in kurzen Abständen, z.B. jeden Tag, von einer sporadischen Zwischenreinigung zur Entfernung hartnäckiger oder übrig gebliebener Verunreinigungen und zur Nachbesserung, sowie der außerordentlichen Reinigung, anlassbedingt etwa nach Umbau oder Umräumen, und der ausführlichen, sorgfältigen Grundreinigung, in größeren Abständen, auch ohne spezifischen Anlass.

Generelle Anforderung an die Praxisreinigung ist neben der Schmutzentfernung und damit auch einer Keimreduktion besonders die Pflege der behandelten Objekte zu ihrer Werterhaltung. Wirksame Faktoren sind dabei Mechanik (Wasser, Reinigungsgeräte, Abrieb), Chemie (Reinigungsmittel, Lösungsmittel), Temperatur und Zeit.

Die Praxen werden zumindest einmal täglich einer staubbindenden Feuchtreinigung unterzogen. Kehrbesen wirbeln Staub auf und verteilen ihn diffus, sind daher für Einrichtungen mit besonderen hygienischen Anforderungen ungeeignet. Eine so genannte "Sanitation" als verschärfte Reinigung mit einem Schuss Desinfektionsmittel im Putzwasser ist kein akzeptables Verfahren zur Flächenaufbereitung. Hierbei addieren sich die gemischten Substanzen nicht unbedingt in ihrer Wirkung (Seifenfehler), ggf. werden sogar Schadstoffe wie Chlor- und Salzsäure-Gas frei. Eine wirklich desinfizierende Reinigung ist ohnehin nur bei Verwendung definierter Wirkstoffkonzentrationen effizient.

Geruchsstoffe in Reinigungsmitteln wie ätherische Öle und Aromata erzeugen ein Gefühl von Frische und Sauberkeit, haben aber mit der Qualität von Reinigung und Desinfektion nichts zu tun, können sogar Allergien auslösen.

Die gängigen Reinigungsmittel werden unterteilt in Allzweckreiniger für die Routine, Cleaner zur Säuberung von Wachsfilmen und Fußbodenbeschichtungen, Fluate zur Oberflächenreinigung von Steinböden sowie Grundreiniger (Alkalien plus Lösungsmittel) zur Entfernung alter Beläge und hartnäckiger Verschmutzungen.

Scheuermittel reinigen und polieren kratzfeste Oberflächen durch Abrieb; saure Reiniger wie Zitronensäure und Essig lösen Kalkablagerungen an Waschbeckenarmaturen und Metallbecken (gründlich nachspülen!). Die häufig als Inhaltsstoffe genannten Tenside sind oberflächenaktive Verbindungen, die benetzend und emulgierend wirken. Sie bestehen als Detergentien aus einem langkettigen, unpolaren, hydrophoben sowie einem weiteren, polaren, hydrophilen Anteil. Dadurch setzen sie die Oberflächenspannung des Wassers herab und ziehen besser auf die Oberflächen auf. Sie verankern sich mit ihrem hydrophoben Teil an den wasserunlöslichen Strukturen. Gleichzeitig weisen die hydrophilen Anteile nach außen: sie täuschen dem spülenden Wasser quasi ein "hydrophiles Fett" vor. Die zu entfernende fettige Verunreinigung wird somit benetzt, zerteilt und in Form feinster, von Detergensfilm umhüllter Tröpfchen im Wasser emulgiert und fortgespült.

Den Reinigungsmitteln oft beigefügte Alkalien denaturieren Eiweiße, quellen organische Anschmutzungen auf und entfernen Sekret- und Blutflecken. Silikate vermindern die Korrosion. Komplexbildner wirken gegen die Wasserhärte. Aluminium und Chrom, zum Teil auch Glasoberflächen werden durch Alkalien zum Teil angegriffen.

Die Anwendung einer breiten Produktpalette von Reinigungsmitteln mit gleichem Einsatzspektrum, z.B. mehrerer parallel verwendeter Allzweckreiniger in der Praxis bietet keinen hygienischen und praktischen Vorteil.

Zur Bodenreinigung benötigt man Nasswisch-Fransenmopps und Mopphalter, ein Breitwischgerät mit Nasswischbezügen, einen kleinen Gerätewagen mit Fahreimer und Halterungen für Müllsäcke sowie Vlies- oder Gaze-Tücher. Standard ist das Wischen der Böden mit nebelfeuchten Mopps zur optimalen Staubaufnahme. Richtig nass gewischt wird nur in stark frequentierten oder massiv verschmutzten Bereichen, etwa in der Eingangszone von Praxen, die direkt zur Straße führen, wenn im Winter Schneematsch eingeschleppt wurde oder nach dem Durchmarsch von Handwerkern.

Meist besteht das Moppgewebe aus Baumwolle und Synthetik: Dies gewährleistet eine gute Saugfähigkeit und Wasserbindung. Das Aufbereiten der Mopps geschieht durch maschinelle, chemothermische Desinfektion mit 60 °C. Putzeimer und andere hierbei verwendete Behältnisse werden auch täglich desinfizierend gereinigt.

Die Bodenreinigung erfolgt mittels Zwei-Mopp- oder Wechselmopp-Verfahren, d.h. mit feuchtem Mopp zum Durchwischen und ggf. zweitem sauberem Mopp zum Nachtrocknen (falls tagsüber gewischt und der Boden noch ständig begangen wird). Für jeden Funktionsraum sollte ein frischer Mopp aufgezogen werden, um Kontaminationen nicht quer durch die Praxis zu verbreiten. Beim Wechselmopp-System sind nasser und trockener Mopp zusammen auf einem umklappbaren Wischgerät angebracht.

Die Feuchte wird auf dem Boden gleichmäßig aufgetragen, in engmaschigen Serpentinen im „Achtergang", um keine unbehandelten Lücken zu hinterlassen. Mit dem zweiten und trockenen Mopp wird die ausgebrachte Lösung wieder aufgenommen oder trocknet von selbst, wenn die Reinigung nach Dienstschluss durchgeführt wird. Beide Mopps werden vor Wiedergebrauch desinfizierend gewaschen.

Teppichböden im Wartezimmer behandelt man mit Klopfsaugern mit S-Filtereinsatz oder Teppichkehrmaschinen, detachiert mit Fleckentfernern und shampooniert bei Bedarf mit desinfizierenden Schaumreinigern. Die laufende Reinigung erfolgt alle ein bis zwei Tage, die Grundreinigung etwa halbjährlich. Wird der Teppichboden massiv verunreinigt, muss er möglichst sofort behandelt werden,

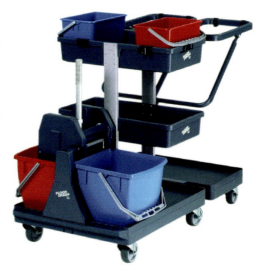

Abb. 4.9   Reinigungswagen

zumindest solange er noch feucht ist. Konzentrierte Flächendesinfektionsmittel können unlöschbare Flecken verursachen, ebenso wie gar nicht oder falsch behandelte Verschmutzungen: Diese führen zu Stockflecken.

Synthetische Fasern aus Polyamid und Acrylfaser sind als Schlingenware leichter zu reinigen als Naturfasern. Polyamid ist abriebbeständiger; Acrylfaser verschmutzt weniger, aber verschleißt schneller. Gute Tiefenwirkung besitzt die Sprühextraktion von Teppichböden. Dabei wird Reinigungs- und Desinfektionsmittellösung unter Druck eingebracht, danach der eingepresste Schaum wieder abgesaugt, anschließend ausgiebig quergelüftet. „Billigware" ist in dieser Hinsicht meist weniger strapazierfähig, verschleißt und bleicht schnell aus, wirkt dann farblich heterogen und fleckig, selbst wenn sie sauber ist.

Eine desinfizierende Oberflächenreinigung ist mit Hilfe sog. Desinfektionsreiniger möglich, die beide Aufbereitungsverfahren kombinieren. Anwendung finden sie z.B. bei der Behandlung von Arbeitsflächen.

Die Methode der äußerlichen Aufbereitung von medizinischem Großgerät muss die Materialverträglichkeit berücksichtigen. Deren Eigenheiten sind in den Gerätunterlagen beschrieben. Eine konkrete Empfehlung für den Einsatz von Reinigungs- und Desinfektionsmitteln gibt der Gerätehersteller oder -lieferant. Oft werden für die Reinigung nur Tenside toleriert, während saure Reiniger und organische Lösungsmittel einschließlich Alkohol die Gehäuse schädigen können. Z.B. darf man bei der Behandlung von Acryloberflächen viele Reinigungs- und auch Desinfektionsmittel meist nicht konzentriert anwenden. Gegenüber alkoholischen Mitteln ist die Beständigkeit des Kunststoffes unsicher. Man sollte hier nur mit weichen Tüchern wischen. Bürsten und raue Schwämme sowie Scheuermilch und Scheuerpulver verkratzen die Oberflächen irreversibel.

Soweit PC-Tastaturen nicht mit wischdesinfizierbarer Folie abgedeckt sind, können sie mit Reinigungsbenzin, bei Desinfektionsbedarf mit 60–70%-igem Isopropanol behandelt werden. Analog gilt dies für die Tasten von Mobil- und Praxistelefonen. Alternativ können wischdesinfizierbare wasserdichte Tastaturen angeschafft werden.

Im feuchten Milieu des Sanitärbereiches vermehren sich bakterielle Erreger und Pilze auf Putzutensilien, Matten und Handtüchern. Sie sind meist auch nach Antrocknen noch lebensfähig. Zum typischen Keimspektrum bei hygienischen Umgebungsuntersuchungen im Sanitärbereich zählen Pseudomonas, Serratia und Acinetobacter species, koagulasenegative Staphylokokken, Sporenbildner, zum Teil auch Enterobacteriaceen (Fäkalkeime) und Schimmel.

━━━━━━━━ PRAXISTIPP ━━━━━━━━

Die tägliche Reinigung der Sanitärbereiche mit einem umweltfreundlichen Allzweckreiniger ist in der Regel vollkommen ausreichend.

Standard ist eine tägliche Nassreinigung der Bäder und Toilettenräume mit Allzweckreiniger. Dabei trägt man Schutzhandschuhe aus Gummi und wechselt die Wischlappen mindestens täglich aus. Eine Routine-Desinfektion ist im Gegensatz zur Empfehlung der RKI-Richtlinie für Nasszellen und Zimmerwaschbecken im Krankenhaus hier in der Praxis nicht notwendig bzw. wird im Hygieneplan selbst festgelegt. Eine Ausnahme bildet die Benutzung der Toilette durch einen Patienten, der nachweislich an einer Infektion oder Keimträgerschaft (Ausscheidertum) leidet, welche über die Toilettenbenutzung fakultativ übertragbar wäre. Kontaminationsquellen sind dann möglicherweise Aerosole beim Spülen sowie das Berühren von Einrichtungsgegenständen unmittelbar nach dem Stuhlgang. Somit sind in diesem Fall Toilettensitze, Deckelinnenseiten, Spülgriffe, Waschbecken, Armaturen und Türklinken zu desinfizieren. Innerhalb der Klosettbecken, Abflussrinnen und Siphons ist die Desinfektion jedoch überflüssig und lediglich umweltbelastend. Auch geruchsüberlagernde Klosettdesodorantien sind unnütz und ersetzen nicht die geforderte engmaschige Reinigung.

In Toilettenräumen kommen neben dem Allzweckreiniger auch saure Reiniger, WC-Reiniger und im Bedarfsfall Rohrreiniger zum Einsatz. Zunächst werden Spiegel, Waschbecken und Armaturen mit saurer Reinigungslösung behandelt, danach mit separatem Lappen die kontaminierten Oberflächen im WC-Bereich (Spüldrücker, Urinal und WC-Schüssel außen). Anschließend wird WC-Reiniger in das Becken geschüttet und mit der Klosettbürste ausgewischt.

Ein automatisches desinfizierendes Spülprogramm nach der Toilettennutzung ist aus hygienischer Sicht nicht erforderlich. Bei groben Verschmutzungen reichen der Einsatz der Toilettenbürste und gründliches Nachspülen aus.

Bräunliche Kalkablagerungen im Siphon kann man nach kurzem Einwirken von saurem Reiniger mit der Bürste gut entfernen. Auch am Markt angebotene, schmutzabweisend und mikrobiostatisch präparierte Keramikmaterialien für Sanitärbereiche sind bei korrekter Hygienepraxis verzichtbar. In Duschkabinen ist eine laufende Desinfektion überflüssig. Die an Partikel gebundenen Keime werden durch das Wasserspülen sowie bei der anschließenden Reinigung ausreichend entfernt.

Putztücher bestehen kaum noch aus Baumwolle, sondern meist aus Mikrofasern. Glatte Stoffe reinigen feuchte und verstaubte Oberflächen, gröbere entfernen festklebenden Schmutz. Vliestücher sind weich, fusselarm und saugfähig auch für fettige Verunreinigungen. Die meisten Gewebe lassen sich bei 40–90 °C waschen; Weichspüler und Behandlung im Wäschetrockner sind unverträglich. Cellulosetücher sollte man lediglich in handwarmem, stehendem Wasser reinigen: Dies schränkt ihre Verwendung in der Praxis ein.

Eine Desinfektion unterscheidet sich von der Reinigung nicht durch Anforderungen an die Sauberkeit, sondern an die Keimreduktion. Vom desinfizierten Bereich soll keine Infektionsgefahr mehr ausgehen. Regelrechte Keimfreiheit wird nicht verlangt. Man unterscheidet

- die routinemäßige Desinfektion als prophylaktische mikrobielle Dekontamination von Gegenständen, Nutzflächen, Räumen und Medien zur Verhütung einer Infektion im Funktionsablauf
- die gezielte Desinfektion, z.B. beim Entfernen von erregerhaltigem Material
- die laufende Desinfektion zur Verhinderung der Keimverschleppung während einer infektiösen Krankheitsphase
- die Schlussdesinfektion als abschließende Behandlung bei Fortfall des Ausscheidungs- und Kontaminationsrisikos

MEMO Das offene Ansetzen von Desinfektionsmittellösungen in heißem Wasser führt durch massives Abdunsten zu unkontrolliertem Wirkstoffverlust und zu toxischen, reizenden Effekten, ist somit ein handwerklicher Fehler.

Desinfizierend wirken thermische Verfahren wie Kochen und strömender Dampf, das Verbrennen, aber auch ultraviolette Strahlung bei 254 nm (nur noch selten eingesetzt) und zahlreiche chemische Wirkstoffe, eben die Desinfektionsmittel. Die Kombination von Wärme und Chemie wirkt additiv-synergistisch, so dass man bei höherer Temperatur mit weniger Chemikalieneinsatz und umgekehrt arbeiten kann. Solche chemothermischen Kombinationsverfahren sind aber nur in geschlossenen Systemen wie Desinfektionsspül- und -waschmaschinen anwendbar.

Ein optimales Desinfektionsmittel verfügt über ein breites Wirkspektrum gegen Infektionserreger, günstige Daten in der Toxikologie, gute Haut- und Gewebeverträglichkeit, schont das behandelte Material und ist ökologisch möglichst unbedenklich, d.h. biologisch schnell abbaubar. Nicht alle Desinfektionsmittel wirken in gleicher Breite. Manche sind nur gegen vegetative, also nicht sporenbildende Bakterien sowie Pilze und die (generell weniger resistenten) Pilzsporen wirksam: Hier spricht man vom Wirkbereich A. Werden auch Viren inaktiviert, bezeichnet man dies als Wirkbereich B oder AB. Die Begriffe Wirkbereich C (umfasst Milzbranderreger) und D (zusätzlich Clostridien wie Gasbrand- und Tetanuserreger) beziehen sich auf die Abtötung von Bakteriensporen, die als stoffwechselarme und umweltresistente Dauerformen von vielen gängigen Desinfektionsverfahren nicht erfasst werden.

Grundlage für die Auswahl von Desinfektionsverfahren und -mitteln im Routinebetrieb zur Infektionsprophylaxe ist die „Liste der von der Desinfektionsmittel-Kommission im Verbund für Angewandte Hygiene e.V. (VAH) auf der Basis der Standardmethoden der Deutschen Gesellschaft für Hygiene und Mikrobiologie (DGHM) zur Prüfung chemischer Desinfektionsverfahren geprüften und als wirksam befundenen Verfahren für die prophylaktische Desinfektion und die hygienische Händewaschung"

(auch vereinfacht als DGHM-VAH-Liste oder nur als VAH-Liste bezeichnet).

Die Listung der Präparate erfolgte aufgrund von mindestens zwei firmenexternen, unabhängigen, nach vorgegebener Standardmethode erstellten Gutachten. Diese belegen ihre desinfizierende Wirksamkeit in den angegebenen Konzentrationen und Einwirkzeiten für den jeweiligen Verwendungszweck. Unterteilt ist die Liste in Produkte für die hygienische Händewaschung, chirurgische und hygienische Händedesinfektion, Hautantiseptik, Flächen-, Instrumenten- und Wäschedesinfektion. Alkoholische Präparate werden in der vorgegebenen Konzentration unverdünnt angewendet. Für andere Substanzen oder Kombinationen sind Gebrauchs-Verdünnungen in Abhängigkeit von der Einwirkzeit vorgegeben (je höher die Konzentration, desto kürzer die notwendige Einwirkzeit).

In den Kapiteln 3 zur Flächen- und 4 zur Instrumenten-Desinfektion gibt es jeweils einen als b bezeichneten Abschnitt. Die dort aufgeführten Präparate wurden erhöhten und praxisnäheren Prüfanforderungen unterzogen, wie sie 2001 in den „Standardmethoden der DGHM zur Prüfung chemischer Desinfektionsverfahren" formuliert wurden.

Nicht DGHM-VAH-gelistete, aber zumindest CE-gekennzeichnete Mittel sind ebenfalls im Handel, zum Teil preiswerter erhältlich. Meist können auch hier

A: Abtötung vegetativer Bakterienformen und Pilze

B: Inaktivierung der Viren

C: Abtötung der Sporen von Bacillus anthracis

D: Abtötung Clostridium difficile

Tab. 4.1 Wirkspektrum von Desinfektionsmitteln

Laborgutachten vorgelegt werden, die aber nicht unbedingt die DGHM-Kriterien erfüllen. Wegen der strikten Standardisierung der DGHM-VAH-Vorgaben und der relativ schwierigen Versuchsbedingungen gelten die dort gelisteten Produkte aber als zuverlässig und werden zumindest von medizinischen Einrichtungen in Deutschland bevorzugt, auch wenn ihr Einsatz nicht zwingend vorgeschrieben ist: Dies wäre eine Wettbewerbsbehinderung nicht VAH-gelisteter Produkte aus den anderen EU-Mitgliedsstaaten. Im Übrigen erfassen auch nicht alle gelisteten Mittel den Wirkbereich AB; das hängt eben von ihren Inhaltsstoffen ab.

Zur Prüfung chemischer Desinfektionsmittel, die man im humanmedizinischen Bereich gegen Viren einsetzt, wurde eine spezielle Richtlinie der Deutschen Vereinigung zur Bekämpfung der Viruskrankheiten (DVV) erstellt. Zusätzlich existiert eine Liste der vom Robert Koch-Institut geprüften und anerkannten Desinfektionsmittel und sonstigen Desinfektionsverfahren (sog. RKI-Liste, früher BGA-Liste, periodisch publiziert im Bundesgesundheitsblatt), die bei amtlich verfügten Desinfektionsmaßnahmen obligat anzuwenden ist.

Der Umgang mit Desinfektionsmitteln setzt aus Gründen der zuverlässigen Infektionsprophylaxe, des Patienten- und Personalschutzes eine absolut korrekte, möglichst schriftlich dargestellte Arbeitsweise voraus.

Beim Ansetzen der Gebrauchslösungen wird zunächst handwarmes Wasser in der erforderlichen Menge eingefüllt und dann das Desinfektionsmittel zugesetzt. Bei der korrekten Dosierung hilft eine Tabelle, am besten über dem Arbeitsplatz ausgehängt, in der gängige Mengen an Gebrauchslösungen nach Wasser- und Desinfektionsmittelanteil aufgelistet sind. So kann man z.B. nachlesen, dass zehn Liter einer dreiprozentigen Lösung mit 9,7 l Wasser und 300 ml Konzentrat angesetzt werden usw.

Man sollte unbedingt Dosierhilfen benutzen, da bei Schätzung nach Augenmaß meist zu viel Desinfektionsmittel zugegeben wird. Es gibt auch Desinfektionsmittel-Zumischer am Wasserauslass, die bei jeder Wasserentnahme den erforderlichen Anteil an Wirkstoffkonzentrat abgeben. Dann sind die richtigen Gebrauchsmischungen gleich fertig vorhanden. Solche Installationen sind aber recht kostspielig und müssen von der Firma halbjährlich nachjustiert und gewartet werden.

Man darf Desinfektionsmittel nicht nach eigenem Gutdünken mit Reinigern vermischen, außer wenn dies vom Hersteller ausdrücklich und unter Angabe geeigneter Mittel zugelassen wäre! Ansonsten besteht die Gefahr einer chemischen Interaktion mit Wirkeinbußen (Beispiel „Seifenfehler").

Die vielen gelisteten Desinfektionsmittel-Präparate sind oft Mischungen aus relativ wenigen Wirkstoffen. Verwendet werden meist Mittel auf der

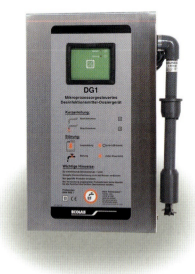

Abb. 4.10 Desinfektionsmittelzumischer

Basis von Alkoholen und Aldehyden, Aminen, Glucoprotamin, Biguaniden, Phenolderivaten, Sauerstoffabspaltern, Jod und Chlor sowie quartären Ammoniumverbindungen. Häufig angewandte Desinfektionswirkstoffe besitzen folgende Eigenschaften:

Alkohole adsorbieren an Zellmembranen, lösen Lipide auf, verändern die Membranpermeabilität mit der Folge von Plasmaaustritt und Elektrolytverlust, und sie denaturieren zusätzlich die Proteine. Sie sind wegen ihrer Lipophilie innerhalb von 30 sec gegen vegetative Bakterien und behüllte Viren wirksam, binnen 60 sec gegen Mykobakterien (wegen schneller Abdunstung zweimal für 30 sec auftragen!), hingegen unwirksam gegen Prionen und Bakteriensporen.

Handelspräparate sind sterilfiltriert und nur deshalb sporenfrei. Somit dürfen die nach Arzneimittelgesetz zugelassenen alkoholischen Händedesinfektionsmittel zur Sicherung der Produktqualität auch nicht offen, sondern z.B. nur unter einer sterilen Werkbank umgefüllt werden; dies entspricht auch sinngemäß der Empfehlung der RKI-Richtlinie. Wenn es an einem anderen sauberen Arbeitsplatz ausschließlich für den Gebrauch in der eigenen Praxis geschieht, so entstünde unter rein fachlichen Aspekten zumindest kein praktischer Nachteil. Fakultativ eingebrachte, vereinzelte Bakteriensporen keimen im alkoholischen Desinfektionsmittel ja nicht aus und vermehren sich somit nicht, werden zudem bei der alkoholischen Desinfektion auf der Hand ohnehin nicht erfasst.

Isopropanol desinfiziert bei Konzentrationen zwischen 60 und 70 %, Äthanol bei 70 bis 80 %. Zu niedriger Wasseranteil führt wegen der Hygroskopie hochprozentiger, kurzkettiger Alkohole zur Zellschrumpfung mit behindertem Wirkstoffzutritt

(ähnlich einer Salzlake), damit zur verminderten Wirksamkeit gegenüber zellulär strukturierten Mikroben.

Gute Hautverträglichkeit und schnelle Wirkung machen alkoholische Präparate ideal geeignet zur Haut- und Händedesinfektion. Gegen die resistenteren unbehüllten Viren sowie bei Hepatitis B kommen spezifische Präparate mit höherem Alkoholanteil zur Anwendung wie z.B. die Produkte Sterillium®Virugard (auch RKI-gelistet) und Desderman®N, die auch gegen die gängigen bakteriellen Erreger wirksam sind. Für den täglichen Routineeinsatz sind sie aber u.a. wegen der stärkeren Hautaustrocknung weniger geeignet.

Zur Flächendesinfektion werden auch aromatische Alkohole eingesetzt (z.B. Phenoxypropanol), etwa in Kombination mit umweltverträglichen und wenig toxischen, quartären Ammoniumverbindungen (QAV, QUATS, Kationseifen), die ihrerseits ohne zusätzliche Komponente nur ein geringes Wirkspektrum besitzen. Die gute Flächenhaftung der QUATS kann zu Klebeeffekten führen, wie man dies von laufend flächendesinfizierten Böden kennt (z.B. beim Umhergehen im OP-Saal).

PRAXISTIPP

Bei sichtbarer Kontamination mit potentiell infektiösem Material (Blut, Sekret etc.) hat eine sofortige Wischdesinfektion zu erfolgen.

Von den Aldehyden wird der Wirkstoff Formaldehyd wegen toxischer und allergener Eigenschaften am ehesten noch zur desinfizierenden Instrumentenbehandlung in geschlossenen Systemen (Maschinen) verwendet. Er ist weniger pH-abhängig, allerdings anfällig für Eiweißzehrung. Die Wirkstofflösung ist lange haltbar. Das breite Wirkspektrum erfasst sämtliche Viren, unter bestimmten Bedingungen sogar die Bakteriensporen, aber keine Prionen (wegen der aus der Pathologie bekannten Eiweißfixierung). Das Kürzel FF beim Handelsnamen bezeichnet ein formaldehydfreies Präparat, das aber regulär andere Aldehyde enthält. Nur der Zusatz AF im Namen eines Produktes bedeutet komplette Aldehydfreiheit.

Der häufiger verwendete Wirkstoff Glutardialdehyd wird in vielen Instrumentendesinfektionsmitteln, seltener auch in der Flächendesinfektion, als Komponente aus einem Aldehydabspalter beim Ansetzen der Gebrauchslösung freigesetzt. Er ist allerdings nur bei leicht alkalischem pH optimal wirksam, in diesem Milieu aber recht unstabil, somit oft mit anderen Wirkstoffen kombiniert. Auch verwandte Substanzen wie Glyoxal wirken in höheren Konzentrationen sporozid.

Amine erfassen Pilze und vegetative Bakterien incl. Mykobakterien sowie behüllte Viren. Sie finden als Wirkstoffe in Kombinationspräparaten zur Flächen- und Instrumentendesinfektion Anwendung. Biguanide sind wirksam gegen vegetative Bakterien, Pilze und Viren, wenn auch mit einigen Wirklücken, generell unwirksam gegen Bakteriensporen. Wegen guter Remanenz kommen sie zum Einsatz in der Flächendesinfektion. In ihrer Wirkung behindert werden sie durch Alkalien und Eiweißbelastung.

> **MEMO** Die in der Praxis eingesetzten Reinigungs- und Desinfektionsmittel müssen im Hygieneplan und im Desinfektionsplan aufgeführt werden.

Oxidantien wie Peressig- und Perameisensäure wirken über die Abspaltung biologisch aggressiver, keimtötender Sauerstoffradikale mit breitem Spektrum gegen Bakterien, Pilze, Viren und zum Teil auch Bakteriensporen. Sie werden bei der Wäschedesinfektion und – wegen ihrer korrosiven Eigenschaften nur bedingt – bei der (Kunststoff-)Flächen- und Instrumentendesinfektion mit korrosionshemmendem Zusatz eingesetzt.

Organische Chlor-Abspalter, Chloramine und Natriumhypochlorit wirken bei der Flächendesinfektion schnell und mit breitem Spektrum gegen Bakterien, Pilze und Viren. Wegen ihrer Hemmung durch organische Belastungen (Eiweißzehrung) ist eine Vorreinigung der Flächen nötig. Zusammen mit Scheuermitteln sind sie gut geeignet zur desinfizierenden Reinigung in Feucht- und Sanitärbereichen.

Ein angeblich zur Vorbeugung einer Resistenzbildung notwendiger periodischer Routine-Austausch von Desinfektionsmitteln ist bei Anwendung der vorgegebenen Gebrauchskonzentrationen wissenschaftlich nicht begründet. Dass desinfizierende Wirkstoffe manchmal nicht wie erhofft wirken, hat z.B. folgende Ursachen:

▶ Die Zielgruppe wird grundsätzlich nicht erfasst, z.B. Viren im Wirkbereich A, unbehüllte Viren bei niederkonzentrierten Alkoholen, Wirkstofflücken quartärer Ammoniumverbindungen.

▶ Manche Substanzen wie Sauerstoffabspalter sind hochreaktiv und nach Ansetzen der Gebrauchsmischung wegen ihrer Instabilität nur für kurze Zeit (ca. 2 h) einsetzbar.

▶ Zum Teil werden falsch dosierte Gebrauchskonzentrationen benutzt. Die von Substanz und Konzentration abhängige Einwirkzeit ist dann eben zu kurz.

▶ Der pH des Mediums ist möglicherweise ungeeignet: jeder Wirkstoff hat sein spezifisches Optimum. Das umgebende Medium kann zusätzlich puffern.

▶ Organische Belastung mit Blut, Sekret, Exkret kann manchen Wirkstoff chemisch binden und somit unnütz verbrauchen.

▶ Unzureichende Benetzung von eingelegten Instrumenten behindert den Zutritt, z.B. durch Luftblasen im Lumen, bei Überfüllung der Box mit Desinfektionsgut oder bei nicht geöffneten Instrumenten.

▶ Andere gelöste interagierende Bestandteile sind weitere Fehlerquellen, etwa bei verunreinigtem oder zu hartem Wasser und bei Unverträglichkeit von Komponenten in selbst hergestellten Mischungen.

▶ Auch ein Abbau des Wirkstoffes durch bakterielle Enzyme ist bei zu hoher Verdünnung möglich. Besonders Stämme von Pseudomonas aeruginosa verfügen genetisch über die Möglichkeit, eine extrazelluläre Schleimhülle auszubilden, welche die Desinfektionsmittelpassage zu den Mikroben behindert. Dies kann sogar zur Kontamination und Biofilmbildung in zentralen Desinfektionsmittel-Zumischanlagen und somit zur kreuzkontaminierenden Keimbelastung der Desinfektionsmittellösungen selbst führen!

Methode der Wahl ist bei der Flächendesinfektion grundsätzlich die Wischdesinfektion. Eine Sprühdesinfektion ist kein adäquater Ersatz, schon gar nicht auf glatten Oberflächen oder bei einer Instrumentenbehandlung, sondern wird wegen des höheren Desinfektionsmittelverbrauchs, der größeren Belastung der Atemluft und möglicher Verpuffungsgefahr nur im Ausnahmefall empfohlen. Dieser liegt vor, wenn etwa unübersichtliche Verhältnisse (Nischen, Ritzen usw.) bei einer Umgebungsdesinfektion miterfasst werden müssen. Einzeln verpackte, mit alkoholischem Mittel getränkte „Desinfektionstücher" sollten nur fallweise für kleine Flächen verwendet werden, nicht für die reguläre Desinfektion von Arbeitsflächen in der Praxis.

PRAXISTIPP

Die Wischdesinfektion ist der Sprühdesinfektion deutlich überlegen. Bei der Sprühdesinfektion werden zudem gesundheitsschädliche Aerosole freigesetzt.

Desinfektionsmittel für Oberflächen werden anders ausgesucht als entsprechende Präparate zur Behandlung von Instrumenten. Materialschonende und toxikologisch günstigere Daten sind erwünscht, da sie auf beliebigen Oberflächen zum Einsatz kommen können, breitflächig ausgebracht werden und oft komplett in die Umgebung verdunsten. Instrumentenoberflächen sind hingegen für vielfache Desinfektionsmaßnahmen kompatibel; man kann sie auch in geschlossenen oder halb geschlossenen Systemen aufbereiten.

Flächendesinfektionsmittel, die aus mehreren Wirkstoffen zusammengesetzt sind, besitzen zum Teil eine leichtflüchtige und eine flächenhaftende Komponente. Beide wirken oft auch unterschiedlich und verfügen gegebenenfalls über ein anderes Wirkspektrum, so dass die Wirklücken der einen durch die Eigenschaften der anderen Substanz ausgeglichen werden. Im Idealfall ist nach Verflüchtigung des einen Wirkstoffes der andere noch remanent und wirkt nach, wenn erneut kontaminiert wird. Der Alkoholanteil beträgt bei Gebrauchskonzentrationen von großflächig ausgebrachten Flächendesinfektionsmitteln aus Brandschutzgründen nicht mehr als zehn Prozent. Somit ist es auch eine Unsitte, teure Händedesinfektionsmittel aus dem Spender zur Wischdesinfektion von Arbeitsflächen zu missbrauchen.

Nach operativen Eingriffen werden die Oberflächen im sog. „Einstundenwert" desinfiziert. Dieser Begriff bezeichnet die Verdünnung, die bei einer

Einwirkzeit von einer Stunde den gewünschten Desinfektionserfolg erzielt.

Der Vorgang verläuft zeitlich nicht linear, so dass wenige Minuten nach Beginn der Einwirkzeit oft „der größte Teil der Strecke schon geschafft ist". Der Nutzer einer desinfizierten Fläche muss somit nicht die gesamte Zeitspanne zuwarten, sondern kann zumindest nach Antrocknen den aufbereiteten Bereich weiternutzen. Dadurch wird aber nur die Wartefrist, nicht die formale Einwirkzeit verkürzt, da diese je nach Gebrauchskonzentration über die VAH-Liste vorgegeben ist und nicht geändert werden darf. Nur höhere Konzentration, d.h. eine geringere Verdünnung des Mittels bedingt eine kürzere Einwirkzeit. Als Mindestkonzentration ist bei einigen Präparaten ein Vierstundenwert angegeben. Diese Mischung darf aber auch bei einer längeren zur Verfügung stehenden Zeitspanne nicht noch weiter verdünnt werden. Andernfalls ist der Desinfektionserfolg prinzipiell nicht mehr gewährleistet. Derart zu niedrig konzentrierte Mittel könnten den Bakterien sogar als Nährstoffquelle dienen.

Eine Wischdesinfektion der Polsterung von Behandlungsstühlen sowie ggf. von Liegen im Aufwachraum der OP-Praxis erfolgt fallweise bzw. in den nach Hygieneplan festgelegten Abständen.

Falls im Ruheraum/Aufwachraum eines ambulant operierenden Zentrums Betten abgestellt sind, so werden diese analog zu Klinikbetten manuell aufbereitet. Zum Bett gehören das Gestell, Bettgitter, montierbare Zusatzteile wie Haltebügel und Lagerungshilfen sowie als Zubehör Matratze, Kopfkissen, Decken und Bettwäsche. Die Aufbereitung der Matratze wird erleichtert, wenn sie bis über die vier Kanten mit einem flüssigkeitsdichten, atmungsaktiven Schonbezug als Haube oder ggf. rundum bezogen ist, den man problemlos wischdesinfizieren kann.

Für jeden neuen Patienten wird neben dem Wechsel der Bettwäsche eine feuchtwischende Aufbereitung von Bettgestell, Seitengitter und Matratze durchgeführt. Die Methode der Reinigung resp. Wischdesinfektion und das Waschverfahren für das Zubehör sind im Hygieneplan der Praxis festgelegt. Bettwäsche wird bei 85 bis 90 °C über 15 min desinfizierend gewaschen. Auch Bettdecken aus Synthetikfasern, präparierte Daunendecken und Einziehdecken mit Polyurethan-Schaumstoff-Füllung können im Gegensatz zu Schafwolle thermisch desinfizierend gewaschen werden.

Desinfektionsmaßnahmen für Gerätoberflächen, einzelne Geräteteile und Zahnersatzmaterialien hängen von der Materialverträglichkeit ab. Hierzu finden sich zumindest bei medizinischen Gerätschaften Angaben in der Bedienungsanleitung. Alkoholische Präparate sind nicht immer kompatibel (Her-

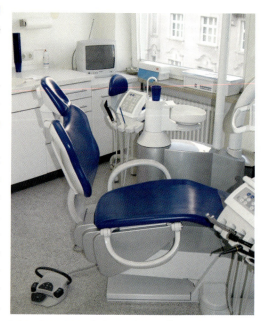

Abb. 4.11   Wischdesinfektion aller patientennahen Flächen nach Kontamination notwendig

stellerinfo!) und zum Teil auch nur eingeschränkt viruswirksam. Zur Desinfektion von Abform- und Zahnersatzmaterialien sind sie nicht geeignet.

Aus der Mundhöhle entnommene zahnmedizinische Abformungen werden unmittelbar unter fließendem Wasser vorsichtig abgespült, danach durch Einlegen in eine frisch angesetzte Lösung desinfiziert. Für die Desinfektion und Spülung dieser Abdrücke sind eigene Apparaturen entwickelt worden. Man benutzt die vom Hersteller der Abform- und Zahnersatzmaterialien als geeignet bezeichneten (nichtalkoholischen) Wirkstoffe. Zahntechnische Werkstücke und Hilfsmittel werden ebenfalls desinfiziert, ggf. im Ultraschallbad behandelt und nach der Desinfektion mit Leitungswasser abgespült. Wasser aus Bädern zur Temperierung von Wachsplatten und Abdruckmaterialien wird nach jedem Patienten erneuert, weil es meistens mit Speichel, Blut oder anderen Körperflüssigkeiten kontaminiert wurde. Der Behälter wird vor Auffüllen mit frischem Wasser wischdesinfiziert.

Nach der Behandlung jedes Patienten sind fakultativ durch Kontakt, Spritzer oder Aerosol kontaminierte, patientennahe Oberflächen der Dentaleinheit, der medizinischen Geräte und Einrichtungsgegenstände im Bereich der Patientenversorgung zu desinfizieren. Schläuche, Kupplungen und Köcher der Absauganlagen im Greifbereich des Patienten werden wischdesinfiziert. Sichtbare Flächenkontamination, auch auf dem Boden, wird desinfiziert und beseitigt. Kontaminierte Teile der Röntgeneinrichtung sind ebenfalls zu desinfizieren, sporadisch auch die Bleischürzen, die durch herabtropfenden Speichel verunreinigt werden. Enorale Röntgenfilme müssen so verpackt sein, dass sie nach Entnahme aus der Mundhöhle desinfiziert werden können. Ein wandseitig installierter Spender mit Händedesinfektionsmittel gehört zur Standardausstattung des Röntgenraumes.

MEMO Auf eine routinemäßige Fußbodenflächendesinfektion kann in der Zahnarztpraxis verzichtet werden.

Auf den undifferenzierten Einsatz von Desinfektionsmitteln kann man allgemein bei der Fußbodenbehandlung gut verzichten, wodurch die Belastung des Reinigungspersonals und der Umwelt sowie der Kostenaufwand verringert werden, während man umgekehrt nicht mit ansteigendem Infektionsrisiko rechnen muss. Unerwünschte Wirkungen der Routinedesinfektion wie Langzeitkorrosion, Klebrigkeit der Böden, Geruchsbelastung und Reizerscheinungen fallen weg. Die Nassreinigung mit einem gewöhnlichen Haushaltsreiniger führt zu ausreichender Keimreduktion, und zwar wegen der mechanischen Effekte, der Verminderung von Partikeln, an denen Keime anhaften, und der tensidbedingten Auflösung von Krusten und anderen, meist organischen, Schmutzablagerungen, die das übliche Keimreservoir auf Fußböden in Innenräumen darstellen. Zusätzliche, gezielte Desinfektion ist nur bei besonderer Verschmutzung nötig, etwa durch Blut, Speichel oder Erbrochenes. Dafür reicht die Konzentration der VAH-Liste aus. Im Allgemeinen ist der Fußboden jedoch kein Reservoir für die Ausbreitung von Infektionserregern, da er im Unterschied zu Händen, Funktionsgegenständen, Wasser, Nahrungsmittel und Therapeutika nicht in die Kreuzkontaminationsketten eingebunden ist. Was an Tabletten, Kanülen, Verbandzeug und -zubehör usw. zu Boden fiel, wird entsorgt bzw. Instrumente neu aufbereitet.

Die wesentlichen Reservoire für nosokomiale Infektionserreger sind nicht die Böden, sondern die körpereigene Flora auf äußeren und inneren Oberflächen sowie kontaminierte Instrumente und die Hände des Personals. Dies gilt auch für Handschuhe, wenn man sie zwischen den Behandlungen nicht wechselt. Eine Keimreduktion um drei bis fünf Zehnerpotenzen ist bei Desinfektion der behandschuhten Hand allerdings möglich und bei Untersuchungen in einem in-vitro-Modell mit Vergleich der Wiederfindungsraten bei definierten Inokula verschiedener Bakterienspezies und unter Anwendung üblicher Handelspräparate bestätigt worden. Dies gilt aber nur, wenn sie analog zur regulären, hygienischen Händedesinfektion wirklich lege artis und nicht nur mit kurzem Klacks auf die Handinnenfläche durchgeführt wird. Bei mehrfacher Aufbereitung dieser Art werden die Handschuhe klebrig und die Durchlässigkeit steigt aufgrund der Zunahme von Mikroläsionen (siehe Kap. 4.1). Bezüglich der Virussicherheit besonders bei HBV-Kontamination lassen sich nicht alle Bedenken ausräumen. Vor allem nach blutigen Eingriffen oder Behandlung mutmaßlich infektiöser Patienten müssen die Handschuhe statt „aufbereitet" unbedingt verworfen werden.

Grundsätzlich kann man auch angelernte Arbeitskräfte zu Desinfektionsarbeiten heranziehen, wenn dem keine Bestimmungen des Jugend- oder Mutterschutzgesetzes bzw. des individuellen Arbeitsvertrages entgegenstehen. Die Routinedesinfektion des Arbeitsplatzes erfordert keine spezielle berufliche Grundausbildung, sondern nur eine Einweisung, für die der Arbeitgeber verantwortlich ist. Mit der Durchführung dieser Tätigkeit sind ferner verbunden: die jährliche Wiederholung der Belehrung mit schriftlicher Bestätigung, Betriebsanweisung und Hygieneplan, Bereitstellung von Schutzkleidung und Handschuhen, ggf. Überprüfung des Impfschutzes. Die Tätigkeit ist berufsgenossenschaftlich versichert, auch wenn sie mit Risiken einhergeht, die nicht zur ursprünglichen Stellenbeschreibung passen.

PRAXISTIPP

Die Desinfektionsmittel-Raumvernebelung ist aus hygienischer Sicht nicht nur unnötig, sondern auch ökonomisch und ökologisch unsinnig.

Der Markt bietet den Praxen zum Teil elektrisch betriebene Desinfektionsgeräte zur Erzeugung von wirkstoffhaltigen Aerosolen an. Bei Einschalten nach Arbeitsende erzeugen sie einen „Desinfektionsnebel", der in der Umgebung sedimentiert, auf den Oberflächen einwirkt, verdunstet und bei Verwendung von Sauerstoffabspaltern keine Rückstände hinterlässt. Die Anschaffung solcher Geräte ist nicht nötig. Sie ersetzen nicht die gut wirksame Wischdesinfektion, die in den Behandlungspausen ohnehin durchgeführt wird, entfernen keine Verunreinigungen, sparen kaum Zeit und Arbeit und verursachen zudem überflüssige Kosten für Anschaffung, Betrieb, Wartung und Reparaturen.

Welche spezifischen Desinfektionsmaßnahmen werden zur Prophylaxe von blut- und sekretübertragenen Virusinfektionen empfohlen? HIV und HCV sind wegen ihrer Lipidhülle empfindlich und lassen sich bereits mit 70%igem Äthylalkohol inaktivieren. Das Hepatitis B-Virus ist allerdings trotz Hülle stabiler. Aus diesem Grunde sollten im konkreten Fall am besten Händedesinfektionsmittel verwendet werden, bei denen die Hepatitis B-Wirksamkeit ausdrücklich vermerkt ist.

Für die gezielte Flächendesinfektion bei Verdacht auf Kontamination mit den genannten Viren sollte auf chlor- oder aldehydhaltige Präparate aus der Liste des RKI zurückgegriffen werden. Die Instrumentendesinfektion soll nach Möglichkeit thermisch erfolgen.

Gelegentlich werden selbst von hygienisch geschulten Ärzten und Autoren für den Umgang mit Trägern einer Serumhepatitis umfassende Präventions-maßnahmen empfohlen wie „Vermeidung des Kon-taktes zu anderen Patienten oder Vorbeilotsen am Wartezimmer, um dessen Kontamination zu verhin-dern, ferner Vermeiden der Toilettenbenutzung, weil andernfalls die Desinfektion von Toilettenbe-cken, Armaturen usw. fällig würde, die Umge-bungsdesinfektion auch von Schränken, Wänden und Böden sowie die Abfalldesinfektion mittels Autoklavieren oder Verbrennen".

Prinzipiell sind solche Maßnahmen aus infektions-prophylaktischen Gründen nicht notwendig. Im Wartezimmer besteht keine Gefährdung. Auch in der Klinikbehandlung ist ja keine Isolierung in ei-nem Einzelzimmer erforderlich. Die Toilettendesin-fektion ist überflüssig. Wände und Böden sind regu-lär in die Infektionsketten nicht eingebunden und werden nur desinfiziert, wenn sichtbare Kontamina-tion mit Blut, Schleim u.Ä. vorliegt. Bei Eignung des Eingriffes kann ein Gummituch mit Spannrahmen (Kofferdam) benutzt werden, um die Belastung mit infektiöser Feuchtigkeit zu verringern. Trockene Ab-fälle, aber auch Tupfer und Handschuhe müssen nicht extra desinfiziert, sondern können im Plastik-sack abgeworfen und dieser verschlossen dem Pra-xismüll beigegeben werden. Spitze und scharfe Ab-fälle werden verletzungssicher in durchstichfeste und feuchtigkeitsdichte Behälter entsorgt.

LITERATUR

Berufsgenossenschaft für Gesundheitsdienst und Wohl-fahrtspflege (1998): „Sicherheitsregeln zur Vermeidung von Brand- und Explosionsgefahren durch alkoholische Desinfektionsmittel". ZH 1/598

Desinfektionsmittelkommission der Deutschen Gesell-schaft für Hygiene und Mikrobiologie (2006): „Liste der von der Desinfektionsmittelkommission im Verbund für Angewandte Hygiene (VAH) e.V. in Zusammenarbeit mit den Fachgesellschaften bzw. Berufsverbänden DGHM, DGKH, GHUP, DVG, BVÖGD und BDH auf der Basis der Standardmethoden der DGHM zur Prüfung chemischer Desinfektionsverfahren geprüften und als wirksam be-fundenen Verfahren für die prophylaktische Desinfektion und die hygienische Händewaschung". mhp-Verlag, Wies-baden

Desinfektionsmittelkommission der Deutschen Gesell-schaft für Hygiene und Mikrobiologie (1998): „Wiederbe-nutzung von Flächen nach der Desinfektion". Hygiene und Medizin 23: 514

Griffith CJ, Cooper RA (2000): „An evaluation of hospital cleaning regimes and standards". Journal of Hospital In-fection 45: 19–28

Kommission für Krankenhaushygiene und Infektionsprä-vention am Robert Koch-Institut (2003): „Richtlinie für Krankenhaushygiene und Infektionsprävention. Anlage C 2.1. Anforderungen an die Hygienemaßnahmen bei der Reinigung und Flächendesinfektion"

McDonell G, Russell AD (1999): „Antiseptics and disin-fectants: activity, action and resistance". Clinical Micro-biological Review 12: 147–179

Olsen RJ, Lynch P, Coyle MB, Cummings J, Bokete T, Stamm WE (1993): „Examination gloves as barriers to hand conta-mination in clinical practice". JAMA 270: 350–353

Steuer W (2001): „Antimikrobielle Maßnahmen. Desinfi-zierende Reinigung". In: Kramer A, Heeg P, Botzenhart K (Hrsg.): Krankenhaus- und Praxishygiene, 1. Auflage: 283–293. Urban und Fischer Verlag, München, Jena

Von Rheinbaben F, Wolff MH (2002): „Handbuch der virus-wirksamen Desinfektionen". Springer Verlag, Berlin, Hei-delberg, New York

Weidenfeller P, Waschko D (2004): „Hygiene in der Arzt-praxis und beim Ambulanten Operieren". Leitfaden des Landesgesundheitsamtes Baden-Württemberg, Stuttgart

Zöllner H, Kramer A, Youssef P, Youssef U, Adrian V (1995): „Orientierende Untersuchungen zur biologischen Abbau-barkeit von ausgewählten mikrobioziden Wirkstoffen". Hygiene und Medizin 20: 401–407

4.3 Personalkleidung und Wäschemanagement

Dienst- und Schutzkleidung dienen dem Patienten- und Personalschutz. Im Folgenden werden die wesentlichen Rahmenbedingungen für ein effizientes und kostengünstiges Wäschemanagement in der Praxis dargestellt.

Die Arbeit in der zahnärztlichen Praxis ist eine wäscheintensive Tätigkeit, die mit einem hohen Umsatz an Personalkleidung und Gebrauchstextilien einhergeht. In den meisten Praxen trägt zumindest das für die unmittelbare Versorgung zuständige Personal eine weiße Arbeitskleidung (Dienstkleidung), die zu Beginn der Arbeit angezogen und erst nach Arbeitsende wieder abgelegt wird. Ob bei bestimmten Gelegenheiten das Tragen außerhalb der Praxis zulässig ist, regelt der betriebseigene Hygieneplan. Private Kleidung sollte im Umkleidespind getrennt von der Dienstkleidung aufbewahrt werden. Sind die Spinde nicht durch Zwischenwände unterteilt, so können mobile Trennplatten aus PVC oder Stahlblech, sog. Trennbügel am Kleiderhaken eingehängt werden. Man sollte so viele Reservegarnituren vorrätig halten, dass man die Kleidung alle zwei Tage sowie bei Verschmutzung sofort wechseln kann.

Schutzkleidung als Mehrweg- oder Einmalkleidung wird bei Bedarf als Schürze oder Überkittel zusätzlich zur Dienstkleidung getragen, wenn bei der Untersuchung und Behandlung eine Kontamination der Dienstkleidung, insbesondere mit Nässe und mit Gefahr der Keimverschleppung, zu erwarten ist. Geeignete Schutzkittel sind langärmlig und mit verdeckter Knopfleiste ausgeführt. Sie werden geschlossen getragen und sollen die Dienstkleidung möglichst vollständig bedecken, d.h. beim Sitzen sollen die Knie noch geschützt sein. Flüssigkeitsdichte, abwaschbare Schürzen werden benutzt, wenn mit Durchfeuchtung oder starker Verschmutzung der Kleidung zu rechnen ist.

MEMO Nach sichtbarer Kontamination der Arbeitskleidung mit potentiell infektiösem Material ist diese umgehend zu wechseln.

Bereichskleidung ist meist farblich hervorgehoben und kennzeichnet die Zugehörigkeit des Trägers zu einer bestimmten, hygienisch kritischen Funktion, die während des Tragens ausgeübt wird, z.B. im OP-Team, bei der Sterilisation oder Patientenüberwachung im Aufwachbereich. Sie sollte nicht beliebig in der gesamten Praxis und auf keinen Fall außerhalb des Betriebes getragen werden.

Jede Praxis muss über ein sauberes Wäschelager verfügen, in dem die frische Dienstkleidung und sonstige Praxiswäsche, Laken, Kissenbezüge und textile Überzüge von Liegen für den Ruheraum sowie – falls nicht im Sterilgutlager untergebracht – steril verpackte OP-Mäntel und Abdecktücher trocken, kontaminationsgeschützt und übersichtlich sortiert untergebracht sind. Dafür reichen saubere Schränke in einem geeigneten Funktionsraum, z.B. einem reinen Lagerraum aus.

Gebrauchte Schutzkleidung wird nach dem Ausziehen nicht im Spind abgelegt, sondern kommt bei Verunreinigung sofort in die Schmutzwäsche. Andernfalls hängt man sie am Haken auf und wechselt oder desinfiziert sie zumindest täglich.

OP-Mäntel und -Abdecktücher sind Medizinprodukte, die als wirksame Erregerbarrieren der perioperativen Infektionsprophylaxe dienen, und die somit definierte Anforderungen bezüglich Reinheit, Fixierfähigkeit, Reißfestigkeit und Widerstand gegen den Durchtritt von Flüssigkeiten und Mikroorganismen erfüllen müssen. Meist bestehen sie aus Polyestern mit etwa einem Drittel Baumwollanteil, alternativ aus Mikrofasergeweben und feuchtigkeitsdichten Laminaten.

Ausschließlich baumwollhaltiges Material bietet zu wenig Schutz gegen die Penetration von Flüssigkeit und damit auch von Keimen. Ferner setzen solche Textilien insbesondere nach häufiger Nutzung und Wiederaufbereitung viele Flusen frei, die das eröffnete Gewebe verunreinigen und wie andere Partikel auch als Keimträger fungieren können.

MEMO Schutzkittel dienen nicht nur dem Patientenschutz, sie sind auch ein wichtiger Bestandteil des Personalschutzes.

Nach europäischer Norm sind Materialien für die genannten Zwecke sinngemäß ungeeignet, wenn sie nicht wasserabweisend und abriebarm beschaffen sind. Verwendet werden somit nur noch Textilien, die durch besondere Behandlung feuchtigkeitsabweisend präpariert (hydrophobiert) wurden und möglichst wenig Partikel freisetzen. Mehrwegtextilien mit Barrierefunktion bestehen aus Polyester-Baumwoll-Gemischen mit Fluorcarbon-Ausrüstungen, aus reißfesten Mikrofilamenten, zum Teil mit Fluorcarbonharzbeschichtung oder Laminaten.

Die im OP verwendeten Textilien kann man sich aufgrund des reichhaltigen Angebotes am Markt auf die spezifischen Anforderungen hin aussuchen. Rechnet man mit viel Flüssigkeitsfreisetzung während eines Eingriffs, so werden wasserundurchlässige Laminate (z.B. Drei-Lagen-Laminat) oder wasserabweisend beschichtete Textilien empfohlen.

Bei der Lasertherapie in der Gesichtschirurgie werden schwer schmelzbare, schlecht wärmeleitende und nicht reflektierende Materialien empfohlen. Eine Ausrüstung mit imprägnierten Bakteriziden ist generell nicht sinnvoll, da OP-Textilien ohnehin sterilisiert werden müssen und die Imprägnierung weder lange vorhält noch vor Rekontamination schützt.

Alle Textilien, die mit Patienten in Kontakt gekommen sind, besonders OP-Kleidung und Abdecktücher, sind als potenziell infektiös anzusehen und müssen daher einem desinfizierenden Waschverfahren unterzogen werden. Waschmittel bestehen aus Tensiden, optischen Aufhellern, Bleichmitteln, Alkalien und Enzymen; Buntwaschmittel für farbige Bereichskleidung enthalten auch Farbstabilisatoren. Sie verfügen nur über reinigende, nicht desinfizierende Wirkung. Desinfektion erzielt man durch höhere Temperatur bei vorgegebener Einwirkzeit (z.B. 90 °C 10 min oder 85 °C 15 min) oder Zugabe eines Wäschedesinfektionsmittels, meist auf Basis von breit wirksamen Sauerstoffabspaltern, die bei vorgegebener Anwendungskonzentration und Temperatur, regulär 60 bis 70 °C, vereinzelt auch bei 40 °C über einen festgelegten Mindestzeitraum auf die Wäsche einwirken.

Als Schmutzwäsche entsorgte Kleidung und Gebrauchstextilien werden in reißfeste Abwurfsäcke aus Polyester oder in desinfizierbare Wäschecontainer abgeworfen und diese an einem separaten Platz, z.B. im Entsorgungsraum bis zum Weitertransport zwischengelagert. Reines und unreines Wäschelager müssen räumlich getrennt sein. Man sollte darauf achten, dass man in den Taschen keine Fremdgegenstände wie Instrumente, Einmalartikel und Kugelschreiber einbringt. Durchfeuchtete Wäsche wird in einen zusätzlichen Foliensack gepackt. Wäschesäcke sollten nicht gestaucht und geworfen werden.

Die gesamte Wäsche aus dem Praxisbetrieb wird desinfizierend behandelt. Standard ist die thermische oder chemothermische Aufbereitung. Die allgemeine Dienstkleidung, zumeist aus Baumwollmischgewebe, kann bei mindestens 60 °C oder als Kochwäsche (85–90 °C) im Betrieb gewaschen und im Trockner behandelt werden. Eine Haushaltswaschmaschine mit entsprechenden Programmen ist dafür einsetzbar, erfüllt jedoch nicht die Anforderungen an ein VAH- oder RKI- gelistetes Desinfektionswaschverfahren, da sie die hierfür zu erbringende Temperatur nicht garantiert so lange wie vorgeschrieben halten kann. Entsprechend stellt sie auch nicht sicher, dass – wie bei einer speziell konzipierten Krankenhauswaschmaschine – das Flottenverhältnis (Mengenverhältnis von kg Trockenwäsche zur Dekontaminationslösung) bei einer chemothermischen Desinfektion mit ca. 40 °C über den vorgegebenen Zeitraum gehalten wird.

Mittlerweile gibt es aber auch Gerätetypen, welche die Standardleistung von Haushaltswaschmaschinen übertreffen, ohne dass sie die Kapazitäten einer Klinikwaschmaschine besitzen und entsprechende Investitionen erfordern.

Solche Geräte können Textilien aus Baumwolle oder Mischgewebe bei Verwendung eines für chemothermische Desinfektion gelisteten Waschmittels bei 40 °C oder ohne chemisch desinfizierenden Zusatz thermisch bei 85 °C mit entsprechenden Haltezeiten zuverlässig aufbereiten. Die erforderlichen Parameter wie Programmdauer, Vorwasch- und Hauptwaschzeit, Maximaltemperatur und Nachspüldauer sind einzeln programmierbar. Die Vorwäsche entfällt, wenn Textilien mit meldepflichtigen Erregern gemäß § 18 IfSG kontaminiert sind; hier soll die Desinfektion vor dem Ablassen der ersten Flotte abgeschlossen sein.

Die Waschmaschine steht in der Praxis in einem separaten Raum. Dies kann auch ein sauberer, gut belüfteter, verschließbarer Kellerraum sein. In anderen Funktionsräumen, wie z.B. Materiallager, Teeküche, Sozialraum oder Sanitärbereich sollten keine Waschmaschinen und Wäschetrockner aufgestellt werden.

Man kann die allgemeine Dienstkleidung auch zu Hause waschen, wie o.g. im Kochwaschprogramm oder zumindest bei 60 °C. Die Qualitätssicherung ist dadurch jedoch eingeschränkt, weil weder die tatsächliche Durchführung eines desinfizierenden Waschverfahrens noch ein ausreichender technischer Zustand der Maschine im Privathaushalt der Mitarbeiter gewährleistet sind. Verkalkte, verschleimte und verkeimte Leitungsrohre verschlechtern die Qualität des Spülwassers. Verunreinigte Schutzkleidung sollte nicht nur aus ästhetischen Gründen, sondern auch im Sinne des hygienischen Personalschutzes grundsätzlich nicht nach Hause mitgenommen und dort gewaschen werden.

Sind nach der Wäsche noch Flecken sichtbar, so können diese durch Nachwaschen, ggf. durch Einsatz von Reduktionsmitteln oder Chlorabspaltern entfernt werden. Die chemische Reinigung mit organischen Lösungsmitteln gilt ohne spezielle Zusätze nicht als korrekte Desinfektion, selbst wenn einige vegetative Keime dabei abgetötet werden.

OP-Wäsche und OP-Bereichskleidung, Schutzkleidung und Textilien mit Patientenkontakt sowie Mehrwegunterlagen kann man aber auch extern, in einer als Klinikwäscherei zertifizierten Einrichtung waschen lassen. Solche Betriebe wenden gelistete Desinfektionswaschverfahren an und verfügen über spezielle Waschmaschinen, die eine entsprechende Flottenlänge gewährleisten, ferner bei infektiöser Wäsche eine Desinfektion der nach dem ersten Zyklus abgelassenen Flotte.

OP-Mäntel und -Tücher werden anschließend mit einem spezifisch geeigneten Dampfsterilisationsverfahren, dem „Textilprogramm" sterilisiert.

Zur Sterilgutverpackung in Containern benützt man kaum noch Textilien, sondern Vliesgewebe, zum Teil auch überhaupt keine Tücher mehr, da man außer Materialverschleiß und Flusen eine Belastung des Sterilisiergutes mit Waschmittelrückständen aus den Einschlagtüchern befürchtet, die im Heißdampf mobilisiert werden.

Für einige OP-Praxen ist die Organisation der Wäscheversorgung im eigenen Betrieb beschwerlich, weil die Kapazität der Waschmaschinen und des Autoklaven für die Sterilwäscheversorgung nicht ausreicht. Zum Teil werden dann sterile Einwegtextilien für den OP bezogen. Von manchen Praxen wird berichtet, dass sie frische Bettwäsche für den Ruheraum von den Patienten bzw. ihren Begleitpersonen selbst mitbringen lassen, um die Aufbereitung im eigenen Betrieb zu vermeiden. Dies wird von den Betroffenen natürlich als lästig empfunden und gilt als Wettbewerbsnachteil gegenüber ambulant operierenden klinischen Einrichtungen, welche die Wäscheversorgung über ihren Dienstleistungsvertrag mit der externen Wäscherei regeln.

Auch Krankenhäuser haben im Rahmen der Umstrukturierung nicht nur die eigene Wäscherei aufgegeben, sondern zum Teil auch das OP-Wäschelager, und haben alternativ Versorgungsverträge mit solchen Klinikwäsche-Servicefirmen abgeschlossen, die eine normgerechte, zudem im Bedarfsfall steril aufbereitete Wäsche liefern und engmaschig austauschen.

Bei externer Vergabe der Wäscheversorgung durch die Praxis wird eine Wäscherei als Partner ausgesucht, die nach den Vorgaben der berufsgenossenschaftlichen Richtlinie BGR 500 (bislang UVV Wäscherei) organisiert ist, also mit strikter Rein- und Unreintrennung von Funktionsbereichen und Personal, und die über ein Zertifikat für das Waschen von Klinikwäsche verfügt. Zum Teil nutzen ambulante OP-Praxen auch die Logistik benachbarter Krankenhäuser und lassen über deren Vertrag ihre Wäsche mitversorgen. Diese Alternative bietet sich ohnehin an, wenn einer der Praxisinhaber dort als Belegarzt in der MKG-Chirurgie tätig ist oder zumindest für komplexe Eingriffe die OP-Räume des Krankenhauses vertraglich mitnutzt.

MEMO Bei der Fremdvergabe von Praxiswäsche ist darauf zu achten, dass die notwendigen Hygiene-Zertifikate von der Wäscherei vorgelegt werden.

Die großen Klinikwäschereien verfügen über Taktwaschanlagen („Waschstraßen"), die aus einer Hintereinanderreihung von Einzelwaschmaschinen/Kammern bestehen, welche jeweils nur einen bestimmten Teil des Waschprozesses wie Einweichen und Vorwaschen, Klarwaschen, Spülen und Entwässern übernehmen. So kann die Wäsche rationell wie am Fließband auch in großen Mengen bei gleich bleibender Qualität durchgeschleust werden.

Solche Wäschereibetriebe erwerben ihre Zertifikate bei akkreditierten Prüfinstituten, die nicht nur die korrekte Ausstattung und Organisation nach BGR 500 sowie die Qualität der Wäscheaufbereitung bezüglich Reinigung, Desinfektion und chemischer Rückstandsfreiheit bescheinigen, sondern auch die verschleißarme und schonende Behandlung verschiedener Textilientypen. Zertifikate und Gütesiegel werden jährlich erneuert und den Kunden der Wäscherei als Kopie übersandt. Das Hygienezeugnis der Gütegemeinschaft Sachgemäße Wäschepflege e.V. setzt den Besitz des Gütezeichens nach RAL-RG 922/1 und 922/2 voraus.

Für die hygienische Kontrolle der Wäscheaufbereitung gibt es standardisierte Prüfverfahren. Desinfizierende Waschprogramme werden halbjährlich mit Hilfe von mit Enterococcus faecium präparierten Baumwoll-Läppchen oder in waschfester Folie verpacktem Vliesgewebe auf ihre Desinfektionsleistung überprüft.

Nach Einwirkung von Temperaturen bei 85 °C über 15 min oder 95 °C über 10 min darf der Testkeim nicht mehr anzüchtbar sein. Die Prüfkörper sind über Fachfirmen oder Hygieneinstitute bzw. mikrobiologische Labors mit eigener Sektion für krankenhaushygienische Untersuchungen zu beziehen.

Bei hygienisch-mikrobiologischen Abklatschuntersuchungen müssen gebrauchsfertige OP-Wäsche, OP-Kittel und Abdecktücher keimfrei sein. Unbenutzte desinfizierte Wäsche soll bei 9 von 10 Proben, davon mindestens ein Drittel im Nahtbereich, nicht mehr als 20 koloniebildende Einheiten pro dm^2 aufweisen.

LITERATUR

Barrie D (1994): „How hospital linen and laundry are provided". Journal of Hospital Infection 27: 219–235

Berufsgenossenschaftliche Vorschrift BGR 500 Teil 1 (2003): „Betreiben von Wäschereien". Fachausschuss Textil und Bekleidung der BGZ, St. Augustin

Desinfektionsmittelkommission der Deutschen Gesellschaft für Hygiene und Mikrobiologie (2006): „Liste der von der Desinfektionsmittelkommission im Verbund für Angewandte Hygiene (VAH) e.V. in Zusammenarbeit mit den Fachgesellschaften bzw. Berufsverbänden DGHM, DGKH, GHUP, DVG, BVÖGD und BDH auf der Basis der Standardmethoden der DGHM zur Prüfung chemischer Desinfektionsverfahren geprüften und als wirksam befundenen Verfahren für die prophylaktische Desinfektion und die hygienische Händewaschung". Kapitel 6: Wäschedesinfektion. mhp-Verlag, Wiesbaden

DIN EN 13795 (2005): „Operationsabdecktücher, -mäntel und Reinluft-Kleidung zur Verwendung als Medizinprodukte für Patienten, Klinikpersonal und Geräte". Teil 1: Allgemeine Anforderungen für Hersteller, Aufbereiter und Produkte. Teil 2: Prüfverfahren. Teil 3: Gebrauchsanforderungen. Beuth Verlag, Berlin

Forschungsinstitut Hohenstein (2005): „Gesetze, Vorschriften, Richtlinien und Bestimmungen für die Wäscherei- und Textilhygiene". Bönningheim

Hambraeus A, Hoborn J (1998): „Kontamination der Operationswunde: Die Bedeutung von Abdeckmaterialien und Bereichskleidung". Hygiene und Medizin 9: 174–176

Höfer D (2004): „Sachgerechte Aufbereitung von Textilien im Gesundheitswesen". Hygiene und Medizin 29, Suppl. 1.: 12–13

Kommission für Krankenhaushygiene und Infektionsprävention am Robert Koch-Institut (1995): „Anforderungen der Hygiene an die Wäsche aus Einrichtungen des Gesundheitsdienstes, die Wäscherei und den Waschvorgang und Bedingungen für die Vergabe von Wäsche an gewerbliche Wäschereien". Anlage zu den Ziffern 4.4.3 und 6.4 der Richtlinie für Krankenhaushygiene und Infektionsprävention. Bundesgesundheitsblatt – Gesundheitsforschung – Gesundheitsschutz 38: 280–283

Kurz J (1995): „Das RAL-Hygienezeugnis, Bestandteil des Gütezeichens „Sachgerechte Wäschepflege". Hohensteiner Report 53: 71–76

Pietsch K (2005): „Praxisevaluierung von OP-Textilien". Hygiene und Medizin 10: 337–341

Swerev M (1999): „Hygiene in der Textilversorgung für das Gesundheitswesen". Hohensteiner Report 57: 28–33

Urech D (2000): „OP-Mäntel und OP-Abdeckmaterialien". Hygiene und Medizin 25: 401–404

Weidenfeller P, Waschko D (2004): „Hygiene in der Arztpraxis und beim Ambulanten Operieren". Leitfaden des Landesgesundheitsamtes Baden-Württemberg, Stuttgart

4.4 Hygienische Aspekte bei der Wundversorgung

Die Theorie der Wundversorgung unterscheidet aseptische von kontaminierten und infizierten, septischen Wunden. In diesem Kapitel werden die wichtigsten Prinzipien der Wundversorgung und Klassifizierung erklärt und dargestellt.

Aseptische Wunden wurden nach aseptischen oder bedingt aseptischen Eingriffen oder nach Verletzungen und Wundausschneidung durch Naht versorgt und heilen reizlos. Kontaminierte Wunden werden offen behandelt (Verletzungswunden, eröffnete Wundserome oder -hämatome, Brandwunden, Drainageaustrittstellen). Infizierte Wunden sind eröffnete Eiterherde oder wurden nach Behandlung sekundär infiziert.

Alle Wunden durchlaufen bis zur vollständigen Regeneration die Phasen der Exsudation, der Resorption, der Proliferation/Granulation und der Narbenbildung mit Epithelisierung. Kontamination bezeichnet das Auftreffen von Keimen auf die Wunde, Kolonisation die Besiedelung mit Vermehrung, zunächst aber ohne klinische Zeichen einer Infektion. Diese wird begünstigt durch direkten, massiven Eintrag der Keime, Fremdkörperreizung, lokale Minderdurchblutung und Nekrosen im Wundbereich. Eine infizierte Wunde verbleibt quasi in der Exsudatphase bzw. entwickelt sich wieder dorthin zurück.

Oberflächliche Infektionen des Operationsschnittes treten nach CDC-Definition der nosokomialen Infektion bis maximal 30 Tage nach dem Eingriff auf und betreffen nur Haut oder subkutanes Gewebe. Dabei kommt es zur eitrigen Sekretion aus der Inzisionsstelle und/oder zu den typischen Entzündungszeichen wie Schwellung, Rötung, Überwärmung und Wundschmerz. Tiefe Infektionen erfassen Faszie und Muskelschicht, zum Teil mit fiebriger Allgemeinreaktion und Sekretion aus der Einschnittstelle. Infektionen von Hohlräumen und Organen im Operationsgebiet fallen durch keimbelastete (trübe-übelriechende) Sekretion aus entsprechenden Drainagen und systemische Infektionszeichen auf.

Von der Regel des ersten Verbandswechsels nach zwei bis drei Tagen wird abgewichen, wenn der Verband schon vorher durchfeuchtet bzw. eingeblutet ist, bei starken Schmerzen und Infektionszeichen.

Grundsätzlich gilt für die Behandlung einer Wundinfektion die breite Eröffnung, die Säuberung durch Debridement und Nekrosenentfernung, die lokale Therapie mit Antiseptika und die Abwägung der Notwendigkeit einer zusätzlichen Behandlung mit Antibiotika bei systemischen Reaktionen oder bei infektionsfördernden Systemerkrankungen.

> **MEMO** Bei Verdacht auf ausgedehnte bakterielle Infektionen ist eine mikrobiologische Diagnostik mit Antibiogramm anzustreben.

Chronische Wunden sind generell besiedelt, oft mehr mit grampositiver als gramnegativer Flora. Je älter die Wunde ist, desto eher ist auch mit Sprosspilzen (Hefen) und multiresistenten Bakterienspezies (Staphylococcus aureus, Pseudomonas aeruginosa) zu rechnen. Faulige Gerüche sind Anzeichen für eine Besiedelung mit anaerober Flora.

Antiseptische Behandlung ist weniger effektiv, wenn Nekrosen nicht durch mechanische Entfernung, zumindest gründliches Spülen und Auswischen mit sterilen Kompressen sorgfältig entfernt werden, da die Keime sonst geschützt sind und die gewünschte Gewebsproliferation verzögert wird. Standard ist die Spülung mit steriler isotonischer Kochsalz- oder Ringerlösung.

Auch für Wundspülung verwendete sterile Kochsalzlösung kann nach Öffnen der Flasche je nach Handhabung mit ubiquitären, anspruchslosen Keimen kontaminieren und diese Erreger kultivieren, wenn sie länger als ein bis zwei Tage nach Kontamination noch herumsteht. Gelegentlich sieht man dann faden- oder flockenförmige Schlieren in der Lösung schwimmen. Solche angebrochenen Flaschen sollen also möglichst kurz in Gebrauch sein und zwischenzeitlich im Kühlschrank bei 4 bis 8 °C aufrecht gelagert werden. Am besten beschafft man von vornherein Flaschen mit geringem Volumen. Der Aufsatz von Mini-Spikes auf angebrochene NaCl-Flaschen ist eher zu empfehlen als ständig neues Besprühen und Anstechen der Gummistopfen. Das Stehenlassen solcher Lösungen für Wundspülungen mit eingestochener Entnahmekanüle ist hygienisch nicht akzeptabel.

Antisepsis ist die Anwendung antimikrobieller Substanzen am lebenden Gewebe, präoperativ an Haut und Schleimhäuten sowie bei der offenen Wundbehandlung. Ziel ist im Gegensatz zur prophylaktischen Desinfektion nicht die Verhinderung der Erregerübertragung, sondern die Abtötung oder Vermehrungshemmung der Erreger am Infektionsort oder der möglichen Eintrittspforte einer Infektion.

Antiseptika sind Mittel der Wahl bei der Therapie lokaler Infektionen (ab einer Besiedelung von 10^5 Keimen/g Gewebe). Ihre systemische Resorption soll möglichst gering bleiben. Gefordert wird neben guter Verträglichkeit und Reizarmut die Mikrobizidie mit breitem Wirkspektrum gegen Bakterien und Pilze, insbesondere Hefebesiedelung, bei einer Keimreduktion um fünf Logstufen ohne und drei Logstufen mit Eiweißbelastung, ferner die gute Benetzung der Wundflächen und Kompatibilität mit allen gängigen Verbandsmaterialien. Die Anforderungen für die Einstufung eines Wirkstoffes als Antiseptikum sind in der Europäischen Prüfrichtlinie für Desinfektionsmittel und Antiseptika (DIN EN 1040 und 1275) festgelegt.

Eine lokale Antibiotika-Therapie mit Gentamycin, Tetracyclinen u.a. wird wegen der Gefahr der Wundheilungshemmung und Sensibilisierung nicht mehr empfohlen.

Der Routine-Einsatz von Antiseptika ist bei Versorgung der reizlosen, primär heilenden, aseptischen Wunde im Rahmen der Verbandswechsel nicht notwendig. Er kann wegen Reizwirkung den Heilungsverlauf sogar verzögern und zur überschießenden Granulation führen. Je nach Handhabung sind Antiseptikalösungen manchmal selbst kontaminiert. Wichtiger ist die Einhaltung aseptischer Kautelen beim Verbandswechsel, d.h. Arbeit mit sterilen Wundauflagen und sterilem Instrumentarium in „No-touch-Technik".

Notwendig und sinnvoll ist ihr Einsatz hingegen bei der Sanierung von Keimträgern, der Versorgung kontaminierter und infizierter Wunden, der Nach-

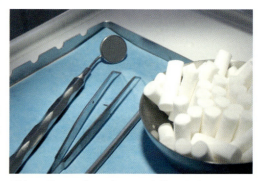

Abb. 4.12   *Verbrauchsmaterialien sind zu entsorgen, wenn Kontamination möglich ist*

behandlung eröffneter Abszesse sowie nach Exzision chronischer Entzündungsherde.

Ein postoperativer Verbandswechsel wird von mindestens zwei Personen, regulär Arzt und Helfer, durchgeführt, wobei strikte Arbeitsteilung besteht. Der Arzt versorgt die Wunde und hat als einziger Beteiligter Patientenkontakt während des Verbandswechsels. Der Helfer steht am Verbandstisch, bereitet vor und reicht steril an. Eine Person allein kann im ständigen Wechsel vom Patienten zum vorbereiteten Set die erforderliche sterile Handhabung des neuen Verbandsmaterials sowie im Umgang mit der Wunde nicht gewährleisten. Türen und Fenster sind während des Verbandswechsels geschlossen. Schmuck und Armbanduhren werden vorher abgelegt. Sind sowohl septische als auch aseptische Wunden zu behandeln, selbst beim gleichen Patienten, so werden immer zuerst die aseptischen Wunden versorgt. Auch unscheinbare infizierte Wunden, z.B. an Drainageaustritts- und Punktionsstellen können erheblich Keime streuen.

Die Wunde wird erst unmittelbar vor dem Verbandswechsel aufgedeckt und inspiziert. Die dabei getragenen Handschuhe müssen frisch angezogen und sauber, können aber unsteril sein, solange Wunde und steriles Material nicht berührt werden. Das gebrauchte Verbandsmaterial wird nicht auf Tabletts, Unterlagen oder Nierenschalen abgelegt, sondern direkt in den Eimer abgeworfen.

Nach Ausziehen der Handschuhe und Händedesinfektion zieht der Arzt neue sterile Handschuhe an. Das sterile Verbandsmaterial wird mit sterilen Instrumenten oder den sterilen Handschuhen aufgebracht. Die Instrumente werden aus der sterilen Box oder folienverpackten, steril aufbereiteten Sets entnommen, Kompressen aus der sterilen Einmalverpackung angereicht. Hygienischer Standard ist die Bereitstellung von Instrumentarium und Zubehör in einzeln verpackten Sets für jede Patientenversorgung; Trommeln zur Mehrfachentnahme von Medizinprodukten sind mit dem aktuellen Medizinprodukterecht nicht mehr kompatibel.

Die Desinfektion einer reizlos abheilenden OP-Wunde ist nur bis 48 h postoperativ sinnvoll. Spätere Desinfektionsmaßnahmen können die Epithelisierung behindern. Wundnähte, die ab dem dritten Tag noch nicht vollständig adaptiert oder feucht sind, müssen weiter steril behandelt und abgedeckt werden. Nahtmaterial wird so entfernt, dass hautexponierte Teile nicht durch den Stichkanal gezogen werden. Vor und nach dem Ziehen der Wundfäden wird die Haut antiseptisch behandelt.

Alle Medizinprodukte im Kontakt mit offenen Wunden müssen steril sein. Auch allgegenwärtige Keime in der Umgebung des Menschen, wie Sporenbildner und koagulasenegative Staphylokokken, können Wunden massiv superinfizieren. Besonders der Befall mit Pseudomonas species kann fatale Folgen haben. Selbst unter schwierigen Rahmenbedingungen sollte man hierbei nicht nachlässig werden. Mit septischen Wunden ist genauso sorgfältig umzugehen wie mit aseptischen. Auch hierbei werden sterile Tupfer und Kompressen benutzt, um keine sekundär infizierende Mischflora einzuschleppen.

Mit jedem Tupfer wird nur einmal gewischt. Aufgetragene Antiseptika sollten nicht zu intensiv abgetupft werden, da sie sonst an Wirksamkeit verlieren. Möglichst arbeitet man trotz steriler Handschuhe wenig mit den Fingern, sondern vorrangig mit den Instrumenten. Als Hilfsmittel benötigte sterile Instrumente wie Kornzangen und Pinzetten werden nicht im offenen Gefäß abgestellt, solange sie noch zur weiteren Nutzung vorgesehen sind. Auch die Füllung der offenstehenden Gefäße mit Alkohol ist ungeeignet wegen Geruchsbelastung, Brandgefahr und Verkeimung durch aerogene Bakteriensporen, die nicht abgetötet werden. Stattdessen eignen sich geschlossene Metallgefäße oder Kornzangen, die mit dem Gefäßdeckel verschweißt sind. Dabei darf man den Griff anfassen; der Zangenteil bleibt steril. Im ambulanten Betrieb werden die Kornzangen nach jeder Schicht ausgetauscht, soweit sie überhaupt noch zur Entnahme z.B. von sterilen Kompressen aus bereitgestellten Sterilgutcontainern benötigt werden (Standard sind sterilverpackte Sets!).

Kommt es beim Zurückstecken in das Standgefäß zum zufälligen Anstoßen der Spitze an die Außenseite, so muss man die Zange nicht sofort austauschen, da sie mit dem Wundgebiet keinen Kontakt hat. Sie dient ja nur zur Kompressenentnahme aus der Box, die nach dem Verbandswechsel ohnehin neu gefüllt und aufbereitet wird, falls man nicht wie empfohlen einzeln verpackte Kompressen benutzt.

Da beim Wundspülen die Umgebung mit keimhaltiger Flüssigkeit besprizt werden kann, ist diese Ausbreitung der Wundflora durch Abdeckung der Umgebung bzw. anschließende Umgebungsdesinfektion zu verhindern.

Abstrichproben für die mikrobiologische Diagnostik äußerlicher Wunden werden mit einem frisch aus der sterilen Verpackung entnommenen, mit steriler isotoner Kochsalzlösung angefeuchteten Tupfer unter leicht drehender Bewegung abgenommen und entweder sofort auf ein Anzuchtmedium aufgebracht oder in einem geeigneten Transportmedium für 6 bis 12 Stunden bis zur Verarbeitung aufbewahrt. Dieses Medium schützt vor Austrocknung und ist in der Regel inert. Ist ein sofortiger Versand zum Labor nicht möglich, kann die Probe vorübergehend im Kühlschrank bei 4 bis 8 °C gelagert werden. Nach 48–72 h wird vom Labor ein differenzierter Befund mit Antibiogramm zugeschickt.

Die Abstrichentnahme aus infizierten Wurzelkanälen und Parodontalabszessen ist im Kapitel „Mikrobiologische Grundlagen" beschrieben.

Gebrauchtes Verbandsmaterial und Handschuhe sind regulär als gewöhnlicher Praxismüll klassifiziert (Abfallschlüssel 180104 nach Abfallverzeichnis-Verordnung). Sie werden im Plastiksack abgeworfen und dieser verschlossen mit dem übrigen Müll entsorgt. Benutzte Instrumente kommen trocken in einer Box zur Desinfektion. Nach dem Verbandswechsel und Ablegen der Handschuhe wird eine hygienische Händedesinfektion durchgeführt.

MEMO Bei schwer heilenden, hartnäckigen Abszessen ist an das Vorliegen von multiresistenten Erregern zu denken.

Zunehmend häufig werden multiresistente Bakterienstämme wie methicillinresistenter Staphylococcus aureus (MRSA) in offenen Wunden nachgewiesen. Dies bedeutet eine hohe Streu- und Übertragungsgefahr durch direkten Kontakt und Kreuzkontamination, so dass das behandelnde Personal hier eine besondere hygienische Sorgfalt wahren muss. Meist ist bei den Keimträgern auch der Nasenrachenraum mit demselben Stamm besiedelt. Man trägt bei der Wundversorgung den regulären Mund-Nasenschutz und gibt den Schutzkittel direkt nach der Behandlung zur Wäsche. Alle bei der Untersuchung und Behandlung verwendeten Utensilien, auch der Mund-Nasenschutz sind zu verwerfen bzw. Mehrwegmaterial zur Aufbereitung zu geben und die Umgebung unmittelbar zu desinfizieren, entsprechend auch die Kontaktflächen auf Behandlungsstuhl oder Liege. Die Desinfektion erfolgt mit einem VAH-gelisteten Präparat mit Wirkbereich A im Einstundenwert. Abfälle wie gebrauchtes Verbandsmaterial sind als Praxisabfall (AS

180104) klassifiziert und nicht gesondert desinfektionspflichtig. Wird die Behandlung von einer anderen Praxis weitergeführt, so ist eine Information über die Keimträgerschaft unbedingt notwendig. Gleiches gilt für Krankenhäuser, Pflegeheime, ambulante Pflegedienste und Krankentransporte im RTW.

LITERATUR

European Standard EN 1040 (1997): „Chemische Desinfektionsmittel und Antiseptika. Bakterizide Wirkung (Basistest). Prüfverfahren und Anforderungen (Phase 1)". Beuth Verlag, Berlin

European Standard EN 1275 (1997): „Chemische Desinfektionsmittel und Antiseptika. Fungizide Wirkung (Basistest). Prüfverfahren und Anforderungen (Phase 1)". Beuth Verlag, Berlin

Kommission für Krankenhaushygiene und Infektionsprävention am Robert Koch-Institut (2003): „Richtlinie für Krankenhaushygiene und Infektionsprävention". Anlage C 2.2. Anforderungen der Hygiene bei der Aufbereitung von Medizinprodukten

Kramer A, Glück U, Heeg P, Werner HP (2001): „Antimikrobielle Maßnahmen. Antiseptik". In: Kramer A, Heeg P, Botzenhart K (Hrsg.): Krankenhaus- und Praxishygiene. 1. Auflage: 252–267. Urban und Fischer Verlag, München, Jena

Rudolph P, Werner HP, Kramer A (2000): „Untersuchungen zur Mikrobizidie von Wundauflagen". Hygiene und Medizin 5: 184–186

Schwarzkopf A (2002): „Die Mikrobiologie der Wunde". Zeitschrift für Wundheilung 6: 214–216

Schwarzkopf A (2003): „Betrachtungen zur Hygiene bei der Wundversorgung". Zeitschrift für Wundheilung 3: 82–84

Weidenfeller P, Waschko D (2004): „Hygiene in der Arztpraxis und beim Ambulanten Operieren". Leitfaden des Landesgesundheitsamtes Baden-Württemberg, Stuttgart

Werner HP, Kramer A (1995): „Mikrobiologische Anforderungen an lokale Antiinfektiva unter spezieller Berücksichtigung der antiinfektiven Wundbehandlung". In: Kramer A, Wendt M, Werner HP (Hrsg.): „Möglichkeiten und Perspektiven der klinischen Antiseptik". 1. Auflage: 26–30. mhp-Verlag, Wiesbaden

Hygiene im zahnärztlichen OP-Bereich

In den chirurgischen Fächern ist das Infektionsrisiko naturgemäß erhöht. Regelmäßig wird bei Operationen die Haut- oder Schleimhautintegrität verletzt und häufig steriles Gewebe eröffnet. Damit wird eine Eintrittspforte für Mikroorganismen geschaffen und der Weg für eine Infektion bereitet. Hierzu gehören selbstverständlich auch dentalchirurgische Eingriffe.

Bis Mitte des 19. Jahrhunderts wurden der Erfolg des Arztes und das Überleben der Patienten nicht nur von der Operationstechnik bestimmt, sondern v.a. von der Tatsache, ob und mit welchen möglichen Folgen ein Patient die auf den Eingriff folgende obligatorische Wundinfektion überlebte. Der Durchbruch und die weitere Entwicklung der allgemeinen wie der fachspezifischen Chirurgie wurden erst durch die Erkenntnis möglich, dass Wundinfektionen grundsätzlich vermeidbar waren. Sir Joseph Lister erkannte den ursächlichen Zusammenhang zwischen kontaminierten Instrumenten, der Kleidung und v.a. den Händen der Chirurgen einerseits und den nachfolgenden postoperativen Infektionen andererseits, und begründete somit die Antisepsis in der Wundbehandlung.

5.1 Einflussfaktoren auf das Wundinfektionsrisiko

Heute wissen wir, dass das Auftreten einer postoperativen Wundinfektion in aller Regel ein multifaktorielles Geschehen darstellt, und dass die Einflussfaktoren vielschichtig sind. Berechnungen zufolge werden rund zwei Drittel der nosokomialen Infektionen durch patientenimmanente Einflussfaktoren bestimmt und entziehen sich der Beeinflussbarkeit von außen. Zu diesen endogenen Faktoren gehören die körpereigene Flora des Patienten, sein Alter, Gesundheits- und Allgemeinzustand und v.a. seine Abwehrlage.

Anders sieht es mit den exogenen Faktoren aus. Hierauf richtet sich das Hauptaugenmerk der Krankenhaushygiene und Infektionsprävention. Dazu gehören bspw. die belebte und unbelebte Umgebung des Patienten, seine Nahrung, Medikamente, die medizinischen Hilfsmittel, OP-Instrumentarium und im Besonderen die Hände des ihn versorgenden medizinischen Personals, um nur einige zu nennen.

Weitere Einflussfaktoren auf das Wundinfektionsrisiko sind Größe des Wundfeldes, Dauer des Eingriffes, Durchblutung des Gewebes sowie die Implantation eines großen Fremdkörpers, wie sie in der Dentalchirurgie nicht vorkommen (siehe Abb. 5.1 Einflussfaktoren auf das Wundinfektionsrisiko). Bedeutsame exogene Einzelfaktoren sind die ange-

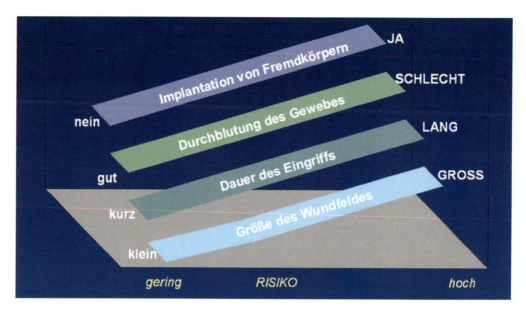

Abb. 5.1   Einflussfaktoren auf das Wundinfektionsrisiko [nach M. Scherrer, Freiburg]

wandte OP-Technik, die Kenntnis der notwendigen hygienischen infektionspräventiven Maßnahmen und eine konsequente Disziplin bei der regulären Umsetzung durch den Operateur und seine Mitarbeiter.

Allgemeine hygienische Standards gelten fachübergreifend und müssen selbstverständlich auch in der Zahnmedizin beachtet werden. Die disziplinierte Umsetzung der Standard- und erweiterten OP-Hygienemaßgaben durch alle Beschäftigten des OP-Bereiches stellt den entscheidenden Teil der Infektionsprävention in einem zahnärztlichen OP dar. Allerdings muss unterschieden werden, ob es sich bei den chirurgischen Maßnahmen um kleinere Eingriffe oder um Operationen handelt.

Räumliche Einteilung

Das RKI unterscheidet grob zwischen Eingriffs- und Operationsräumen (mit erhöhten Anforderungen an die Keimarmut) und legt unterschiedliche Maß-

gaben fest [RKI 2000]. Dabei werden die einzelnen ambulant ausführbaren Eingriffe den jeweiligen Räumen anhand eines Konsenses zwischen Berufsverband der Deutschen Chirurgen e.V. (BDC), der Kassenärztlichen Bundesvereinigung, den Spitzenverbänden der Krankenkassen und dem Robert Koch-Institut zugeteilt [RKI 1997].

Eingriffsräume müssen für den jeweiligen Bedarf genügend Fläche bieten. Die technische Ausstattung ist so zu wählen, dass die vorgesehenen Eingriffe für Patient und Personal gefahrlos und ohne Beeinträchtigung der Arbeitsabläufe durchgeführt werden können. Die verwendeten Oberflächen (Arbeitsflächen, Boden- und Wandbeläge, Mobiliar) müssen leicht zu reinigen und zu desinfizieren (Desinfektionsmittelbeständigkeit!) sein. Die Lagerung von Sterilgütern sollte nach Möglichkeit in geschlossenen Schränken erfolgen.

Für die Aufbereitung des Instrumentariums ist ein abgetrennter Raum vorzusehen. Wichtig ist, die

Räume mit Möglichkeiten zum Händewaschen und -desinfizieren auszustatten.

> **MEMO** Zahnärztliche Behandlungsräume sind dem Eingriffsraum zuzuordnen.

Obgleich Eingriffsräume gegenüber den anderen Räumen abgeschlossen sein müssen, müssen sie nicht in einer separierten Einheit (OP-Abteilung) untergebracht werden.

Sind sie allerdings einer OP-Abteilung angegliedert, so können diese Eingriffsräume sowohl von der Praxis- wie der OP-Seite zugänglich sein. Dieses Raumkonzept kann günstig sein, da der Operateur ohne lange Wege, auf umständliches Umkleiden verzichten und damit ohne nennenswerten Zeitverlust kurz hintereinander sowohl Operationen in den OP-Sälen als auch kleinere Eingriffe im Eingriffsraum durchführen kann.

Die **Operationsabteilung** muss gegenüber dem übrigen Praxisbereich klar abgetrennt sein und über einen definierten Zugang verfügen. Die Voraussetzungen für die organisatorische und bauliche Struktur beim ambulanten Operieren sehen wie folgt aus:

- Klare Trennung von allgemeinem Praxis- und OP-Bereich
- Räumliche oder (zumindest) funktionelle Trennung der präoperativen Vorbereitungszone

- Eine an den Bedarf angepasste Anzahl von ausreichend großen OP-Sälen bzw. Eingriffsräumen
- Geeignete Waschmöglichkeiten außerhalb der OP-Säle
- Angemessen große Arbeitsflächen zum Richten von Infusionen und Injektionen
- Schränke/Regale zur Lagerung von Sterilgut, Medikamenten, Infusionen und OP-Wäsche
- Für Reinigung und Desinfektion geeigneter fugendichter Fußbodenbelag (ebenso Wände und Decken im OP-Saal)
- Ausreichend große Fläche für die Sammelbehälter zur Entsorgung von OP-Wäsche und der verschiedenen Abfallfraktionen (Entsorgungsraum)
- Einplanen eines separaten Raumes für die Reinigungsutensilien (bspw. Putzwagen)
- Für die Aufbereitung des Instrumentariums sollte ein separater Raum mit Trennung in reine und unreine Seite vorhanden sein.
- In Operationsräumen sind Wasserarmaturen und Bodeneinläufe <u>nicht</u> zulässig.
- Trennung der OP-Räume in aseptische und septische Abschnitte mit ggf. separaten Zugangswegen ist hygienisch nicht erforderlich.

In der OP-Einheit müssen in angemessener Anzahl und bedarfsgerecht verteilte Spender für die Händedesinfektion vorgehalten werden [VBG 1997, Hauer et al. 2002].

5.2 Vorbereitung des Personals

Persönliche Hygiene

Der im medizinischen Bereich Tätige wird auf die gebotene persönliche Sauberkeit und Hygiene beim Umgang mit dem Patienten achten. Die tägliche Körperpflege, saubere Hände sowie kurze Fingernägel und das Zusammenbinden von langen Haaren sind seit jeher Vorgaben, die bis heute unbestritten sind und ihre Richtigkeit haben. Herunterhängende Ohrringe oder lange, über der Kleidung getragene Halsketten gehören ebenso wenig zur Ausstattung des Personals wie ein offen getragenes Halstuch. Ohrstecker sind unproblematisch; allerdings darf die Stichwunde nicht entzündet sein, nässen oder eitern.

Für alle Formen des Gesichtspiercings wie bspw. der Wangen, Lippen, Augenbrauen oder Nasenringe gilt im Grunde das Gleiche wie für Ohrringe, die streng genommen ebenfalls zum Formenkreis des Piercing gehören. D.h. solange die Stichstellen blande, also weder entzündet oder gar vereitert sind, und der Piercingschmuck nicht herabhängt oder herausfallen kann, stellt er nicht per se ein hygienisches Problem dar. Tätowierungen beinhalten, sofern sie nicht entzündet oder vereitert sind bzw. nach Abheilung kein hygienisches Risiko.

Personalumkleideraum

Die OP-Abteilung wird im Allgemeinen über einen definierten Zugangsweg für Personal, separiert vom Patientenumkleideraum, erreicht. Nach modernen krankenhaushygienischen Erkenntnissen genügt eine Ein-Raum-Schleuse mit funktioneller Trennung in eine reine und eine unreine Seite, in der Waschbecken, Seifen-, Papierhandtuch- und Desinfektionsmittelspender sowie Spinde angebracht sind. Die Mitarbeiter legen im unreinen Bereich des Personalumkleideraumes (auch Personal-

schleuse genannt) ihre Dienst- oder Privatkleidung ab. Für die Ablage der Kleider sind am besten Wandhaken oder Kleiderstangen geeignet, da sie am wenigsten Platz beanspruchen. Ob für die Mitarbeiter ebenso wie für die Patienten Wertfächer bereitgestellt werden müssen, hängt in erster Linie von speziellen Gegebenheiten und der Größe der OP-Einheit ab. Anschließend werden die saubere Bereichskleidung (Kasack und Hose), OP-Schuhe und Haube angezogen.

Vor Verlassen des Umkleideraumes in Richtung OP-Abteilung werden die Hände routinemäßig am vor der Tür zum OP-Bereich installierten Händedesinfektionsmittelspender desinfiziert. Bei der Rückkehr in den Umkleideraum kann dieselbe Tür benutzt werden und es bedarf keiner weiteren Zugangstür. Für gebrauchte Bereichsschuhe und -kleidung müssen geeignete Abstell- resp. Abwurfmöglichkeiten vorhanden sein.

Präoperative, chirurgische Händehygiene

Das Waschen der Hände der Mitglieder des OP-Teams erfolgt außerhalb des OP-Saales an hierfür geeigneten Waschmöglichkeiten. Die früher generell üblichen und heute noch in großen OP-Abteilungen anzutreffenden gesonderten Waschräume sind entbehrlich. Für eine größere OP-Abteilung sind auch Waschnischen z.B. im OP-Flur geeignet.

Der Waschplatz in der Nische sollte mit Armaturen ausgestattet sein, die als Ellenbogen-Mischhebelbatterie ohne Handkontakt bedient werden können, ferner mit je einem Seifen- und Händedesinfektionsmittelspender. Weiterhin sollten ein Handtuchspender und eine waschplatznahe Abwurfmöglichkeit für die gebrauchten Handtücher bereit stehen. Der Waschplatz kann mit Einzelwaschbecken oder mit einer Waschrinne eingerichtet sein. Er muss so ausgeführt werden, dass das Personal bei der Durchführung der chirurgischen Händedesinfektion nicht gestört oder behindert, gleichzeitig auch die Umgebung vor Spritzwasserkontamination geschützt wird. Günstig sind eine in die Wand eingelassene Nische oder seitliche Schutzwände.

Das präoperative Händewaschen und die chirurgische Händedesinfektion haben zum Ziel, Schmutz zu entfernen und darüber hinaus die transiente und soweit wie möglich auch residente Hautflora zu reduzieren. Bei einer Perforation oder beim unbemerkten Riss der OP-Handschuhe während des Eingriffs sollten möglichst wenige Hautkeime von den Händen des OP-Teammitglieds ins Gewebe des Patienten übertreten.

Vor dem ersten Eingriff muss das Personal die Hände mit einer Flüssigseife eine Minute lang waschen, die aus einem Spender mit Armhebelbedienung entnommen wird. Die Hände werden dabei über dem Ellenbogenniveau gehalten, um das Rückfließen des Waschwassers zu verhindern. Lediglich die sichtbar verschmutzten Fingernägel und Nagelfalze können mit einer weichen keimfreien Bürste gereinigt werden.

MEMO Das Bürsten und Schrubben von Händen und Unterarmen ist obsolet, hygienisch kontraproduktiv und nach heutigen Erkenntnissen falsch [Loeb et al. 1997]. Durch die Borsten wird die obere Hautschicht aufgeraut und verletzt, so dass sie innerhalb von kurzer Zeit mit Mikroorganismen besiedelt werden kann.

Nach dem Waschen der Hände werden diese mit einem frischen, sauberen Einmalhandtuch (textil oder Papier) gründlich abgetrocknet. Das verwendete Tuch muss nicht steril sein. Die früher üblichen und auch heute noch mancherorts anzutreffenden sterilisierten Handtuchspender sind kostenintensiv und bringen keine hygienischen Vorteile.

Anschließend erfolgt die dreiminütige Händedesinfektion der sauberen und trockenen Hände mit einem alkoholischen Händedesinfektionsmittel, welches ohne den Einsatz der Hände über einen Armhebel entnommen wird. Es ist wichtig, die gesamte Hand gleichermaßen gut mit dem Desinfektionsmittel zu benetzen, insbesondere auch die Daumen, Fingerzwischenräume und die Handinnen- und -außenflächen (siehe auch Abb. 4.2–4.7 Richtige Händedesinfektionstechnik).

Beim Desinfizieren werden die Hände über dem Niveau des Ellenbogens gehalten, damit es nicht zum Herabfließen der Lösung kommen kann.

Nur im Ausnahmefall bei Unverträglichkeit eines alkoholischen Desinfektionsmittels sollte dem einminütigen Waschen der Hände und Unterarme (nur bei Bedarf: Bürsten von Fingernägeln und Nagelfalzen) das vierminütige Waschen mit PVP-Jod-Waschlotion folgen. Anschließend folgt Abspülen unter fließendem Wasser, ohne die Armatur mit den gewaschenen Bereichen zu berühren, danach gründliches Abtrocknen mit sterilem Handtuch. Dieses sollte von der OP-Schwester angereicht werden und kann ggf. auch durch ein übliches Bauchtuch ersetzt werden.

Sind seit dem letzten Eingriff nicht mehr als 60 Minuten vergangen und die Hände nicht sichtbar verunreinigt, so ist ein erneutes Waschen vor dem nächsten Eingriff in aller Regel nicht nötig. Eine einminütige Händedesinfektion ist hierbei ausreichend [Kappstein et al. 1993]. Liegt der letzte Eingriff allerdings mehr als 60 Minuten zurück, hat dazwischen ein Patientenkontakt stattgefunden oder sind die Hände verunreinigt, so müssen sie erneut für die Dauer von 3 Minuten desinfiziert werden [Rehork und Rüden 1991].

Die Forderung nach einem routinemäßigen Händewaschen vor dem operativen Eingriff wird z.Z. überdacht und in zukünftigen Richtlinien vermutlich entfallen, da das Personal die OP-Abteilung i.a.R. mit sauberen Händen betritt. Gleichzeitig wird seit einiger Zeit erneut über die Dauer der chirurgischen Händedesinfektion diskutiert, da neue Präparate eine Anwendungszeit von 1,5 Minuten vorgeben. Ihre Wirksamkeit muss nach EN 12791 bestätigt werden, um für den klinischen Einsatz geeignet zu sein. Das BfArM hat bisher bei zwei Präparaten mit 90 Sekunden Anwendungsdauer zugestimmt.

Die erwarteten Vorteile liegen auf der Hand:

- ▶ Zeitersparnis
- ▶ Weniger Hautirritationen und bessere Hautverträglichkeit
- ▶ Höhere Compliance

Eine Gefahr der verkürzten Desinfektionszeit könnte in einer unzureichenden resp. nicht flächendeckenden Benetzung der Hände, z.B. der Daumen-, Fingerkuppenbereiche, vermutet werden. Bisher sind keine dokumentierten Nachteile bekannt geworden [Kampf et al. 2006].

> **MEMO** Vor und nach jedem Patientenkontakt ist die Händedesinfektion selbstverständlich.

Wie bereits an anderer Stelle ausführlich dargestellt, dürfen in Bereichen mit erhöhter Infektionsgefährdung nach § 22 der Unfallverhütungsvorschrift Gesundheitsdienst [BGR 250] und dem Regelwerk der gesetzlichen Unfallversicherungen [GUV-R 250, 4.1.2.6, auf die die Biostoffverordnung

hinweist] an den Händen und Unterarmen keine Schmuckstücke getragen werden (siehe Abb. 4.1).

Künstliche Fingernägel sind bei Tätigkeiten im OP nicht zulässig (GUV-R250/TRBA 250 2004). Das Tragen von Nagellack an den Fingernägeln wird kritisch gesehen und daher nicht empfohlen [Mangram et al. 1999, Tabori 2006, Geffers Ch et al. 2001]. Diese Empfehlungen betreffen alle Mitarbeiter, die an der Versorgung des Patienten beteiligt sind.

> **MEMO** Das Tragen von Schmuck an Händen und Unterarmen sowie künstlichen Fingernägeln sind in infektionsgefährdeten Bereichen nicht zulässig. Auf den Fingernägeln sollte kein Nagellack aufgetragen sein.

Sterile Handschuhe

Sterile Handschuhe müssen dem Anwender am OP-Tisch neben einer guten Passform eine hohe Qualität und Sensitivität bieten.

Zwei Paar Handschuhe übereinander werden bei hohem Risiko von Beschädigung während des Eingriffes oder bei Patienten mit einer parenteral übertragbaren Infektionskrankheit wie bspw. Serumhepatitis und HIV-Trägerschaft getragen. Schätzungen zufolge können bei einer Stichverletzung ein Paar Handschuhe bis ca. 50 % der an der Nadel anhaftenden Blutmenge zurückhalten („abstreifen"), während es bei zwei Paar Handschuhen übereinander sogar 80 % sein können. Die Sensitivität wird durch die verdoppelte Handschuhdicke etwas gemindert. Die Industrie bietet doppellagige Handschuhe an, die eine Beschädigung oder Rissbildung der äußeren Schicht durch eine Verfärbung anzeigen.

Darüber hinaus sollten sterile Handschuhe bei allen Tätigkeiten getragen werden, die ein steriles Arbeiten mit den Händen erfordern, z.B. beim Richten des Instrumententisches, beim Legen eines Katheters in eine sterile Körperhöhle und bei der Wundversorgung.

Für die Auswahl des Handschuhmaterials gilt das bereits bei den unsterilen Handschuhen im Kapitel Standardhygiene Gesagte ganz besonders (siehe Kap. 4.1 Standardhygienemaßnahmen).

> **MEMO** Die Händehygiene und insbesondere die Händedesinfektion sind die wichtigsten Maßnahmen bei der Prävention exogener (nosokomialer) Keimübertragungen im OP. Alkoholische Händedesinfektionsmittel sind am wirkungsvollsten. Handschuhe dienen v.a. dem Personalschutz und ergänzen die Händehygiene. Die individuell angepasste Hautpflege kann einen wichtigen Beitrag zur Händehygiene beisteuern.

Chirurgische Maske

Die Frage, welche Bedeutung Masken überhaupt haben, wird immer wieder gestellt. Es gilt, dass die Mund-Nasen-Maske von allen anwesenden Personen im OP-Saal während eines OP-Eingriffes getragen wird, obgleich Tuneval [Tuneval 1991] aufzeigen konnte, dass ihr Schutzeffekt nur eingeschränkt ist, wenn viel und vor allem laut gesprochen wird. Es ist bekannt, dass durch reduziertes und leises Sprechen weniger Keime aus dem Rachen-/Nasenraum freigesetzt werden, und dass bei diesem Verhalten ein besserer Effekt bei der Luftkeimbelastung erreicht werden kann, als durch das Tragen chirurgischer Masken ohne Reduktion des Sprechquantums. Der verwertbare Nutzen dieser Untersuchungsergebnisse ist allerdings stark eingeschränkt, da eine Kommunikation auch bei einge-

spieltem Team unverzichtbar ist. Darüber hinaus sollte man berücksichtigen, dass die Maske nicht nur den Patienten, sondern auch das OP-Team vor potentiell infektiösen Spritzern im Gesicht, speziell im Mund-Nasen-Bereich schützt.

Eher von akademischem Interesse ist die Debatte, wer außer dem Operateur im OP-Saal eine Maske tragen muss. Einigkeit besteht darin, dass jeder der am OP-Tisch steht, eine Maske trägt. Verzichtet z.B. der Springer darauf, so muss abgesprochen sein, wie nah er dann dem OP-Team, der Instrumentierkraft, dem OP- und dem Instrumentiertisch kommen darf. Gleiches gilt für den Anästhesisten, der über das Tuch schaut oder gelegentlich Nahtmaterial anreicht, wenn der Springer vorübergehend nicht im Saal ist.

Um diese Diskussion zu vermeiden, ist es ratsam, dass während einer Operation alle im OP-Saal anwesenden Personen eine chirurgische Maske tragen sollen. Unnötig ist dies jedoch in den Nebenräumen und auf dem Flur, ebenso im Saal nach Abschluss der Operation. Nach Ende des Tagesprogramms müssen auch im OP-Saal keine Hauben und Masken getragen werden.

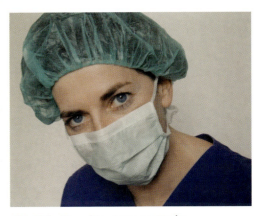

Abb. 5.2   *Korrekt getragene Maske*

Die Maske muss dicht am Gesicht anliegen und sowohl Mund wie Nase sowie auch Barthaare vollständig abdecken. Das Tragen der chirurgischen Maske nur über dem Mund wird dieser Empfehlung nicht gerecht. Sie muss nicht nach jedem Eingriff routinemäßig gewechselt werden, jedoch stets nach Verschmutzung, Kontamination und Durchfeuchtung z.B. nach länger dauernden Operationen. Für Vollbartträger werden zusammenhängende Kopfbartschutzmasken empfohlen (RKI 2000). Hygienisch inkorrekt und doch häufig anzutreffen ist das temporäre Herunterziehen des Mundschutzes, um z.B. mit Patienten oder Kollegen zu sprechen, und ihn anschließend wieder zu benutzen. In diesem Fall sollte der Mundschutz ganz verworfen werden.

> **MEMO** Die intakten und nicht verschmutzten chirurgischen Masken müssen zwischen den einzelnen Operationen nicht routinemäßig gewechselt werden. In den Nebenräumen ist das Tragen von Masken nicht grundsätzlich erforderlich. Außerhalb der OP-Betriebszeiten müssen weder Maske noch Haube getragen werden. Die Masken leisten neben Schutzbrillen einen wichtigen Beitrag zum Personalschutz.

OP-Kleidung und OP-Schuhe

Die OP-Bereichskleidung soll sicherstellen, dass ein OP-Mitarbeiter stets frische und saubere Kleidung trägt. Sie ist farblich abgesetzt, um die Ausübung einer hygienisch kritischen Funktion für alle sichtbar zu machen und die gesonderten Anforderungen an den OP-Bereich auch optisch zu unterstreichen.

OP-Schuhe müssen optisch sauber sein. Die Forderung, dass sie geschlossen, feuchtigkeitsdicht und rutschfest sein sollen, hat v.a. Personalschutzgründe. Der Wechsel erfolgt, wenn sie sichtbar verschmutzt und/oder kontaminiert sind, sonst regulär arbeitstäglich. Sie können nach Gebrauch arbeitstäglich in der Reinigungs- und Desinfektionsmaschine (RDM) mit dem Schuhprogramm aufbereitet werden (60° C sind ausreichend). Sind mehrere RDM im Einsatz, empfiehlt es sich, stets nur eine Maschine für die Schuhe zu verwenden, damit nicht für alle Geräte ein ggf. verkürztes Wartungsintervall durch den höheren Eintrag von Schmutzpartikeln und Flusen erforderlich wird.

In vielen Praxen werden die OP-Schuhe jedoch ausschließlich manuell gereinigt. Für den Bedarfsfall (nach Kontamination mit Blut und/oder anderen potenziell oder manifest infektiösen Substanzen) müssen die Schuhe desinfektionsmittelbeständig sein.

> **MEMO** Der Sinn der OP-Bereichskleidung besteht in erster Linie darin, dass das OP-Personal stets sauber gekleidet ist.

PRAXISTIPP

Vor Betreten der OP-Abteilung, d.h. noch im Personalumkleideraum werden die Hände, wenn nötig, gewaschen, auf jeden Fall aber desinfiziert. Innerhalb der OP-Abteilung tragen alle Beschäftigten die übliche Bereichskleidung (i.d.R. grüne oder blaue Kasacks). Im OP-Saal selbst werden für die Dauer des Eingriffes von allen anwesenden Personen zusätzlich Haube und Maske getragen. Auch Beschäftigte ohne Haare auf dem Kopf tragen eine Haube, da selbst blanke Haut ständig keimbesiedelte Partikel abgibt. Das OP-Team (Operateur, Assistenz, Instrumentierkraft) trägt sterile Kittel und sterile Handschuhe am OP-Tisch.

5.3 Intraoperative Maßnahmen

Vor dem Eingriff muss das OP-Feld mit einem geeigneten, z.B. DGHM getesteten und gelisteten Haut- resp. Schleimhautdesinfektionsmittel über drei Minuten desinfiziert werden. Wird die Hautdesinfektion vom Operateur oder einem anderen Mitglied des OP-Teams durchgeführt, so erfolgt sie nach der chirurgischen Händedesinfektion, aber vor dem Anziehen des sterilen OP-Kittels und der sterilen OP-Handschuhe. Die Desinfektion erfolgt großflächig mit desinfektionsmittelgetränkten, feuchten Tupfern von innen nach außen, wobei die Tupfer mehrmals gewechselt werden. Das desinfizierte Gebiet sollte so groß sein, dass der Schnitt bei Bedarf vergrößert werden kann.

> **MEMO** Bedeutenden Einfluss auf die Rate postoperativer Wundinfektionen hat die angewandte OP-Technik. Sorgfältige, zügige und behutsame Vorgehensweisen bei der Durchführung des Eingriffes haben nachweislich einen günstigen Effekt bei der Vermeidung nachfolgender Infektionen und auf die Wundheilung.

Kontradiktorisch haben lange Eingriffszeiten und eine ausgiebig großflächige elektrische Blutstillung mit Bildung zahlreicher Nekroseherde eine verhältnismäßig schlechtere Wundheilungsrate. Unruhe, Personenzahl und -bewegung im OP wirken sich ebenfalls nachteilig auf das gesamte Operationsgeschehen aus. Die Menge von Luftpartikeln und die Luftkeimzahl verhalten sich proportional der Anzahl der im Saal anwesenden Personen, die daher auf das benötigte Maß beschränkt werden sollten. Die Türen des OP-Saales bleiben während des Eingriffes konsequent geschlossen. Hierzu ist keine elektrische Türsteuerung, sondern lediglich ein Mindestmaß an Disziplin erforderlich.

OP-Mantel

Sterile OP-Mäntel sollten neben dem Tragekomfort auch eine Flüssigkeits- und Keimbarriere darstellen. Kittel aus Baumwolle haben zwar angenehme Trageeigenschaften, sind jedoch für Flüssigkeiten und Keime weitgehend durchlässig. Aufgrund der fehlenden Barrierefunktion und der im Vergleich zu anderen vergleichbaren Materialien aus Mikrofilamenten (Laminaten) oder Einwegmaterialien aus Zellstoff/PE höheren Flusenabgabe, wird Baumwolle künftig nicht mehr empfohlen. Die harmonisierte EU-Norm EN 13795 (Teil 1–3) regelt die grundlegenden Anforderungen, Prüfverfahren und Gebrauchsanforderungen an OP-Kittel sowie -Abdeckmaterial, d.h. auch bei den OP-Kitteln wird Baumwolle in Zukunft aus dem OP-Saal verschwinden. Eine genauere Beschreibung findet sich bei OP-Abdeckungen.

In Zukunft sollen sterile OP-Einwegkittel für unterschiedliche Einsatzgebiete erhältlich sein, d.h. für kurze resp. kleinflächige Eingriffe werden kleinere, weniger aufwendig hergestellte und damit bis 40 % billigere OP-Kittel angeboten.

OP-Abdeckungen

MPG und DIN EN 13795 (Teil 1–3)

Gemäß dem Medizinproduktegesetz (MPG 2002) werden seit 1994 OP-Textilien als Medizinprodukte betrachtet. Nach § 3 (1) MPG sind Medizinprodukte „…vom Hersteller…mittels ihrer Funktionen zum Zwecke…der Verhütung…von Krankheiten…bestimmt…" und müssen als sterile OP-Abdeckungen und -Mäntel OP-Wunden möglichst keimfrei halten und vor Übertragung von Infektionen schützen. V.a. die erste Forderung ist wissenschaftlich (aufgrund von methodischen Schwierigkeiten der Untersuchung) nicht zweifelsfrei belegbar. Weiterhin sollen die verwendeten Materialien keine resp. möglichst wenig Flusen abgeben, da die Partikel als Fremdkörper die Bildung von Granulomen fördern und – wie experimentelle Untersuchungen gezeigt haben – im Gewebe bei Anwesenheit von Fremdkörpern bereits geringere Erregerkonzentrationen eine Wundinfektion auslösen können (Krizek 1975). Durch die Wahl des Abdeckmaterials und des OP-Mantelgewebes kann die Flusenabgabe beeinflusst werden.

> **MEMO** OP-Abdeckungen und -Mäntel müssen in Zukunft flüssigkeitsdicht sein. Auf die Neuanschaffung von Baumwollmaterial sollte verzichtet werden.

Die Europäische Kommission und die EFTA (European Free Trade Association) beauftragten die CEN (Comité Européen de Normalisation) mit der Entwicklung einer Norm. Die EU-Norm EN 13795 (Teil 1–3) soll – als eine Möglichkeit – die Umsetzung der grundlegenden Anforderungen der MPG unterstützen. Sie ist kein Rechtssatz, sondern dient in erster Linie als Konsens zwischen den Herstellern. In Zweifels- und/oder Streitfällen sind wissenschaftliche Argumente entscheidend.

Nach der EN 13795 (Teil 1–3) sollen flüssigkeitsdichte und ausreichend große Abdecktücher zum Einsatz kommen. Der Teil 1 (2002 verabschiedet) der Norm regelt im allgemeinen die Anforderungen, während sich Teil 2 (2004 verabschiedet) mit den Prüfverfahren beschäftigt. Die Gebrauchsanforderungen sollen durch den noch nicht verabschiedeten Teil 3 geregelt werden (www.cenorm.org).

Aus hygienischer Sicht sind sowohl Mehrweg- wie auch Einwegmaterialien gleichermaßen geeignet [Mangram et al. 1999]. Auch vom ökologischen Standpunkt aus wird im Grunde keines der beiden Verfahren bevorzugt. Lediglich Mischabdeckungen haben im Vergleich eine weniger günstige Öko-Bilanz [Dettenkofer et al. 1999].

Mit Inkrafttreten des MPG vor über 10 Jahren (nationale Umsetzung der Richtlinie 93/42/EWG des Rates vom 14. Juni 1993 über Medizinprodukte) und Aktualisierung im Jahr 2002 werden OP-Abdeckungen und OP-Schutzkleidung als Medizinprodukte geführt. Davor waren nur Bauchtücher vom Arzneimittelgesetz erfasst.

OP-Textilien (Abdeckungen und Anzüge) sind Medizinprodukte der Klasse I (nichtinvasive Medizinprodukte, d.h. die Klasse mit dem geringsten Risiko). Die von der CEN [Comité Européen de Normalisation] auf europäischer Ebene gestellten Anforderungen an OP-Abdeckungen hinsichtlich Flüssigkeitsdichte werden von Baumwolle nicht erfüllt.

Folgende textilen Systeme werden damit in Zukunft für OP-Zwecke prinzipiell in Frage kommen:

▶ Einwegsysteme (Faservliese):
Zellstoff- oder CTMP-Materialien [chemo-thermo-mechanical pulp] mit kaschierter PE-Folie in zwei- oder dreilagiger Ausführung

Vorteile: relativ dicht, absorbieren Flüssigkeiten, relativ geringe Partikelabgabe

Nachteile: keine „Klimafunktion", leichte Ablösung der Faserschicht im feuchten Zustand, relativ steif und schlecht drapierbar, mechanisch empfindlich, nicht selbst resterilisierbar, Abgabe meist im Set

▶ SMS-Materialien aus Polypropylen [spunbond-meltblown-spunbond], dreilagig

Vorteile: „textiles Erscheinungsbild", gut drapierbar, „Klimafunktion", fusselarm

Nachteile: stark wasserabweisend, nicht dicht gegenüber Flüssigkeiten niedriger Oberflächenspannung und bei Druckbelastungen, nicht selbst resterilisierbar, Abgabe meist im Set

▶ Mehrwegsysteme (Web- und Wirkwaren)

Gewebe aus Baumwolle und Polyestermischungen (einschichtig, Stapelgarn!)

Vorteile: sehr gute textile Eigenschaften, beanspruchbar, Klimafunktion, unempfindlich (Durchstiche schließen sich), dampfsterilisierbar, viele Zyklen (bis zu 150), relativ billige Aufbereitung

Nachteile: nur flüssigkeitsabweisend und dies auch nur bei Imprägnierung mit Fluorcarbonharzen, schlechte Flüssigkeitskontrolle, größte Partikelabgabe aller Mehrwegsysteme

▶ Microfasergewebe aus Polyester-Filamentgarn (einschichtig)

Eigenschaften fast alle wie oben, wobei Unterschiede eher vorteilhaft sind, aber das Material ist auch teurer: höhere Zyklenzahlen (>150 Zyklen), antistatisch mit Carbonfaden, geringere Partikelabgabe, sehr leichte Konstruktion

▶ Laminate (Trilaminate) aus Polyester-Endlosgarn-Wirkware, Rasterpunktverklebung, Membran aus PTFE, PUR oder Polyether-Blockamid

Vorteile: neu 100 % flüssigkeits-, bakterien- und virendicht, sehr gute Klimafunktion, sehr gute Flüssigkeitskontrolle, sehr gute mechanische Widerstandsfähigkeit und gute textile Eigenschaften (Drapierbarkeit), sehr partikelarm, leicht dampfsterilisierbar, meist antistatisch durch Carbonfaden

Nachteile: bisher relativ geringe Zyklenzahlen (50–70), relativ teuer, große Qualitätsunterschiede, empfindlich gegen Durchstiche. Verhältnismäßig schwierige Aufbereitung (Reparatur kleinster Löcher erforderlich). Teilweise problematische Entsorgung (PTFE-Membranen).

Toilettenbesuch des OP-Personals

Früher wurde üblicherweise gefordert, nach einem Toilettenbesuch die Bereichskleidung routinemäßig zu wechseln. Als Argument wurde die Berührung der Kleidung mit kontaminierten Händen, bevor diese gewaschen werden, sowie durch Streukeime angeführt. In der Praxis fehlt es dieser Erklärung an klinischer Relevanz. Durch Händewaschen nach dem Toilettenbesuch, präoperative Händedesinfektion und Anlegen eines sterilen OP-Kittels sowie steriler Handschuhe, wird die Kontamination des OP-Feldes durch eine optisch saubere aber vermeintlich verschmutzte Hose ausreichend sicher verhindert. Wichtig ist, dass im Anschluss an den Toilettenbesuch die Hände regulär gewaschen und desinfiziert werden. Sichtbar kontaminierte Kleidungsstücke müssen in jedem Fall unverzüglich abgelegt und ersetzt werden. Durch das Komplettumkleiden nach jedem Toilettengang kann die postoperative Infektionsrate nicht gesenkt werden, jedoch steigen die Kosten für den Wäscheverbrauch, so dass die generelle Forderung nach routinemäßigem Wechsel von Hose und Kasack aus hygienischer Sicht nicht gerechtfertigt ist.

Patienten sowie Besucher und Handwerker können außerhalb der OP-Zeiten den OP-Saal in sauberer

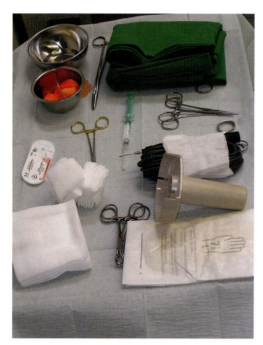

Abb. 5.3   OP-Beistelltisch

Kleidung und mit sauberen Straßenschuhen betreten. Die Benutzung von Überschuhen wird nicht empfohlen.

Trennung septische/aseptische OP-Einheit

Eine Trennung in sog. „septische" und sog. „aseptische" Operationsabteilungen oder Operationseinheiten ist aus hygienischer Sicht nicht notwendig [Hauer 1998].

Durch eine adäquate Raumplanung soll lediglich eine sinnvolle Ablauforganisation sichergestellt werden. Dabei muss für alle Operationen, unabhängig von ihrer fachlichen Zuordnung und ihrem Kontaminationsgrad, ein hygienisch einwandfreies Arbeiten gewährleistet sein. Jeder Patient hat – unabhängig vom Infektionszustand – das gleiche Anrecht auf Asepsis [Tabori und Zinn 2003, Tabori 2005].

Unter Einhaltung der für alle Operationsbereiche erforderlichen Hygienemaßnahmen können daher Eingriffe der verschiedenen Kontaminationsklassen aus verschiedenen Fachbereichen nacheinander in ein und demselben Operationssaal durchgeführt werden [Kappstein 2002, RKI 2000].

Reinigungs- und Desinfektions- maßnahmen im OP

Die anschließenden Desinfektionsmaßnahmen sind bei sog. aseptischen und sog. septischen Eingriffen identisch:

- ▶ Generell müssen alle kontaminierten Flächen gezielt gereinigt und desinfiziert werden.
- ▶ Nach Beendigung des jeweiligen Eingriffes sollen alle patientennahen Flächen, wie z.B. OP-Tische, Geräte, Fußboden um die OP-Lafette, mit dem hausüblichen Flächendesinfektionsmittel in normaler Konzentration wischdesinfiziert werden.
- ▶ Eine Desinfektion von Wänden und Decken ist nur bei sichtbarer Kontamination erforderlich. Sie kann in der Regel also entfallen.
- ▶ Der Operationssaal kann wieder in Betrieb genommen werden, sobald die Flächen trocken sind.
- ▶ Eine bestimmte Einwirkzeit muss nicht abgewartet werden.
- ▶ Benutzte Instrumente können wie üblich zur Aufbereitung transportiert werden und müssen nicht vorab in der OP-Abteilung desinfiziert werden.
- ▶ Das Auslegen von desinfektionsmittelgetränkten Tüchern am Eingang zum OP-Saal führt zu einer vermehrten Belastung des Personals und der Umwelt mit Desinfektionsmitteldämpfen, ohne die hygienische Sicherheit zu erhöhen und sollte daher unterbleiben.
- ▶ Das Wechseln der Bereichskleidung und der OP-Schuhe ist lediglich bei sichtbarer Kontamination erforderlich.

LITERATUR

Daschner F, Frank U (2004): „Antibiotika in der Praxis". Springer Verlag

Dettenkofer M, Grießhammer R, Scherrer M, Daschner F (1999): „Einweg- versus Mehrweg-Patientenabdeckung im Operationssaal". Der Chirurg 70: 485–492

Europäisches Komitee für Normung (Juni 2002): „Schlussentwurf prEN 13795-1"

Geffers Ch. et al. (2001): „Prävention postoperativer Wundinfektionen: „Evidence-based"-Empfehlungen. Zentralbl Chir 126: 84–92

Hauer T, Rüden H, Daschner F (1998): „Anforderungen der Gesetzlichen Unfallversicherung (GUV) an Krankenhäuser, die sich an der stationären Behandlung Arbeitsunfallverletzter beteiligen: Stellungnahme des Nationalen Referenzzentrums für Krankenhaushygiene". Der Chirurg 69: 924–927

Hauer Th et al. (2002): „Sinnvolle und nicht sinnvolle Hygienemaßnahmen in der Chirurgie". Der Chirurg 4: 375–379

Kampf G, Voss A, Widmer AF (2006): „Die chirurgische Händedesinfektion zwischen Tradition und Fortschritt". HygMed 31 (7 + 8): 316–321

Kappstein I, Schulgen G, Waninger J, Daschner F (1993): „Mikrobiologische und ökonomische Untersuchungen über verkürzte Verfahren für die chirurgische Händedesinfektion". Der Chirurg 64: 400–405

Kappstein I (2002): „Nosokomiale Infektionen". 2. Ed.; W. Zuckschwerdt Verlag, München

Kommission für Krankenhaushygiene und Infektionsprävention am Robert Koch-Institut (2000): „Anforderungen der Hygiene bei Operationen und anderen invasiven Eingriffen". Bundesgesundheitsblatt – Gesundheitsforschung – Gesundheitsschutz 8: 644–647

Korniewicz DM et al. (1989): Nursing research, 38 (3): 144–146

Korniewicz DM et al. (1990): J. Clin. Microbiol., 28 (4): 787–788

Krizek TJ, Robson MC (1995): „Evaluation of quantitative bacterology in wound management". Am J Surg 130: 579–584

Loeb MB, Wilcox L, Smaill F, Walter S, Duff Z (1997): „A randomized trial of surgical scrubbing with a brush compared to antiseptic soap alone". Am J Infect Control 25: 11–15

Mangram AJ, Horan TC, Pearson ML, Silver LC, Jarvis WR and the Hospital Infection Control Practices Advisory Committee (1999): „Guideline for prevention of surgical site infection". Infection Control and Hospital Epidemiology 20: 247–80

MPG – Neufassung am 7. August 2002. BGBl. I: 3146

Olsen RJ, Lynch P, Coyle MB, Cummings J, Bokete T, Stamm WE (1993): „Examination gloves as barriers to hand contamination in clinical practice". JAMA 270: 350–353

Rehork B, Rüden H (1991): „Investigations into the efficacy of different procedures for surgical hand disinfection between consecutive operations". J Hosp Infect 19: 115–127

RKI-Kommission (1997): Kommission für Krankenhaushygiene und Infektionsprävention beim Robert Koch-Institut, Berufsverband der Deutschen Chirurgen: Anhang zur Anlage zu Ziffern 5.1 und 4.3.3 Anforderungen der Hygiene beim ambulanten Operieren in Krankenhaus und Praxis der Richtlinie für Krankenhaushygiene und Infektionsprävention. Bundesgesundheitsblatt – Gesundheitsforschung – Gesundheitsschutz 40: 361–365

RKI-Kommission (2000): Kommission für Krankenhaushygiene und Infektionsprävention beim Robert Koch-Institut. Anforderungen der Hygiene bei Operationen und anderen invasiven Eingriffen. Bundesgesundheitsblatt – Gesundheitsforschung – Gesundheitsschutz 43: 644–648

Schuster A, Institut für Umweltmedizin und Krankenhaushygiene am Universitätsklinikum Freiburg (Februar 2000): Vortrag vor dem Baden-Württembergischen Arbeitskreis Umweltschutz im Krankenhaus e.V.

Tabori E (2006): „Hygiene im OP". In: Zinn C, Tabori E, Weidenfeller P (Hrsg.): Ambulantes Operieren – Praktische Hygiene. Verlag für Medizinische Praxis, Kissing

Tabori E (2005): „Der hygienische Maßanzug – welche Hygienemaßnahmen sind beim Ambulanten Operieren sinnvoll". ambulant operieren 2: 56–61

Tabori E, Zinn Ch (2003): „Bauliche Hygienemaßnahmen beim Ambulanten Operieren". ambulant operieren 4: 158–162

Truscott WM (1996): First Hand 3 (1): 1–4

Tunevall TG (1991): „Postoperative wound infections and surgical face masks: a controlled study". World J Surg 15: 383–387

Hygiene in der Anästhesie

Das anästhesiologische Hygienemanagement bei kieferchirurgischen Eingriffen stellt ebenfalls einen wichtigen Baustein der Hygiene dar. Nur durch gemeinsame fachübergreifende Beachtung hygienischer Standards kann erfolgreich zum Wohle des Patienten gearbeitet werden.

Personalhygiene im OP

Vor Betreten des OP-Bereichs wird die Bereichskleidung einschließlich OP-Schuhen und Haube angezogen. Eine Maske muss nur im OP-Saal, dann aber von allen anwesenden Personen während eines OP-Eingriffes getragen werden, nicht jedoch auf dem Flur und in den Nebenräumen. Sie muss fest am Gesicht anliegen. Mund und Nase, eventuell auch Barthaare müssen vollständig bedeckt sein. Die Maske soll nach Durchfeuchtung z.B. nach länger dauernden Operationen, muss aber nicht routinemäßig nach jedem Eingriff gewechselt werden. Für Vollbartträger existieren spezielle zusammenhängende Kopfbartschutzmasken [RKI 2000].

Eine hygienische Händedesinfektion vor Betreten des OP-Bereiches, d.h. noch in der Schleuse, sowie vor und nach jedem Patientenkontakt sollte selbstverständlich sein. Alle im OP-Bereich tätigen Personen, unabhängig von ihrem Aufgabenbereich, legen Ringe, Uhren und Armbänder ab, da das Tragen von Schmuck an Händen und Unterarmen nach § 22 der Unfallverhütungsverordnung Gesundheitsdienst (UVV, alt) und dem Regelwerk der gesetzlichen Unfallversicherungen (GUV-R 250, 4.1.2.6), auf die in der Biostoffverordnung hingewiesen wird, unzulässig ist. Dies betrifft alle Personen, die am Patienten tätig sind, da die Händedesinfektion durch das Tragen von Schmuck nachweislich behindert wird, ebenso auch durch Nagellack, ob farblos oder farbig. Künstliche Fingernägel sind hygienisch nicht zulässig [GUV-R250/TRBA 250 2004].

MEMO Das Tragen von Schmuck an Händen und Unterarmen sowie künstliche Fingernägel sind in infektionsgefährdeten Bereichen nicht zulässig.

Das Verlassen des OP-Bereiches in der OP-Bekleidung wird v.a. aus disziplinarischen Gründen abgelehnt. Auch wenn die Mitarbeiter angeben, nach der Rückkehr die Kleidung zu wechseln, entspricht es nicht den Empfehlungen. Um nicht unnötig viel Wäsche zu verbrauchen, kann es sinnvoll sein, die gebrauchte, aber saubere Bereichskleidung in der Umkleide im Schrank aufzubewahren, um sie bei erneutem Betreten des OP-Bereichs wieder anzuziehen.

Die Forderung nach Umkleiden beim Verlassen des OP-Bereichs hat nicht so sehr hygienische Gründe, sondern zielt in erster Linie darauf ab, außerhalb des OP-Bereichs nicht den Eindruck aufkommen zulassen, dass man den OP-Bereich in allgemeiner Arbeitskleidung betreten könne, wenn auch die OP-Mitarbeiter die OP-Abteilung in der farblich gekennzeichneten Bereichskleidung verlassen. Zusätzlich kommen natürlich immer dann hygienische Gründe zum Tragen, wenn außerhalb des OP-Bereichs in der Bereichskleidung Tätigkeiten mit einem Kontaminationsrisiko, z.B. Verbandswechsel, vorgenommen werden.

MEMO Der Sinn der OP-Bereichskleidung liegt in erster Linie darin, dass das Personal stets sauber gekleidet sein soll, da sie direkt unter dem sterilen OP-Kittel getragen wird. Sie kennzeichnet die Zugehörigkeit des Trägers zu einer bestimmten, meist hygienisch kritischen Funktion, die zum Zeitpunkt des Tragens ausgeübt wird. Sie sollte daher auch nicht als Ersatz für die allgemeine Dienstkleidung beliebig und dauerhaft im gesamten Betrieb oder gar außerhalb (z.B. beim Bäcker in der Mittagspause) getragen werden. Die prinzipielle Forderung nach sauberer Kleidung erstreckt sich natürlich auch auf das übrige Praxispersonal.

Narkosevorbereitung

Narkosen können im OP-Saal oder Eingriffsraum ein- und ausgeleitet werden. Alternativ kann man auch sog. Patientenvorbereitungsbereiche einrichten, von denen aus die Patienten in den OP-/Eingriffsbereich gebracht werden. Gerade bei einem hohen Patientenaufkommen hat dieses Vorgehen Vorteile und ist aus hygienischer Sicht unbedenklich [Tabori 2005].

Medikamente müssen immer sachgerecht untergebracht werden. Dazu gehört einerseits die staubgeschützte Lagerung in Schränken und Schubladen sowie bei Bedarf in eigenen Medikamentenkühlschränken. Medikamente und sonstige Medizinprodukte sollten nach dem „first in first out" Prinzip gelagert und verbraucht werden, um eine Überlagerung bzw. einen Verfall zu vermeiden. Zusätzlich sollte aus ökonomischer Sicht auch darauf geachtet werden, dass nur die täglich bzw. wöchentlich benötigten Medikamentenmengen vorgehalten werden. Bezüglich der benötigten Verbrauchsmaterialien, wie Spritzen, Venenverweilkathetern usw. ist ebenfalls auf eine staubgeschützte, kontaminati-

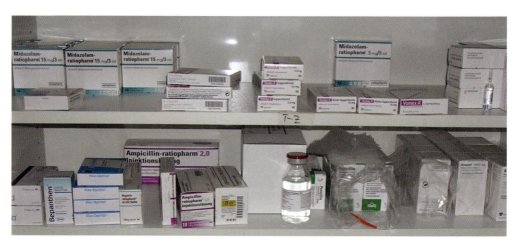

Abb. 6.1   Unsachgemäße Medikamentenlagerung

onsfreie Lagerung zu achten. Die offene Lagerung auf Tabletts, Regalen oder Tischen ist hygienisch nicht tolerabel.

> **MEMO** Beim Umgang mit Medikamenten ist immer auf eine ökonomisch und hygienisch vernünftige Bevorratung zu achten. Der Medikamentenkühlschrank muss über ein Thermometer verfügen. Die Temperatur ist regelmäßig, mindestens wöchentlich zu kontrollieren (4 – 7 °C) und zu dokumentieren.

Für den Umgang mit intravenös zu verabreichenden Medikamenten wird dringend geraten, diese erst unmittelbar vor Gebrauch aufzuziehen. Das routinemäßige Vorrichten von Spritzen, beispielsweise von Anästhetika für mehrere Narkosen hintereinander, ist aus hygienischer Sicht gefährlich. Parenteralia ohne Konservierungsstoffe sollten nach dem gültigen Arzneibuch (europäische Pharmakopoe) grundsätzlich nur als Einmaldosis verwendet werden, sofern keine anders lautende Kennzeichnung auf dem Medikament vorhanden ist. In Zweifelsfällen ist die Rücksprache mit der Apotheke zu empfehlen. Bei Medikamenten für den mehrmaligen Gebrauch werden Haltbarkeit und Lagerung nach Anbruch vom Hersteller oder der beliefernden Apotheke festgelegt [Trautmann et a.l 1997].

> **MEMO** Kein routinemäßiges Vorrichten von intravenösen Medikamenten! Infusionen dürfen maximal 1 Stunde vor Applikation gerichtet werden [BGH Frankfurt, Urteil v. 03.11.1981 – VI ZR 119/80, Schneider und Bierling 1996].

Vor dem Anrichten müssen stets eine hygienische Händedesinfektion, eine Wischdesinfektion der Arbeitsfläche (z.B. mit 70%igem Iso-Propanol oder 50–60%igem N-Propanol, oder dem in der Praxis verwendeten Flächendesinfektionsmittel) und eine Wischdesinfektion des Verschlussstopfens des Ein- bzw. Mehrdosisbehälters erfolgen. Für jede Entnahme muss eine frische Kanüle und Spritze verwendet werden; die Kanüle darf keinesfalls im Stopfen stecken bleiben [Melnyk et al. 1993]. Alternativ können auch sog. Minispikes verwendet werden, wobei auch hier bei jeder Entnahme eine frische Spritze zur Anwendung kommen muss. Aufgezogene Spritzen sind unverzüglich zu applizieren. Falls das aus einem triftigen Grund nicht möglich sein sollte, so müssen sie grundsätzlich mit einem sterilen Stöpsel oder einer frischen Kanüle verschlossen werden. Bei offener Lagerung sollte das Intervall 15 Minuten nicht überschreiten [Pletscher et al. 2001 in Kramer et al. (Hrsg.): Krankenhaus- u. Praxishygiene 2001].

Besonders kritisch zu betrachten sind Propofol® und andere Medikamente, die in Lipidlösung suspendiert sind. Diese bieten Mikroorganismen ideale Wachstumsbedingungen, so dass sie für äußere Kontaminationen sehr anfällig sind und bereits innerhalb der ersten 6 Stunden ein erhebliches Infektionsrisiko vorliegen kann. In diesem Zusammenhang wurde in der Vergangenheit wiederholt über Ausbrüche berichtet. Auch eine Endotoxin-Freisetzung aus eingebrachten Keimen kann nach Applikation zu Problemen führen [Herwaldt et al. 1999].

Beim Umgang mit Propofol® dringend angeraten:

▶ Für jede Applikation am Patienten muss ein komplett neues Zubehör verwendet werden

▶ Propofol® nur unter sorgfältiger aseptischer Technik aufziehen

▶ Sofort applizieren

▶ Restmengen in der Spritze oder dem Überleitungssystem müssen bei Anästhesie-Ende verworfen werden [17] [5]

▶ Überleitungssysteme am Patienten müssen von Propofol®-Resten freigespült werden.

Es ist nicht sinnvoll, routinemäßig Notfallmedikamente aufzuziehen und für den eventuellen Gebrauch vorzuhalten [CDC 1990]. Stattdessen sollten benötigte Medikamente verschlossen und das erforderliche Applikationszubehör steril verpackt bereitgehalten werden. Sie können dann im Bedarfsfall ohne wesentlichen Zeitverlust geöffnet und für die Applikation gezielt gerichtet werden. Darüber hinaus verursachen aufgezogene und nicht verbrauchte Medikamente unnötige Kosten, da sie in aller Regel verworfen werden müssen. Hiervon unberührt bleibt selbstverständlich die medizinisch indizierte Bereitstellung von Notfallmedikamenten bei kardio-pulmonal instabilem und vital gefährdetem Patienten.

Gelegentlich werden Anästhesiemedikamente in Perfusoren für mehrere Patienten hintereinander benutzt, wobei zwischen den einzelnen Patienten das Überleitungsstück einschließlich eines Rückschlagventils ausgetauscht wird. Ob hierdurch das Risiko einer Infektionsübertragung besteht und wie groß es ist, lässt sich bei der derzeitigen wissenschaftlichen Datenlage nicht abschließend sagen. In diesem Zusammenhang kam es bereits zu einem nosokomialen Malariaausbruch in einer CT-Abtei-

lung, bei dem 6 Patienten durch kontaminiertes Kontrastmittel in Folge infiziert wurden [Chen et al. 1999]. Zwischen den Patienten wurde lediglich ein Teil des Überleitungssystems ausgetauscht. Man vermutete, dass es während eines Stromausfalls beim Indexpatienten zu einem Rückfluss von Kontrastmittel kam, das mit Blut durchmischt war.

In einem anderen Fall akquirierten mehrere Patienten eine Infektion mit Hepatitis B-Viren (HBV). Ausgangspunkt war ein kontaminierter Dreiwegehahn, der zwischen den Patienten nicht gewechselt wurde. Die Spritze für die beiden verabreichten Medikationen wurde ebenfalls für mehrere Patienten benutzt. Ob sich solche Zwischenfälle durch die Zwischenschaltung eines Rückschlagventils und den Austausch von mindestens 1 Meter Überleitungssystem ausreichend sicher verhüten lassen, ist bislang ungeklärt. Um hierzu eine Aussage treffen zu kön-

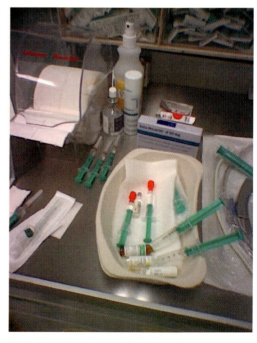

Abb. 6.2   Unsachgemäße Spritzenlagerung

nen, müssten zunächst durch Hersteller von Rückschlagventilen aussagekräftige Untersuchungen vorgelegt werden, die zeigen, dass ein Rückfluss auch z.B. beim Anspringen eines Notstromaggregats ausgeschlossen ist [Anonymous 1996].

Darüber hinaus müsste der Frage nachgegangen werden, ob es bei offenem Ventil nicht zu einer retrograden Diffusion kleiner Partikel, wie zum Beispiel Viren, kommen kann. Solche Untersuchungen sind bisher nicht oder nicht in ausreichender Qualität verfügbar. Zum jetzigen Zeitpunkt kann als sicheres hygienisches Vorgehen nur empfohlen werden, Überleitungssystem und Perfusorspritze grundsätzlich zwischen den Patienten zu wechseln. Kleine Gebinde stellen z.Z. eine sichere Alternative dar.

> **MEMO** Für jeden Patienten neues Injektionszubehör verwenden. Keine weitere Verwendung von Resten von Narkotika und anderen Parenteralia bei Wechsel des Patienten.

Bei der Anlage von Venenverweilkanülen bei Erwachsenen vor der Narkose sollten aus hygienischer Sicht immer die oberen Extremitäten bevorzugt werden. Bei kleinen pädiatrischen Patienten wird die Anlage im Bereich der Kopfhaut, an der Hand oder am Fuß empfohlen [Garland et al. 2000]. Generell gelten beim Legen der Venenverweilkanüle bei allen Patienten dieselben hygienischen Standards: Hygienische Händedesinfektion und Desinfektion der Einstichstelle mit Hautdesinfektionsmittel inkl. Beachtung der vom Desinfektionsmittelhersteller angegebenen Einwirkzeit. Die Einwirkzeiten und Präparate müssen mit den im Hygieneplan angegebenen Informationen übereinstimmen und bei einem Präparatewechsel aktualisiert werden. Zusätzlich müssen immer Einmalhandschuhe zum Personalschutz getragen werden.

Wichtig dabei ist, dass die Einstichstelle nach der Hautdesinfektion nicht mehr palpiert wird.

Bezüglich der Verwendung des geeigneten Verbandsmaterials sind hinsichtlich der Phlebitis- und Infektionsrate bei Gazeverbänden und Transparentverbänden keine Unterschiede zu verzeichnen [Hoffmann et al. 1988]. Die Wahl des geeigneten Verbandsmaterials sollte sich an der Fixierbarkeit der Kanülen, der Haltbarkeit und der Handhabung orientieren [Tripepi-Bova KA et al.1997]. Sollten Transparentverbände verwendet werden, ist darauf zu achten, beim Nachbluten an der Insertionsstelle entstandene Blutreste zu entfernen. Die Verwendung antibakterieller Cremes oder Salben sollte unterbleiben, da hierdurch die Beurteilbarkeit der Katheterinsertionsstelle eingeschränkt, andererseits jedoch die Kolonisierung mit resistenten Erregern gefördert werden kann [Danchaivijitr u. Theerathararathorn 1989]. Katheterverbände werden täglich inspiziert. Sie müssen nicht routinemäßig, sondern nur wenn ein Wechsel sinnvoll erscheint (bei Verschmutzung, Lösung, Durchfeuchtung, Infektverdacht) gewechselt werden. Sie können bis zu 72 Std. oder länger verbleiben. Ein täglicher Wechsel ist allerdings notwendig, wenn der Verband keine Inspektion der Einstichstelle ermöglicht.

Bei der Intubation bzw. der Anlage der Larynxmaske müssen diese steril entnommen und unmittelbar verwendet werden. Die offene ungeschützte Lagerung auf dem Narkosewagen ist nicht statthaft. Es werden hierzu keimarme Handschuhe und ein Mundschutz getragen. Auch die Larynxspatel sollten kontaminationsgeschützt gelagert werden [Herwaldt et al. 1999].

In der Regel werden tubusnah sog. Bakterienfilter bzw. HME-Filter verwendet: Diese haben den Zweck, die Narkoseschläuche und das Narkosegerät

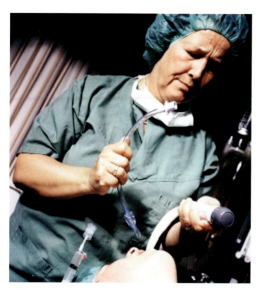

Abb. 6.3   Unsachgemäße Intubation
ohne Handschuhe und mit Schmuck
an den Händen

vor Kontaminationen zu schützen. Die Bakterien-/HME-Filter müssen nach jedem Patienten gewechselt werden.

Narkoseschläuche im OP-Saal sollten bei Verwendung bakteriendichter Filter täglich zum Ende des Programms gewechselt werden. Ohne den Einsatz patientennaher Filter werden die Narkoseschläuche nach jedem Patienten gewechselt. Ein Wechsel der Kreisteile wurde früher in der Regel einmal täglich empfohlen. Bei den heutigen Narkosegeräten geben die Hersteller ein Wechselintervall von 72 Stunden bis zu einer Woche an. Die Herstellerangaben sind diesbezüglich zu beachten.

Aus ökonomischen und ökologischen Gesichtspunkten ist die Verwendung von Mehrweg-Absaugsystemen günstig, da diese bei sachgerechtem Umgang die gleiche hygienische Sicherheit ohne teure Anschaffung, Lagerung und Entsorgung bieten. Bei

der Absaugung sind Bakterienfilter an den Absaugeinheiten aus hygienischen Gründen nicht notwendig, da hierbei kaum Aerosole entstehen [Gastmeier 1999].

Aufwachräume/-bereiche

In allen Aufwachräumen/-bereichen sollten Spender mit Händedesinfektionsmittel montiert werden, so dass von den hier tätigen Pflegekräften zwischen den einzelnen Patientenkontakten eine hygienische Händedesinfektion durchgeführt werden kann. Es ist ohne Bedenken möglich, den Aufwachraum/-bereich als sog. gemischte grün-weiße Zone zu führen. In jedem Fall kann dieser Raum vom OP-Personal auch in der OP- Bereichskleidung betreten werden. Dies ist insbesondere für die postoperative Versorgung durch den Anästhesisten wichtig, der üblicherweise unmittelbar in den OP zurückkehrt, nachdem er den Patienten in den Aufwachraum begleitet hat. Ein Umkleiden ist bei der Rückkehr in den OP-Saal nur dann erforderlich, wenn eine Kontamination der Bereichskleidung stattgefunden hat.

Instrumentenaufbereitung

Durch die Medizinprodukte-Betreiberverordnung [MPBetreibV 1998], d.h. die Verordnung über das Errichten, Betreiben und Anwenden von Medizinprodukten in ihrer aktualisierten Version aus dem Jahre 2001 [2. MPG-ÄndG 2001] hat sich die Rechtslage für die Aufbereitung von Medizinprodukten auch in der Anästhesie geändert. Ursächlich hat dies vor allem mit § 4 MPBetreibV zu tun, in dem es heißt, dass die Aufbereitung von bestimmungsgemäß keimarmen oder steril zur Anwendung kommenden Medizinprodukten unter Berücksichtigung der Angaben des Herstellers mit geeigneten validierten Verfahren durchzuführen sind. Eine ordnungsgemäße Aufbereitung nach Satz 1 wird dann vermutet, wenn die gemeinsamen Empfehlungen der Kommission für Krankenhaushygiene am Robert Koch-Institut (RKI) und des Bundesinstitutes für Arzneimittel und Medizinprodukte (BfArM) bei der Aufbereitung von Medizinprodukten [RKI 2001] beachtet werden.

Durch diese Erwähnung wird eine RKI-Richtlinie per Gesetz zum Maßstab für die korrekte Aufbereitung von Medizinprodukten mit der Folge, dass die Umsetzung dieser RKI-Richtlinie behördlicherseits überwacht wird.

In der Praxis bedeutet die Umsetzung der RKI-Empfehlung „Anforderungen an die Hygiene bei der Aufbereitung von Medizinprodukten", dass zunächst eine Risikobewertung und Einstufung aller von der Anästhesie verwendeten Medizinprodukte vorgenommen werden muss. Dazu wird, wie im Kapitel Medizinprodukteaufbereitung beschrieben, festgelegt, wie und wo das Medizinprodukt eingesetzt und wie es aufbereitet wird. Entsprechend sind die Herstellerangaben zur Aufbereitung einzuholen. Die RKI-Empfehlung sieht vor, dass die Risikoklassifizierung schriftlich erfolgen muss. Es können jedoch sog. Produktgruppen gleicher Medizinprodukte vom selben Hersteller gebildet werden.

Zum Beispiel sind EKG-Elektroden, Blutdruckmanschetten, Stethoskope und ähnliche, nur mit intakter Haut in Berührung kommende Medizinprodukte, als unkritisch zu bewerten und werden nach der Anwendung gereinigt bzw. einer Wischdesinfektion unterzogen.

Als semikritische Medizinprodukte der Gruppe A (ohne besondere Anforderungen an die Aufbereitung) können z.B. Beatmungsmasken, Guedeltuben, Wendeltuben, Beatmungsschläuche, Einsätze zur Medikamenten-Vernebelung, Laryngoskopspa-

tel, Maggilzangen und Ähnliches gelten. Bei der Aufbereitung ist gegebenenfalls eine Vorbehandlung, mindestens aber eine Desinfektion mit geprüften Mitteln (Wirkungsbereich AB gemäß der Definition der DGHM/VAH-Liste) erforderlich.

PRAXISTIPP
Von der sachgemäßen Aufbereitung der Anästhesiematerialien hat sich der Praxisinhaber zu überzeugen.

Zu den semikritischen Medizinprodukten der Gruppe B (mit erhöhten Anforderungen an die Aufbereitung) gehören beispielsweise flexible Endoskope wie Bronchoskope etc.. Nach einer gründlichen Vorreinigung unmittelbar nach Gebrauch, bei der grobe Verschmutzungen entfernt werden (z.B. Abwischen äußerer Verschmutzung und Spülung von Arbeitskanälen, um Antrocknen von Blut, Eiweiß und Gewebebestandteilen zu verhindern), sollte vorzugsweise eine maschinelle Reinigung und Desinfektion in einem Reinigungs- und Desinfektionsautomaten erfolgen. Aufgrund (zumindest theoretisch) denkbarer Prionenbelastungen in Eiweißrückständen sollten hochalkalische Verfahren bevorzugt und eine Fixierung von Proteinen verhindert werden, was einen Verzicht auf aldehydhaltige Desinfektionsmittel bedeutet. Natürlich müssen die Grenzen der Materialverträglichkeit im Vorfeld mit dem Gerätehersteller abgestimmt werden.

Die meisten in der Anästhesie und in der Intensivmedizin verwendeten und aufbereiteten Medizinprodukte dürften in die beiden genannten Kategorien fallen.

Zu den kritischen Medizinprodukten der Gruppe A (ohne besondere Anforderungen an die Aufbereitung) gehören beispielsweise Pinzetten, kleine chirurgische Bestecke zur Wundversorgung. Diese müssen nach Vorbehandlung, Reinigung und Desinfektion einer Dampfsterilisation (134 °C während 3,5 bis 5 Minuten Haltezeit) unterzogen werden.

Kritische Medizinprodukte der Gruppe B (mit erhöhten Anforderungen an die Aufbereitung) wie z.B. wiederaufbereitbare Tuben und Larynxmasken müssen laut Angaben der RKI-Empfehlung immer sterilisiert werden. Dabei ist insbesondere bei den Larynxmasken die genaue Dokumentation der bereits durchlaufenen Aufbereitungszyklen zu beachten, da die meisten Hersteller die Anzahl der Aufbereitungen bei Larynxmasken begrenzen. Wenn Larynxmasken ggf. länger als vom Hersteller angegeben verwendet werden sollen, müssen sie nach jeder Aufbereitung einer Sichtkontrolle auf Beschädigungen und Materialverschleiß unterzogen werden. Eine Obergrenze für die Anzahl der Aufbereitungszyklen ist (auch) aus hygienischer Sicht unter Umständen nicht eingehalten, wenn das Material vom äußeren Aspekt und der Funktion her für die weitere Verwendung nicht mehr geeignet erscheint. Die genauen Inspektionskriterien müssen in diesem Fall schriftlich festgelegt werden, um bei Nachfragen jederzeit die ordnungsgemäße Inspektion nachzuweisen und auch in Zweifelsfällen schadhafte Masken zu erkennen und auszusortieren.

Die einzelnen Arbeitsschritte bei der Aufbereitung des Instrumentariums sind genau zu dokumentieren und schriftlich festzulegen. Dies dient einerseits dem Nachweis der ordnungsgemäßen Aufbereitung, andererseits aber auch als wichtiges Kriterium für das sog. QM-Handbuch, in dem die notwendigen Arbeitsschritte jeweils nachgeschlagen werden können.

In Form von Standardarbeitsanweisungen sind darüber hinaus die regelmäßigen Kontrollen, z.B. technische Überprüfung der Reinigungs- und Desinfektionsautomaten bzw. Sterilisatoren mittels Thermologgern oder mikrobiologische Überprüfung mittels kontaminierter Prüfkörper [Engels et al. 1998] festzulegen.

Wird eine manuelle Aufbereitung (z.B. Desinfektion durch Einlegen in Tauchbad) durchgeführt, so ist es besonders wichtig, in der Standardarbeitsanweisung die Konzentration des verwendeten Desinfektionsmittels, seine Einwirkzeit und die Überprüfung der Einhaltung der Einwirkzeit (z.B. mit Hilfe eines Zeitgebers wie Eieruhr oder Parkuhr) festzulegen. Eine solche Standardarbeitsanweisung kann gleichzeitig als Checkliste fungieren und durch entsprechende Sichtvermerke und Unterschrift des Durchführenden als Dokumentation dienen, dass die festgelegten Prozess-Schritte nachvollziehbar eingehalten werden. Um bürokratischen Aufwand zu verringern, können diese Standardarbeitsanweisungen im Hygieneplan integriert werden. Die Verpackung und Lagerung (z.B. in Schränken, Schubladen oder in begrenztem Umfang auf Anästhesiewagen) sollten ebenfalls im Hygieneplan festgeschrieben werden.

Besonders wichtig für die ordnungsgemäße Aufbereitung von Medizinprodukten ist die Schulung der mit der Aufbereitung betrauten Mitarbeiter. Diese müssen in die entsprechenden Standardarbeitsanweisungen, Prozessabläufe und in die Handhabung der zu verwendenden Geräte (z.B. Reinigungs- und Desinfektionsautomaten) eingewiesen werden. Diese Einweisung sollte durch Unterschrift dokumentiert werden.

Zusätzlich müssen die mit der Aufbereitung betrauten Mitarbeiter im Sinne der MPBetreibV und nach den Empfehlungen der Deutschen Gesellschaft für Krankenhaushygiene [DGKH 2003] und der Deutschen Gesellschaft für Sterilgutversorgung (www.dgsv-ev.de) eine Teilnahmebescheinigung an einem Sachkundelehrgang zur Instandhaltung von Medizinprodukten nachweisen können, sofern sie Medizinprodukte aufbereiten und diese nach der Sterilisation für die Anwendung am Patienten freigeben.

Für ambulant operierende zahnmedizinische Zentren ist es aus hygienischer und vor allem ökonomischer Sicht sinnvoll, die anästhesiologischen Instrumente und Materialien zusammen mit dem operativen Instrumentarium standardisiert und maschinell aufzubereiten. So können personelle und apparative Ressourcen rationeller eingesetzt werden. Die Aufbereitungsdokumentation ist dem Hygieneplan der Einrichtung zu integrieren.

LITERATUR

Anonymous (1996): „Preliminary report: biosafety analysis of one-way backflow valves for multiple patient use of low osmolar intravenous contrast solution". Can. Commun. Dis. Rep. 22: 28–31

Bundesverband der gesetzlichen Unfallkassen (2004): GUV-Regel Biologische Arbeitsstoffe im Gesundheitswesen und in der Wohlfahrtspflege; www.unfallkassen.de

Centers for Disease Control and Prevention (1990): „Postsurgical infections associated with an extrinsically contaminated intravenous anesthetic agent – California, Illinois, Maine and Michigan". MMWR. Morb. Mortal. Wkly. Rep. 25: 426–427

Chen KT, Chen CJ, Chang PY, Morse DL (1999): „A nosocomial outbreak of malaria associated with contaminated catheters and contrast medium of a computed tomographic scanner". Infect. Control Hosp. Epidemiol. 20: 22–25

Danchaivijitr S, Theeratharathorn R (1989): „Comparison of effects of alcohol, chlorhexidinecream, and iodophore cream on venous catheter associated infections". J. Med. Assoc. Thai. 72 [Suppl 2]: 39–43

Deutsche Gesellschaft für Krankenhaushygiene (2003): „Gemeinsame Erklärung zum Erwerb der Sachkunde für die Instandhaltung von Medizinprodukten in der ärztlichen Praxis". HygMed. 28. 10: 283

Engels I, Hartung D, Schmidt-Eisenlohr E (1997): „Das krankenhaushygienische Labor". In: Daschner F (Hrsg.), 2. Überarbeitete Auflage, Praktische Krankenhaushygiene und Umweltschutz. Springer Verlag Berlin Heidelberg: 341–362

Garland JS, Dunne WM Jr., Havens P et al. (1992): „Peripheral intravenous catheter complications in critically ill children: a prospective study". Pediatrics 89: 1145–1150

Gastmeier P, Lode H, Rüden H (1999): „Was ist bei der beatmungsassoziierten Pneumonie gesichert? Evaluation einiger kontroverser Präventionsmaßnahmen im Umgang mit Beatmungs- und Absaugsystemen". Deutsche Medizinische Wochenschrift 124: 1241–1244

Herwaldt LA, Pottinger J, Coffin SA (1999): „Nosocomial infections associated with anesthesia". In: Mayhall CG (Hrsg.), Hospital Epidemiology and Infection Control. Williams & Wilkins, Baltimore, 847–874

Kommission für Krankenhaushygiene und Infektionsprävention am Robert Koch-Institut (2000): „Anforderungen der Hygiene bei Operationen und anderen invasiven Eingriffen". Bundesgesundheitsblatt – Gesundheitsforschung – Gesundheitsschutz 43: 644–648

Medizinproduktegesetz vom 6.8.1998 sowie 2. Gesetz zur Änderung des Medizinproduktegesetzes (2. MPG-ÄndG) vom 13.12.2001; Bundesgesetzblatt I: 3586–3606

Melnyk PS, Shevchuk YM, Conly JM, Richardson CJ (1993): „Contamination study of multiple-dose vials". Ann Pharmacother 27: 274–278

RKI (2001): Empfehlungen der Kommission für Krankenhaushygiene und Infektionsprävention beim Robert Koch-Institut (RKI) und des Bundesinstitutes für Arzneimittel und Medizinprodukte (BfArM) zu den Anforderungen an die Hygiene bei der Aufbereitung von Medizinprodukten. Bundesgesundheitsblatt – Gesundheitsforschung – Gesundheitsschutz 44: 1115–1126

Tabori E, Zinn CH (2003): „Bauliche Hygienemaßnahmen beim ambulanten Operieren". ambulant operieren 4: 158–162

Trautmann M, Zauser B, Wiedeck H, Buttenschon K, Marre R (1997): „Bacterial colonization and endotoxin contamination of intravenous infusion fluids". J. Hosp. Infect. 37: 225–236

Tripepi-Bova KA, Woods KD, Loach MC (1997): „A comparison of transparent polyurethane and dry gauze dressings for peripheral i.v. catheter sites: rates of phlebitis, infiltration, and dislodgment by patients". Am J. Crit. Care 6: 377–381

Verordnung über das Errichten, Betreiben und Anwenden von Medizinprodukten (Medizinprodukte-Betreiberverordnung MPBetreibV) vom 29.6.1998; Bundesgesetzblatt I: 1762–176

Medizinprodukteaufbereitung im zahnärztlichen Bereich

Das folgende Kapitel nennt die wichtigsten Grundlagen der Medizinprodukteaufbereitung im zahnärztlichen Bereich und erläutert die praktische Umsetzung der RKI-Empfehlungen. Außerdem werden praktische Beispiele zur Aufbereitung und Risikoklassifizierung gegeben.

Seit Veröffentlichung der RKI-Empfehlung „Anforderungen an die Hygiene bei der Aufbereitung von Medizinprodukten" und deren Erwähnung in § 4 der Medizinproduktebetreiberverordnung haben die Anforderungen an die Aufbereitung von Medizinprodukten deutlich zugenommen. Im zahnärztlichen Bereich werden diese in der RKI-Empfehlung „Infektionsprävention in der Zahnmedizin – Anforderungen an die Hygiene" noch präzisiert.

Wie Kontrollen durch die zuständigen Behörden gezeigt haben, gibt es im zahnärztlichen Bereich noch Verbesserungsmöglichkeiten was die Qualität der Medizinprodukteaufbereitung angeht [Heudorf (2003), Schoenemann et al. (2005), Heudorf (2006)]. Dabei hat die Aufbereitung, d.h. Reinigung, Desinfektion und Sterilisation von Gegenständen, die aus diagnostischen oder therapeutischen Gründen zur Versorgung der Patienten eingesetzt werden und somit als „Medizinprodukte" definiert sind, nicht nur bei der Infektionsprävention eine ganz besondere Bedeutung, sondern auch ganz allgemein um Gefahren von Patienten abzuwenden. In den letzten Jahren wurde diese Bedeutung zunehmend erkannt. Im niedergelassenen zahnärztlichen Bereich werden seitdem auf freiwilliger Basis, jedoch auch aufgrund der zunehmenden Kontrolldichte durch die Gesundheitsbehörden, Anstrengungen unternommen, um die Qualität der Instrumentenaufbereitung zu verbessern. In folgendem Kapitel sollen die aktuellen rechtlichen Rahmenbedingungen der Medizinprodukteaufbereitung veranschaulicht und pragmatische, hygienisch sichere Lösungen zur Aufbereitung von Medizinprodukten in der Zahnarztpraxis dargestellt werden.

7.1 Rechtliche Rahmenbedingungen

Im Rahmen der Umsetzung der europäischen Medizinprodukterichtlinie und der Novellierung der Medizinprodukte-Betreiberverordnung ergab sich auch die Notwendigkeit, die nicht mehr aktuelle Empfehlung zur Medizinprodukteaufbereitung des Robert Koch-Instituts zu überarbeiten. Das Resultat stellt die gemeinsame Empfehlung der Kommission für Krankenhaushygiene und Infektionsprävention beim Robert Koch-Institut (RKI-Kommission) und des Bundesinstituts für Arzneimittel und Medizinprodukte (BfArM) „Anforderung an die Hygiene bei der Aufbereitung von Medizinprodukten" dar [RKI-Kommission (2001)]. Diese Empfehlung ist in die Novellierung der Medizinprodukte-Betreiberverordnung eingeflossen und hat damit einen verbindlichen Charakter erreicht.

Die RKI/BfArM-Empfehlungen gelten grundsätzlich überall dort, wo Medizinprodukte aufbereitet werden, unabhängig ob es sich um große Kliniken oder niedergelassene zahnärztliche Einrichtungen handelt. Die Empfehlung des Robert Koch-Instituts zur „Infektionsprävention in der Zahnheilkunde" vom Januar 2006 behandelt auch in Teilen die Instrumentenaufbereitung. Jedoch handelt es sich hierbei um eine Empfehlung, wobei die Vorgaben der RKI-Empfehlung „Anforderungen an die Hygiene bei der Aufbereitung von Medizinprodukten" juristisch wesentlich mehr ins Gewicht fallen, da sie durch die Erwähnung in der Medizinprodukte-Betreiberverordnung quasi Verordnungscharakter haben.

Die Reinigung, Desinfektion und Sterilisation von Medizinprodukten ist unter Beachtung der Angaben des Herstellers mit geeigneten, validierten Verfahren so durchzuführen, dass der Erfolg dieser Verfahren nachvollziehbar gewährleistet ist.

Momentan wird die Umsetzung der gesetzlichen Vorgaben und der damit verknüpften RKI/BfArM-Empfehlung in einigen Bundesländern wie Nordrhein-Westfalen und Niedersachsen schon sehr genau überwacht. Im restlichen Bundesgebiet zeigt sich auch eine zunehmende Kontrolldichte durch die Gesundheitsbehörden, wobei sich noch ein deutliches Nord-Süd-Gefälle zeigt. In Zukunft muss damit gerechnet werden, dass die Anforderungen an die Medizinprodukteaufbereitung bundesweit flächendeckend kontrolliert werden.

7.2 Umsetzung der RKI/BfArM-Empfehlung „Anforderungen an die Hygiene bei der Aufbereitung von Medizinprodukten"

Da die Formulierung in der Medizinproduktebetreiberverordnung nur vermuten lässt, dass eine ordnungsgemäße Aufbereitung bei Einhaltung der RKI/BfArM-Empfehlung vorliegt, kann auch bei Abweichung von dieser Empfehlung noch eine ordnungsgemäße Aufbereitung vorliegen. Dabei sollte allerdings bei den abweichenden Methoden eine gleiche Sicherheit gegeben sein, und die Abweichung sollte stichhaltig begründet werden.

Um die RKI/BfArM-Empfehlung zu erfüllen, bedarf es verschiedener Schritte, die am Ende ein Qualitätsmanagementsystem darstellen.

7.2.1 Risikobewertung und Klassifikation

Der erste Schritt der Aufbereitung ist die Risikobewertung und die Einteilung von Medizinprodukten in Risikoklassen. Der gedankliche Hintergrund dieser Risikobewertung und -einstufung ist, dass die Qualität der Aufbereitung zwar bei allen Medizinprodukten gleich sein muss, die Ansprüche für die Qualitätssicherung und Dokumentation allerdings dem tatsächlichen Risiko durch das Medizinprodukt entsprechen muss. Bei der Risikobewertung werden die Medizinprodukte zum einen hinsichtlich ihres Risikos für den Patienten eingeteilt (unkritisch, semikritisch, kritisch). Zum zweiten wird die Schwierigkeit der Aufbereitung berücksichtigt (Gruppe A bis C, wobei C im zahnärztlichen Bereich nicht relevant ist). Der Sinn dieser Klassifikation besteht darin, dass eben nicht alle Medizinprodukte mit dem gleichen Aufwand aufbereitet bzw. die Aufbereitungsverfahren validiert und dokumentiert werden müssen. Als Grundsatz gilt dabei, dass die Validierung der Aufbereitungsprozesse angemessen an die Ergebnisse der Risikobewertung und Einstufung sein soll [RKI-Kommission (2001)]. So können unkritische Medizinprodukte wie z.B. ein Anmischspatel einfach mit Desinfektionsmittel abgewischt und somit problemlos aufbereitet werden, während kritische Medizinprodukte der Gruppe B, z.B. Hand- und Winkelstücke, maschinell aufbereitet und sterilisiert werden müssen, wobei die maschinellen Aufbereitungsprozesse lückenlos dokumentiert werden müssen.

MEMO Alle in der zahnärztlichen Praxis aufbereiteten Instrumente müssen risikoklassifiziert werden. Dies hat schriftlich zu erfogen. [RKI (2001)].

Die RKI/BfArM-Empfehlung fordert bei Medizinprodukten, die mit „kritisch B", d.h. mit erhöhten Anforderungen an die Aufbereitung eingestuft wurden, dass diese Instrumente nur von MitarbeiterInnen, die eine Fach- bzw. Sachkundeausbildung durchlaufen haben, aufbereitet werden dürfen (siehe 8.10). In jedem Fall sollten alle kritischen Instrumente bevorzugt maschinell aufbereitet und dampfsterilisiert werden. Sollten sie nicht dampfsterilisierbar sein, so handelt es um Instrumente der Gruppe kritisch C, wobei diese Instrumente momentan im zahnärztlich operativen Bereich nicht vorkommen.

Für die Risikobewertung gibt es aufgrund der Komplexität der Durchführung neben den Erklärungen in der RKI-Richtlinie zusätzlich Bewertungshilfen. Diese reichen von Fließdiagrammen, wie sie z.B. von der Deutschen Gesellschaft für Sterilgutversorgung (DGSV) zur Verfügung gestellt werden, bis

1. Risikobewertung und Klassifizierung der Medizinprodukte

2. Erfragen der Aufbereitungsangaben beim Hersteller

3. Festlegung der Aufbereitungsschritte in so genannten Standardarbeitsanweisungen

4. Prüfung der Trockenheit, Sauberkeit und funktionellen technischen Sicherheit der Medizinproduke

5. Verpackung

6. Sterilisation

7. Freigabe des Sterilgutes

8. Lagerung und Transport

9. Dokumentation

Abb. 7.1   Liste der Schritte zur Umsetzung der RKI-Empfehlung

hin zu Beispielen in der RKI-Empfehlung „Infektionsprävention in der Zahnheilkunde".

7.2.2 Herstellerangaben

In der Medizinprodukte-Betreiberverordnung ist festgelegt, dass Medizinprodukte zur mehrfachen Anwendung unter Beachtung der Angaben der Hersteller aufbereitet werden sollen. Alle Hersteller von Medizinprodukten sind verpflichtet, diese Angaben den Anwendern in brauchbarer Form zur Verfügung zu stellen. Dazu gibt es inzwischen eine Norm (DIN EN ISO 17664), in der beschrieben ist, welche Informationen und in welcher Form zur Verfügung gestellt werden sollen. Der Hintergrund dieser Empfehlung ist, dass der Hersteller die Konstruktion und Materialeigenschaften seines Produkts am besten kennt und deswegen am ehesten geeignete Aufbereitungsempfehlungen geben kann.

Bei Einhaltung dieser Empfehlungen bleibt die Produkthaftung beim jeweiligen Hersteller und geht nicht auf den Aufbereiter über.

Zusätzlich ist vom Anwender darauf zu achten, dass die Empfehlungen nicht nur vorliegen, sondern dass sie auch wirklich durchführbar sind und durchgeführt werden. Weicht der Aufbereiter in wesentlichen Punkten von den Herstellerempfehlungen ab, übernimmt er dabei die Produkthaftung. Es empfiehlt sich, bei neu anzuschaffenden Medizinprodukten schon beim Beschaffungsvorgang zu prüfen, ob ausreichende Herstellerangaben vorliegen und mit welchem Aufwand die Produkte aufzubereiten sind. So sollte zum Beispiel in Zukunft darauf geachtet werden, dass die neuen Hand- und Winkelstücke maschinell im Thermodesinfektor aufzubereiten sind. Momentan bestehen noch große Unterschiede zwischen den einzelnen Herstellern. Einige wenige erlauben den direkten Internetzugang, um Aufbereitungsanweisungen herunterzuladen wie z.B. die Firma Aesculap; andere verweigern sich völlig oder geben zum Teil hygienisch undurchführbare Angaben, wie z.B. Instrument mit Seifenlauge abreiben, heraus.

Bei nicht vorliegenden bzw. nicht ausreichenden Herstellerangaben sollte im Rahmen der Medizinprodukte-Sicherheitsplanverordnung das Bundesinstitut für Arzneimittel und Medizinprodukte (BfArM) informiert werden, da dann eine der grundlegenden Anforderungen für das Inverkehrbringen von Medizinprodukten in der EU fehlt.

....

Die Gebrauchsanweisung muss nach Maßgabe des konkreten Falles folgende Angaben enthalten:

h) bei wiederzuverwendenden Produkten Angaben über geeignete Aufbereitungsverfahren, z.B. Reinigung, Desinfektion, Verpackung und gegebenenfalls Sterilisationsverfahren, wenn eine erneute Sterilisation erforderlich ist, sowie Angaben zu ei-

Risikoklasse	Definition			Beispiele
Unkritische Medizinprodukte	Medizinprodukte, die lediglich mit intakter Haut in Berührung kommen			Extraorale Teile des Gesichtsbogens Schieblehre Beatmungsmaske Anmischspatel
Semikritische Medizinprodukte	Medizinprodukte, die mit Schleimhaut oder krankhaft veränderter Haut in Berührung kommen	Gruppe A	Aufbereitung ohne besondere Anforderungen möglich	Handinstrumente für allgemeine präventive oder restaurative oder kieferorthopädische Maßnahmen
		Gruppe B	Erhöhte Anforderungen an die Aufbereitung	• Effektivität der Reinigung nicht unmittelbar beurteilbar (z.B. lange, enge Lumen, Hohlräume) • Sicherheit beeinflussende Effekte nicht ausschließbar (z.B. knickempfindlich, empfindliche Oberflächen) • Anzahl der Anwendungen oder Aufbereitungszyklen durch den Hersteller begrenzt	Übertragungsinstrumente für allgemeine präventive, restaurative oder kieferorthopädische Behandlungen
Kritische Medizinprodukte	Medizinprodukte zur Anwendung von Blut, Blutprodukten und anderen sterilen Arzneimitteln und Medizinprodukte, die die Haut oder Schleimhaut durchdringen und dabei in Kontakt mit Blut, inneren Geweben oder Organen kommen, einschließlich Wunden	Gruppe A	Aufbereitung ohne besondere Anforderungen möglich	Instrumente und Hilfsmittel für chirurgische, parodontologische und endodontische Maßnahmen
		Gruppe B	Erhöhte Anforderungen an die Aufbereitung	• Effektivität der Reinigung nicht unmittelbar beurteilbar (z.B. lange, enge Lumen, Hohlräume) • Sicherheit beeinflussende Effekte nicht ausschließbar (z.B. knickempfindlich, empfindliche Oberflächen) • Anzahl der Anwendungen oder Aufbereitungszyklen durch den Hersteller begrenzt	Rotierende oszillierende Instrumente und oder Übertragungsinstrumente für chirurgische, parodontologische oder endodontische Maßnahmen
		Gruppe C	Besonders hohe Anforderungen an die Aufbereitung	Gruppe B und thermolabil	Ohne Bedeutung für die Zahnarztpraxis

Tab. 7.1 Risikoklassifikation von Medizinprodukten [Scherrer/Zinn (2006)]

ner eventuellen zahlenmäßigen Beschränkung der Wiederverwendungen; bei der Lieferung von Produkten, die vor der Anwendung zu sterilisieren sind, müssen die Angaben zur Reinigung und Sterilisation sicherstellen, dass das Produkt bei ihrer ordnungsgemäßen Befolgung die Anforderungen des Abschnitts I nach wie vor erfüllt.
[Richtlinie 93/42/EWG des Rates vom 14. Juni 1993 über Medizinprodukte – Auszug aus Anhang I; Abschnitt II, Nummer 13.6]

••

Anwender von Medizinprodukten sollten nur noch Produkte verwenden und anschaffen, deren Hersteller sich kooperativ verhalten und hygienisch und funktionell durchführbare Aufbereitungsempfehlungen herausgeben.

> **MEMO** Vor der Aufbereitung von Medizinprodukten im zahnärztlichen Bereich sind die Herstellerangaben zu Rate zu ziehen. Diese sind auf ihre Praktikabilität und Durchführbarkeit hin zu prüfen.

Sollten Medizinprodukte verwendet werden, bei denen der Hersteller nicht mehr zur Rate gezogen werden kann, so ist in einem Gremium unter Hinzuziehung eines Hygienikers festzulegen, ob und wie das bisher verwendete Medizinprodukt hygienisch und rechtlich sicher aufbereitet werden kann. Dies ist dann schriftlich zu dokumentieren, um bei rechtlichen Fragestellungen hygienisch zufriedenstellende Handlungsanweisungen nachzuweisen.

7.2.3 Festlegung der Aufbereitungsverfahren

Als nächster Schritt müssen die Aufbereitungsverfahren produkt- bzw. produktgruppenspezifisch festgelegt werden. Dazu sollen zunächst die Herstellerangaben beachtet werden. Der Anwender ist verpflichtet, die Herstellerangaben einzuholen und diese in die Risikobewertung, die Festlegung und in die Dokumentation des Aufbereitungsprozesses einfließen zu lassen. Danach sollten die einzelnen Schritte der Instrumentenaufbereitung festgelegt, auf ihre Praktikabilität überprüft und schriftlich niedergelegt werden.

Vorreinigung, Reinigung, Desinfektion

Die kontaminierten bzw. unsterilen Medizinprodukte müssen nach Gebrauch sachgerecht und schonend abgelegt werden. Um Beschädigungen zu vermeiden, sollte kein „Abwerfen" im buchstäblichen Sinne praktiziert werden.

Eine effektive Reinigung erfordert die Vorbereitung der Medizinprodukte schon gleich nach dem Gebrauch. Gelenkinstrumente müssen geöffnet werden. Rückstände von korrosiven Ätz- und Arzneimitteln (z.B. Silbernitrat, Quecksilberverbindungen) müssen sofort nach Gebrauch entfernt werden. Einzelne Gegenstände, wie z.B. wieder verwendbare Absaugsysteme oder feine oder stark kontaminierte Instrumente müssen grob vorgereinigt bzw. durchgespült werden. Welche Instrumente wie vorbereitet werden, sollte in einer Standardarbeitsanweisung schriftlich festgelegt sein.

Ist ein längerer Transport notwendig, sollte er in geschlossenen, desinfizierbaren Behältern erfolgen. Der Transport sollte immer materialschonend sein.

Alle Medizinprodukte sollen vorzugsweise trocken entsorgt werden. Nur benutzte Instrumente, bei denen bei der Reinigung Verletzungsgefahr besteht, müssen vorher desinfiziert werden. Da bei der maschinellen Reinigung benutztes Instrumentarium sofort nach Gebrauch in maschinengeeignete Instrumententräger (z.B. Siebschalen) entsorgt wird, ist die vorherige Desinfektion nicht notwendig. Es wird direkt zur Aufbereitung transportiert und dort berührungslos in das Ultraschallbad eingelegt.

Der Einsatz eines Ultraschallbads mit einem Reinigungsmittel verbessert den Reinigungserfolg bei stark verschmutzten Gegenständen. Für die Reinigung im Ultraschallbad sind Medizinprodukte aus Edelstahl sowie mechanisch empfindliche Instrumente aus der Dentalchirurgie besonders geeignet. Bei Klebungen ist jedoch Vorsicht geboten; diese können durch Einwirkung von Ultraschall beeinträchtigt werden. Besonders bei luftgefüllten oder weichen Medizinprodukten kann die Effektivität der Reinigung wegen ungenügender Schallübertragung nicht ausreichend sein. Um die optimale Wirkung des Ultraschalls zu nutzen, müssen großflächige Instrumente so platziert werden, dass keine Schallschatten oder schalltoten Zonen entstehen. Die Instrumente müssen vollständig von der Lösung bedeckt sein. Aus Gründen des Arbeitsschutzes sollen Ultraschallbäder abgedeckt sein.

Medizinprodukte mit besonders hartnäckigen Inkrustierungen oder englumige Schläuche, Kanülen oder Instrumente mit Hohlräumen müssen oft mit weichen Kunststoffbürsten, Reinigungsmittel und flusenfreien weichen Tüchern oder Druckwasserpistolen manuell vorgereinigt werden.

Generell ist die vollautomatische Reinigung und thermische Desinfektion einer manuellen Aufbereitung vorzuziehen.

Die maschinelle Reinigung wird in einem gemeinsamen Prozess zusammen mit einer thermischen oder chemothermischen Desinfektion in vollautomatischen Reinigungs- und Desinfektionsautomaten durchgeführt.

Für die unterschiedlichen Medizinprodukte sind verschiedene Einsatzkörbe vorgesehen, die eine sichere Reinigung und Desinfektion auch normalerweise schwer zu reinigender Gegenstände (z.B. langer bzw. enger Schläuche) ermöglichen.

Es gibt aber immer noch Medizinprodukte, die mit maschinellen Verfahren nicht zu reinigen und zu desinfizieren sind; bei diesen muss auch die Desinfektion mit manuellen Prozessen erfolgen. Solche Methoden sind, streng genommen, nicht zu validieren, da die qualitätssteuernden Parameter nur unzureichend gemessen werden können, und müssen daher besonders akribisch ausgeführt und dokumentiert werden. Dies kann durch die Erstellung einer Standardarbeitsanweisung geschehen, die alle Arbeitsschritte und die notwendigen Parameter (z.B. Desinfektionsmittelkonzentration, Einwirkzeit, Standzeit) beschreibt. Unter Umständen kann eine stichprobenartige Kontrolle erfolgen.

Beim Einsatz der chemischen Instrumentendesinfektion sind einige Grundsätze zu beachten:

▶ Die Desinfektionsmittel müssen nachweislich bakterizid, viruzid und fungizid wirken.
▶ Die verwendeten Desinfektionsmittel müssen DGHM/VAH-gelistet sein oder einen anderen adäquaten Wirksamkeitsnachweis besitzen (RKI-Liste).
▶ Eine wirksame Reinigung muss der Desinfektion vorausgehen.

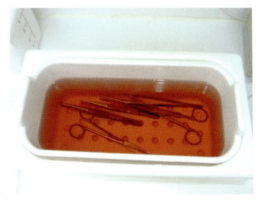

**Abb. 7.2   Unabgedeckte Desinfektionsmittel-
wanne**

▶ Nach der Desinfektion ist eine gründliche Spülung und Trocknung unter Vermeidung von Kreuzkontaminationen notwendig.

▶ Es muss der Verbleib von toxisch relevanten Rückständen und Reaktionsprodukten auf dem Medizinprodukt sicher ausgeschlossen werden können.

▶ Zur Instrumentendesinfektion dürfen nur Instrumentendesinfektionsmittel verwendet werden.

▶ Um direkten Hautkontakt zu vermeiden, sind geeignete Handschuhe zu tragen.

▶ Um schleimhautreizende Dämpfe zu vermeiden, sollten Lösungen immer mit kaltem Wasser angesetzt werden.

▶ Eine genaue Dosierung des Desinfektionsmittels ist zu beachten (Messbecher oder Dosiergerät benutzen).

▶ Zur Vermeidung der Emission von Desinfektionsmitteldämpfen sollten die Wannen immer abgedeckt sein.

▶ Die Standzeiten der Desinfektionsmittellösungen sollten nach Herstellerangaben unbedingt beachten werden.

▶ Ansetzdatum, Inhalt und Konzentration müssen auf dem Desinfektionsmittelbehältnis dokumentiert sein.

▶ Die Einwirkzeiten sind zu beachten (Zeit messen).

▶ Bei Zusatz von Reinigern sind nur vom Hersteller empfohlene Produkte einzusetzen.

Neben der Auswahl möglichst wirksamer Substanzen sind beim Einsatz in der Praxis auch die Anwendungseigenschaften (Lieferung als flüssiges Konzentrat, als Pulver oder als gebrauchsfertige Lösung, ggf. mit Aktivator, Art der Dosierung), die Umweltverträglichkeit (auch z.B. von Hilfsstoffen oder Parfümiermitteln) und der Arbeitsschutz zu beachten. Fertig angesetzte Gebrauchslösungen sind in verschlossenen Behältern bis zu vier Wochen haltbar (Herstellerangaben beachten).

Sollte der Hersteller nachweisen können, dass die angesetzten Gebrauchslösungen solange haltbar sind können sie bis zu vier Wochen in verschlossenen Behältern aufbewahrt werden, ansonsten müssen sie mindestens täglich und bei sichtbarer Verschmutzung sofort gewechselt werden.

Die Nachteile der chemischen Verfahren sind in der nachfolgenden Übersicht zusammengestellt.

▶ Wirkungslücken und Kontamination chemischer Desinfektionsmittel

▶ primäre bakterielle Resistenz, Adaptation (Biofilmbildung)

▶ Konzentrations-, Temperatur- und pH-Abhängigkeit

▶ Zersetzbarkeit und Wirkungsverlust

▶ Seifen-, Eiweißfehler

Thermische Desinfektion

Die thermische Desinfektion erfolgt in der Regel gemeinsam mit der Reinigung von Medizinprodukten in vollautomatischen Reinigungs- und Desinfektionsautomaten. Die Desinfektion erfolgt dabei durch Temperatureinwirkung, in der Routine reichen 80 °C (Haltezeit 10 min) bei thermischen bzw. 60 °C bei chemothermischen Verfahren (Haltezeit 15 min) aus. Im Seuchenfall muss auf Anordnung des Amtsarztes ein vom RKI anerkanntes, geprüftes und gelistetes Verfahren zur Abtötung von Mikroorganismen der Resistenzstufen A und B eingesetzt werden, somit alle vegetativen Bakterien, Pilze und Viren erfasst. Dazu ist neben einem geänderten Programmablauf, bei dem die Desinfektion vor der Reinigung erfolgt, eine Temperatur von 93 °C und eine Einwirkungszeit von 10 min einzuhalten.

Durch Einbau eines anderen Thermostats zum Erreichen von höheren Temperaturen können theoretisch auch Haushaltsgeschirrspülmaschinen einge-setzt werden. Der Desinfektionserfolg konnte bei 75 °C mit einer ungefähren Haltezeit von 5 Minuten erreicht werden. Diese Maschinen können jedoch nicht mit speziellen Einsatzkörben, beispielsweise für Schläuche oder Endoskope, bestückt werden und eignen sich daher nur für die Reinigung und Desinfektion von einfachen Medizinprodukten (Gruppe semikritisch A) Da es auch keine Dokumen-tationsmöglichkeiten bei diesen Maschinen gibt, sind sie streng genommen nach Medizinprodukte-Betreiberverordnung nicht einsetzbar [Ebner et al. (2000)].

Die seit Juli 2006 in Kraft getretene DIN 15883-1 for-dert zur Überprüfung der Desinfektionswirkung in Reinigungs- und Desinfektionsgeräten eine Auf-zeichnung der Temperatur und der Haltezeit. Dazu werden die ungünstigsten Beladungsbedingungen definiert und durch einbringen von Aufzeichnungs-geräten an zehn unterschiedlichen Positionen das Temperaturprofil ermittelt. Eine Desinfektion gilt als gegeben wenn der A_0-Wert von 600 (80°C, 600 s; 90°C, 60 s) erreicht wird.

Unabhängig von der Desinfektion soll der Reini-gungserfolg ermittelt werden, indem Instrumente künstlich angeschmutzt werden. Nach dem Prozess müssen die Instrumente nicht nur optisch sauber sein, sondern es muss auch die Proteinfreiheit nach-gewiesen werden.

Validierung von Reinigungs- und Desinfektionsautomaten

Gemäß der Medizinprodukte-Betreiberverordnung muss auch die Reinigung und Desinfektion von Me-dizinprodukten mit validierten Verfahren erfolgen. Mit der Validierung will man grundsätzlich nachwei-sen, dass das eingesetzte Verfahren für die sichere Aufbereitung geeignet ist. Dabei werden die Para-meter bestimmt, die dafür notwendig sind. Dies sind gleichzeitig die Parameter, die im Routinebetrieb für die Freigabe kontrolliert werden müssen.

Zur Validierung definiert man den in der Praxis vor-kommenden, am schwierigsten zu reinigenden, zu desinfizierenden bzw. zu sterilisierenden Fall und überprüft, ob dieser Fall im Prozess erfolgreich be-handelt wird. Man kann dann davon ausgehen, dass auch alle leichteren Fälle ebenfalls zu einem er-folgreichen Ergebnis führen. Für die maschinelle Reinigung, Desinfektion sucht man sich also die Be-ladung aus, die die schwierigsten, aber noch realis-tischen, Bedingungen vorgibt (z.B. Spülschatten). Diese Beladung wird dann als Standard für alle Vali-dierungen oder Revalidierungen definiert.

Weiterhin müssen die Prüfkörper zur Validierung ausgewählt werden. Dabei sollen die am schwie-rigsten zu reinigenden Medizinprodukte simuliert werden.

Für die Überprüfung sollen die am schwierigsten zu entfernenden in der Praxis auftretenden Ver-schmutzungen nachgeahmt werden. Die An-schmutzung kann auch gleich mit Mikroorganis-men kontaminiert werden und dient dann auch der mikrobiologischen Überprüfung. Die dafür anzu-wendende Standardmethode ist normalerweise nicht in der niedergelassenen Praxis selbst durch-führbar. Das heißt also, es müssen entsprechend vorbereitete Instrumente angefordert und zur Ana-lyse in ein qualifiziertes Labor eingesandt werden.

Eine mögliche Methode kann die modifizierte Vor-gehensweise gemäß der alten Empfehlung des Bun-desgesundheitsamtes sein [Bundesgesundheitsamt (1980)]. Die Modifikation kann dabei in Abhängig-keit der aufzubereitenden Instrumente die Art der Testkörper und der Kontamination betreffen.

Für die Validierung einer Beladung werden je 5 kontaminierte Schrauben und Schläuche verwendet.

Die Prüfkörper werden mit E. faecium-haltigem Blut kontaminiert; bei den Schrauben liegt die Keimzahl zwischen 10^8 bis 10^9 KBE/ml, bei den Schläuchen bei ca. 10^7 KBE/ml. Es empfiehlt sich, bei defibriniertem Hammelblut Protaminsulfat zuzusetzen, um die Gerinnungsfähigkeit und damit die Vergleichbarkeit mit Humanblut wiederherzustellen.

Werden keine Schläuche aufbereitet, so werden nur die Schrauben eingelegt, am besten mittels eines Siebes in den Einsatzkorb. Es empfiehlt sich, die Schrauben gleichmäßig auf die ungünstigsten Positionen in der Kammer zu verteilen (z.B. in die oberen und unteren Ecken). Die Schläuche werden auf die Schlauchansatzdüsen der Maschine aufgesteckt. Anschließend wird die Maschine normal betrieben.

Nach Beendigung des Programms werden die Prüfkörper mit einer sterilen Pinzette aus der Maschine entnommen und in Nährbouillon eingelegt. Die weitere Bearbeitung erfolgt im mikrobiologischen Labor. Eine Überprüfung der Maschinen soll in der Regel mindestens halbjährlich bzw. nach Reparaturen oder Wartungsarbeiten erfolgen.

Ein kritischer Punkt ist noch die Überprüfung des Reinigungserfolgs. Diskutiert werden verschiedene Methoden, die auf dem Prinzip des Proteinnachweises beruhen. Dabei wird angenommen, dass ein positiver Proteinnachweis auf Restverschmutzung durch menschliches Blut oder Gewebe zurückzuführen ist. Zum Zeitpunkt der Erstellung der RKI/BfArM-Empfehlung bestand die Meinung, dass die derzeitig bekannten Methoden zum Proteinnachweis noch unbefriedigend sind. Deswegen wurde die optische Kontrolle, evtl. unter Zuhilfenahme eines Vergrößerungsglases gefordert.

MEMO Nur optisch saubere Instrumente können erfolgreich sterilisiert werden.

Zu einer Validierung gehört immer auch die Dokumentation, d.h. erstmalig bei der Validierung und dann anschließend beim Routineprozess müssen für Reinigungs- und Desinfektionsautomaten die Parameter (z.B. Temperatur, Einwirkzeit, Wassermenge, Reinigungs- und ggf. Desinfektionsmittelmenge, Trocknungszeit) erfasst und dokumentiert werden, die für das einwandfreie Prozessergebnis erforderlich sind. Erst wenn diese Parameter im Routineprozess erreicht wurden, kann die Freigabe für den nächsten Prozessschritt erfolgen. Derzeit gibt es für viele Reinigungs- und Desinfektionsautomaten Nachrüstmöglichkeiten, um eine solche Dokumentation zu ermöglichen. Moderne Maschinen führen den Abgleich der Parameter elektronisch durch und gehen bei Nicht-Erreichen der Parameter auf Störung; auch die Dokumentation erfolgt hier elektronisch.

Alle vorhandenen Reinigungs- und Desinfektionsprogramme sind zu validieren.

7.2.4 Funktionsprüfung

Neben der Prüfung der funktionellen technischen Sicherheit sollte in diesem Prozessschritt auch die Prüfung auf ausreichende Trocknung und Sauberkeit erfolgen. Die Prüfungsschritte sollten schriftlich festgelegt werden, um sicherzustellen, dass alle Mitarbeiter nach den gleichen Regeln prüfen. Die Trocknung wird dabei in der Regel durch *Tasten* oder durch Auflegen auf ein Löschpapier oder Tuch überprüft. Die Prüfung auf Sauberkeit erfolgt, wie schon erwähnt, am besten optisch an Stellen, an denen am ehesten mit einer Restverschmutzung zu rechnen ist (z.B. an Instrumentengelenken und -lumina). Sollte ein ungenügender Reinigungs- oder Trocknungserfolg festgestellt werden, hat eine Rückmeldung an den vorhergehenden Prozessschritt zu erfolgen.

Bei Gegenständen mit engem Lumen prüft man die Trockenheit, indem man sie mit Druckluft auf einen Spiegel durchbläst, es darf dann auf dem Spiegel keine Feuchtigkeit sichtbar sein.

Nach Reinigung und Desinfektion werden die Gegenstände, die sterilisiert werden müssen, zum nächsten Arbeitsplatz weitertransportiert. Dort erfolgt bei Bedarf die Pflege mit speziellen Pflegemitteln (z.B. Öle und Fette; Silikonsprays sind nicht geeignet) sowie ggf. eine Dichtigkeitsprüfung. Abgenutzte, korrodierte, poröse sowie anderweitig beschädigte Instrumente werden aussortiert (Flugrost, Folgerost). Bei der Überprüfung der Instrumente sollte auf geeignete Arbeitsplätze mit ausreichender Beleuchtung und zusätzlich bei feinen Instrumenten auf Lichtlupen Wert gelegt werden. Bezüglich weiterführender Informationen zur Instrumentenaufbereitung wird die Broschüre „Instrumentenaufbereitung richtig gemacht" des Arbeitskreises Instrumentenaufbereitung empfohlen. Sie kann unter www.a-k-i.org kostenlos aus dem Internet heruntergeladen werden.

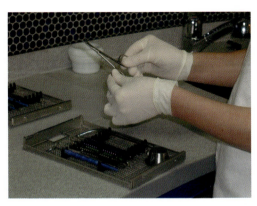

Abb. 7.3   Funktionsprüfungen müssen schriftlich festgelegt werden

7.2.5 Verpackung

Das Packen von Instrumentensieben oder auch von Trays sollte nach standardisierten Packlisten erfolgen, die entweder direkt am Arbeitsplatz aushängen oder per Bildschirm aus dem EDV-System abrufbar sind. Die Packtische/-bereiche sollten ausreichend groß und gut beleuchtet sein.

Nach dem Packen wird an jedem Container eine Verschlussplombe befestigt. Bei Beschädigung der Plombe muss der Container erneut sterilisiert werden. Alternativ dazu kann der Verschluss mit einem Indikatorklebeband erfolgen, welches durch Farbumschlag zuverlässig anzeigt, ob es den Sterilisationsprozess durchlaufen hat. Wenn eine kontaminationsfreie Entnahme des Siebes möglich ist, kann in Containern auf eine Innenverpackung verzichtet werden. Sofern keine Einwegfilter verwendet werden, müssen die Filter der Container in regelmäßigen Abständen gewechselt werden.

Die Verpackung muss immer mit spezifischen Materialien erfolgen, die für den jeweiligen Sterilisationsprozess geeignet sind und den Zutritt des Wirkprinzips zum Sterilisiergut gewährleisten. Insbesondere bei Sterilisationsverfahren für thermolabile Medizinprodukte sind nicht alle Verpackungsarten verwendbar.

Das Einschweißen der Einzelinstrumente hat mit geeigneten geeichten Schweißgeräten und geeigneter Folie zu erfolgen. Sterilisationsfolien sind sicher zu verschweißen. Sie dürfen nur einmal verwendet werden. In dem in Abb. 7.5 dargestellten Beispiel wurde zwar eine geeignete Sterilgutverpackung gewählt, der Verschluss der Verpackung ist allerdings alles andere als geeignet.

MEMO Häufige Fehler beim Verpacken:

▶ Pakete aus Sterilisationspapier sind zu straff gepackt, dadurch ist ein Aufreißen der Kanten möglich

▶ Sterilisierbeutel sind zu prall gefüllt, weil die Luft nicht ausgestrichen wurde, dadurch entsteht während der Vakuumtrocknung ein zu hoher Beutelinnendruck und die Kleberänder oder Siegelnähte können platzen

▶ Sterilisierbeutel werden vom (spitzen oder zu schweren) Inhalt beschädigt

▶ Textilien werden in Sterilisierbeutel verpackt, durch die Feuchtigkeitsaufnahme bei der Dampfeinwirkung besteht dabei die Gefahr, dass die Siegelnähte der Beutel aufplatzen

▶ Seitenrandfaltenbeutel sind nicht richtig verschlossen, weil die Temperatur des Schweißgeräts falsch gewählt wurde

7.2.6 Sterilisation

Wasser, Eiweiß und Nukleinsäuren sind die Hauptbestandteile allen Lebens und damit auch von Infektionserregern. Zur Abtötung der Erreger können deswegen Methoden verwendet werden, die die Zellen irreversibel schädigen.

Der Erfolg einer Sterilisation ist von mehreren Faktoren abhängig. Je höher die Ausgangskeimzahl ist, umso größer ist die Wahrscheinlichkeit, dass die Sterilisation unwirksam bleibt, weil nicht alle Mikroorganismen abgetötet werden. Ein weiterer Faktor ist die Dauer und die Wirksamkeit der einwirkenden chemischen und/oder physikalischen Agenzien. Ein Produkt gilt als steril, wenn von 1 Million gleicher sterilisierter Objekte nur 1 Objekt mit 1 Keim behaftet ist (Sterility Assurance Level = SAL 10–6) [Färber et al. (1997)].

Bei der Sterilisation gilt grundsätzlich, dass das Sterilisiergut gründlich gereinigt und trocken sein muss. Eiweißreste oder Salzkristalle können als Schutzhülle für Mikroorganismen dienen und damit deren Abtötung erschweren.

Für die Sterilisation von Medizinprodukten gibt es mehrere geeignete Methoden.

Sterilisation mit feuchter Hitze (Dampfsterilisation)

Die Sterilisation mit Wasserdampf ist das am weitesten verbreitete und zuverlässigste Sterilisationsverfahren. Dabei wird gesättigter, gespannter Wasserdampf mit Temperaturen von 121 °C (2,05 bar – Abtötungszeit 15–20 min) oder 134 °C (3,04 bar – Abtötungszeit 5 min) eingesetzt.

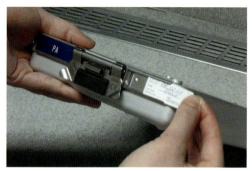

Abb. 7.4   Sterilgutverpackungen müssen ausreichend beschriftet sein

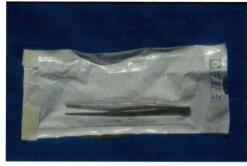

Abb. 7.5   Ungeeignete Medizinprodukteverpackung

Die Sterilisationswirkung beruht auf der Kondensation des Dampfes am Sterilisiergut; dabei wird Energie freigesetzt, welche die Erreger schädigt. Die Dampfsterilisation kann nur dann erfolgreich sein, wenn alle Prozessparameter erfüllt sind (vollständige Luftentfernung, gesättigter, gespannter Wasserdampf, ausreichende Temperatur und Einwirkungszeit).

Häufige Fehler bei der Dampfsterilisation:

▶ Durch ungenügende Vorreinigung des Sterilisiergutes wird die Keimzahl nicht genügend reduziert.

▶ Mikroorganismen werden durch Schleim-, Blut und Serumreste, besonders in englumigen Schläuchen, eingehüllt und können so vom Dampf nicht erreicht werden.

▶ Bei porösem Material (z.B. häufig sterilisierten Textilien) wird der kondensierende Wasserdampf nicht aufgesogen und es bildet sich Wasser. In Wasser wird aber nicht die Temperatur erreicht, die zur Sterilisation notwendig ist.

▶ Bei der Sterilisation von Metallgegenständen kann sich Kondenswasser bilden, wenn das Gewicht von ungefähr 8 kg pro Sieb überschritten wird

▶ Metallnierenschalen, Schüsseln und andere Gefäße liegen mit der Öffnung nach oben im Sterilisierkorb, so dass das Kondensat nicht ablaufen kann.

▶ Papierverpackte Sterilgüter werden in der unteren Ebene abgestellt, so dass von oben abtropfendes Kondensat die Verpackung durchnässen kann.

▶ Sterilisierbehälter werden mit perforiertem Deckel übereinander gestellt; dadurch kann der Dampf nicht durchdringen

Kleingeräte (< 1 StE), wie sie insbesondere im niedergelassenen zahnärztlichen Bereich eingesetzt werden, werden in drei Klassen eingeteilt:

Klasse N ermöglicht nur die Sterilisation von unverpackten, unporösen Medizinprodukten ohne Hohlräume.

Klasse S ermöglicht die Sterilisation verpackter und unverpackter Medizinprodukte. Im begrenzten Umfang ist auch die Sterilisation von Hohlräumen möglich, die Herstellerangaben sollten hierbei beachtet werden.

Klasse B ermöglicht die Sterilisation jeglicher thermostabiler Medizinprodukte, sie entspricht den in Krankenhäusern üblicherweise eingesetzten Sterilisatoren. Nur Klasse B Sterilisatoren sind uneingeschränkt in der Lage, Hohlkörperinstrumente (Hand- und Winkelstücke) zu sterilisieren.

So genannte Blitzsterilisatoren entsprechen in der Regel der Klasse N oder S. Die Blitzsterilisation ist für den Routinebetrieb nicht geeignet, da hierbei ohne Verpackung und ohne Vorvakuumphasen sterilisiert wird. Sie sollte auf den Notfall beschränkt bleiben, bei dem ein seltenes Instrument während des Eingriffs schnell wieder zur Verfügung stehen muss.

Bei Neuanschaffung sollte darauf geachtet werden, dass die Sterilisatoren geeignet sind auch die sichere Sterilisation der Innenflächen von Hohlkörpern zu gewährleisten und eine automatische Kontrolle und Dokumentation möglich ist. Sterilisatoren der Klasse B erfüllen diese Vorgaben üblicherweise. Bei Sterilisatoren der Klasse S sollte der Hersteller schriftlich bestätigen, dass der Sterilisator für das vorgesehene Spektrum an Sterilgut geeignet ist.

Überprüfung von Dampfsterilisatoren
Vakuumtestprogramm

Beim Vakuumtestprogramm wird die Dichtigkeit der Sterilisierkammer geprüft. Eine undichte Kammer führt zu einem zu geringen Vakuum und „Luftnestern" in der Kammer, durch die eine sichere Sterilisation nicht gewährleistet werden kann. Bei modernen Dampfsterilisatoren muss dieser Test monatlich durchgeführt werden; bei älteren Modellen kann eine tägliche Ausführung sinnvoll sein. Es sollte diesbezüglich die Herstellerangabe berücksichtigt werden.

Dampfdurchdringungstest (Bowie-Dick-Test)

Dieser Test soll feststellen ob das gesamte Sterilgut ausreichend mit Dampf durchdrungen wird; dies ist eine Voraussetzung für den sicheren Sterilisationserfolg. Moderne Dampfsterilisatoren besitzen ein spezielles Programm für den sog. Bowie-Dick-Test. Falls möglich sollten ältere Geräte nachgerüstet werden. Bei mangelhaftem Testergebnis können die möglichen Ursachen bei der Dampfqualität oder bei einer undichten Sterilisierkammer liegen. Der Test soll einmal täglich vor dem Routinesterilisationsprogramm in betriebswarmem Zustand nach einer Leersterilisation und dem Vakuumtest durchgeführt werden (nach Herstellerangaben).

Der originale Bowie-Dick-Test besteht aus einem Indikatorpapier, welches in ein spezielles Wäschepaket gepackt wird; bei erfolgreichem Testergebnis erfolgt ein gleichmäßiger Farbumschlag des Indikatorpapiers.

Als Alternative gibt es den so genannten Bowie-Dick-Simulationstest (auch Helix-Test genannt). Er besteht aus einem Prüfkörper aus Metall mit Teflonschlauch, der den Widerstand des Wäschepakets simuliert. Im Inneren des Prüfkörpers wird als schmaler Streifen ein Indikator eingelegt. Dieser kann anschließend übersichtlich in ein Dokumentationsblatt eingeklebt werden. Es hat sich gezeigt, dass mit diesem Test schon geringste Undichtigkeiten der Sterilisierkammer angezeigt werden können und somit ein mit dem Originaltest vergleichbares Ergebnis erzielt werden kann. Ist im Sterilisator kein Bowie-Dick-Testprogramm vorhanden, kann der Prüfkörper dem Bowie-Dick-Simulationstest angepasst werden.

Indikatoren

Um nachzuweisen, dass Sterilgut einem Sterilisationsprozess unterzogen worden ist, werden verschiedene Indikatoren eingesetzt.

Behandlungsindikatoren

Durch einen einfachen Farbumschlag ermöglichen sie die Unterscheidung zwischen sterilisiertem und nicht sterilisiertem Gut. Sie sollen die Verwechslung von behandeltem und unbehandeltem Gut verhindern. Mit solchen Behandlungsindikatoren können indes keine Aussagen über den ordnungsgemäßen Ablauf des Sterilisationsprozesses gemacht werden. Auf Einwegsterilisierverpackungen ist in der Regel ein Indikator aufgedruckt, so dass ein zusätzlicher Streifen oder ein Klebeband nicht notwendig ist.

Für Behandlungsindikatoren gibt es zunächst einmal das Indikatorklebeband, auf dieses Klebeband ist der Farbindikator aufgedruckt: so ist schon bei Entnahme des Sterilguts aus der Kammer sichtbar, ob das Sterilgut dem Verfahren ausgesetzt war. Außerdem gibt es noch für Sterilisiercontainer spezielle Etiketten, die zusätzlich zum Indikator noch andere Parameter für die Dokumentation enthalten können.

Chargenindikatoren (Prozessindikatoren)

Bei diesen Indikatoren werden Testprüfkörper verwendet, die schwer zu sterilisierende Bedingungen simulieren. In diese wieder verwendbaren Prüfkörper werden Farbkontrollindikatoren eingebracht, die eine „in-line"-Sterilisationskontrolle pro Charge ermöglichen. Das Ergebnis kann sofort abgelesen und der Indikator selbst als Nachweis für die Sterilisationskontrolle im Sterilisationsprotokoll abgeheftet werden. Die Indikatoren sollen nur Reaktionen

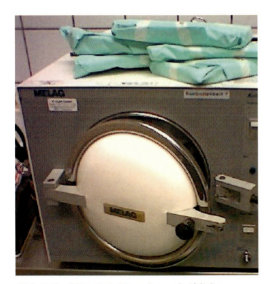

Abb. 7.6   Alter Autoklav ohne schriftliche Dokumentation

Dieser Test findet hauptsächlich in der Pharmazeutischen und Medizinprodukte-Industrie Verwendung.

2. **Challenge-Test,** dabei werden die Produkte mit hitzeresistenten Mikroorganismen kontaminiert und die Absterberaten ermittelt. Dieser Test wird vor allem in der Nahrungsmittelindustrie eingesetzt.

3. **Bioindikatorentest,** dabei werden Bioindikatoren (z.B. Sporenstreifen) der Sterilisation unterzogen und danach auf ihr Überleben untersucht.

4. **Physikalischer Test,** dabei wird mit Thermoelementen die Einhaltung der Temperatur-/Zeit-Abhängigkeit überprüft.

5. **Chemischer Test**, dabei wird mittels Chemoindikatoren die Einhaltung der Temperatur-/Zeit-Abhängigkeit überprüft.

zeigen, wenn eine geeignete Kombination aus Wasserdampf und Temperatur über eine gewisse Zeit eingewirkt hat und damit alle wesentlichen Bedingungen für den Sterilisationserfolg erfüllt wurden. Die Indikatoren sind auch zur Chargendokumentation bei noch technisch einwandfreien älteren Dampfsterilisatoren einsetzbar, die nicht mit entsprechenden Aufzeichnungseinrichtungen nachgerüstet werden können. Die Dokumentation mit Chargenindikatoren sollte jedoch mittelfristig durch Aufzeichnungsgeräte ersetzt bzw. ergänzt werden.

Validierung von Dampfsterilisationsprozessen

Bei der Validierung sollen die Parameter ermittelt werden, die für einen sicheren Sterilisationserfolg auf das Sterilgut einwirken müssen. Man kann grundsätzlich folgende verschiedenen Methoden der Validierung unterscheiden [Underwood (1999)]:

1. **Sterilitätstest**, dabei werden sterilisierte Produkte oder Materialien stichprobenartig überprüft, um Mikroorganismen zu entdecken.

Durch Einführung neuer Techniken sowie durch vermehrten Einsatz von Qualitätsmanagementsystemen haben sich auch einige der einschlägigen Normen zur Überprüfung von Sterilisationsprozessen dahingehend verändert, dass physikalische Methoden zur so genannten Validierung durchgeführt werden sollen.

Wie oben gezeigt wurde, kann aber auch die frühere Methode zur Überprüfung von Sterilisationsprozessen mittels Sporenträgern in Wäschepaketen als Methode zur Validierung angesehen werden. Der Vorteil der mikrobiologischen Methode ist dabei, dass sie von den Sterilisationseinrichtungen selbst durchgeführt werden kann und nur für die Auswertung i.d.R. die Mithilfe eines externen Labors benötigt. Weiterhin stellt sie eine Überprüfung der Sterilisation dar, bei der direkt Mikroorganismen abgetötet werden müssen, um das gewünschte Ergebnis zu erreichen. Die physikalische Methode ist normalerweise nur mit Hilfe eines externen Dienstleisters durchführbar. Weiterhin ist in Abhängigkeit der eingesetzten Technik eine aufwändige Vorbereitung des Sterilisators mit Installation der Aufzeichnungsgeräte nötig, die zudem wesentlich teurer ist als die mikrobiologische Methode. Ein Vorteil hat die physikalische Methode jedoch: das Ergebnis liegt sofort vor, während bei der mikrobiologischen Methode eine Bearbeitung im Labor notwendig ist, die eine Woche bis 10 Tage dauern kann. [Daschner et al. (1999); Scherrer (2002)].

Die Methode der mikrobiologischen Validierung hat sich in der Vergangenheit bewährt und in neuen internationalen Normen wird keine bestimmte Methode der Validierung mehr festgelegt [DIN EN ISO 17665 (2004)]. Deswegen sollte die mikrobiologische Methode beibehalten und höchstens modifiziert werden.

Im Folgenden wird beschrieben, wie eine mikrobiologische Validierung aussehen kann.

Die Überprüfung erfolgt mit Bioindikatoren, in denen als Testsporen Bacillus stearothermophilus verwendet werden. Die Revalidierung erfolgt regelmäßig alle 400 Chargen bzw. alle sechs Monate, weiterhin nach Aufstellung, falls ein Programm grundsätzlich verändert wurde oder nach Reparaturen.

Als Testobjekt dient ein Wäschepaket (ca. 6 kg hochkant in einem Sterilisierbehälter 30 x 30 x 60 cm), in dem die Bioindikatoren gleichmäßig verteilt werden. Die Testobjekte werden an der ungünstigsten Stelle im Sterilisator platziert, das ist in der Regel der untere Türbereich.

Grundsätzlichen werden in jedes Wäschepaket 5 Bioindikatoren eingelegt, Die Anzahl der verwendeten Wäschepakete ist von der Größe des Sterilisators abhängig. Tabelle 7.2 gibt die Anzahl der Wäschepakete in Abhängigkeit von der Sterilisatorgröße an.

Die Testobjekte werden mit einer vorher definierten Prüfbeladung, die die schwierigsten zu sterilisierenden Bedingungen simuliert, dem Sterilisationsprozess unterzogen. Bei dieser Validierungscharge müssen die Bedingungen, wie Betriebsüberdruck, Vakuum, Temperatur, Einwirkzeit dokumentiert werden, dies kann mittels Aufzeichnungsgeräten (Schreiber) erfolgen. Diese Bedingungen müssen im Routineprozess als Mindestparameter für die Freigabe zugrunde gelegt werden.

Nach der Sterilisation werden die Bioindikatoren zusammen mit einer nicht mitsterilisierten Transportkontrolle der gleichen Charge und einem Prüfbericht an das mikrobiologische Labor geschickt. Mit Ausnahme der Kontrolle darf kein Wachstum erfolgen. Es müssen alle im Sterilisator einprogrammierten Programme validiert werden. Programme mit unzureichendem Prüfergebnis müssen umgehend gesperrt und eine Problemfindung eingeleitet werden. Alle Wartungs- und Reparaturarbeiten müssen im Gerätebuch dokumentiert werden.

Chargendokumentation

Die Chargendokumentation dient dem forensischen Nachweis, dass die betroffene Charge einen einwandfreien Sterilisationsprozess durchlaufen hat. Dazu muss für jede Sterilisationscharge ein Protokoll geführt werden, dass alle relevanten Prozessdaten enthält. Zu diesen Daten gehören das

Fassungsvermögen des Sterilisators [StE]	Anzahl von Sterilisierbehältern (Wäschepakete) mit Bioindikatoren
bis 4	1
6 bis 9	2
12	3

Tab. 7.2 Anzahl der Wäschepakete in Abhängigkeit von der Sterilisatorgröße

Sterilisationsdatum, die Sterilisationszeit, die Chargennummer, Angaben über das Sterilisiergut und der Name des Bedienenden.

Bei modernen Geräten geschieht dies elektronisch und durch Ausdruck direkt am Gerät oder an einem dazugehörigen peripheren Drucker. Sollten keine Schreiber zur automatischen Aufzeichnung des Verfahrensablaufs vorhanden sein, müssen andere Möglichkeiten der Chargendokumentation verwendet werden. Das können die schon erwähnten chemischen Chargenindikatoren sein. Den Aufzeichnungen oder Indikatoren müssen dann noch die beschriebenen Prozessdaten zugeordnet werden.

Die Chargendokumentation muss der jeweiligen Patientenakte zuzuordnen sein, um ggf. den juristischen Nachweis führen zu können.

Sterilisation mit trockener Hitze (Heißluftsterilisation)

Trockene Luft hat eine wesentlich geringere Wärmekapazität als gesättigter Wasserdampf. Deswegen sind bei der Heißluftsterilisation gegenüber der Dampfsterilisation wesentlich höhere Temperaturen und längere Einwirkungszeiten erforderlich (160 °C – 200 min, 180 °C – 30 min, 200 °C – 10 min). Aufgrund dieser hohen Temperaturen können im Heißluftsterilisator nur hitzestabile Materialien wie Metalle, Glas, Porzellan, Öle, Fette oder Pulver, aber keine Tücher oder Papier sterilisiert werden. Grundsätzlich müssen die Sterilisatoren über eine mechanische Luftumwälzung verfügen.

Zwar ist die Heißluftsterilisation sehr einfach zu handhaben, trotzdem bzw. deswegen werden häufig Fehler gemacht.

Die häufigsten Fehler sind:
▶ Die Tür wird während des Sterilisiervorgangs geöffnet; dadurch kann die Temperatur unter-

schritten werden, und die Einwirkzeit für das komplette Sterilgut wird nicht eingehalten.
▶ Instrumente werden in geöffneten Behältern sterilisiert; dadurch wird das Sterilgut bei der Entnahme gleich wieder unsteril.
▶ Der Sterilisator wird zu dicht beschickt; dadurch kann die aufgeheizte Luft im Gerät nicht frei zirkulieren, so dass die Solltemperatur nicht an jeder Stelle des Sterilisiergutes zuverlässig und über die gesamte Dauer der Einwirkzeit aufrechterhalten wird.

Die Heißluftsterilisation gilt im Rahmen der Patientenversorgung als nicht konform mit den Anforderungen der MPBetreibV und sollte daher nachdrücklich und unverzüglich abgeschafft werden.

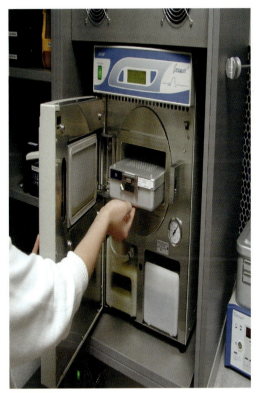

Abb. 7.7 *Sterilgutfreigabe nur nach festgelegten Kriterien*

Sterilisator	Temperatur/ Programmdauer	Material	Verpackung	Chargenkontrolle/Dokumentation/ Freigabe	Regelmäßige Routinekontrollen
Dampfsterilisator mit fraktioniertem Vorvakuum Klasse B Entspricht in etwa den in Krankenhäusern üblichen Geräten	121 °C 134 °C Je nach Gerät und Programm ca. 20–45 Minuten	Metall, Glas, Porzellan, Textilien, Papier, Verbandstoffe, thermostabile Kunststoffe	– Sterilisierbehälter aus Aluminium, Edelstahl, mit Filtern – Klarsichtsterilisationsverpackungen – Papierbeutel Versiegeln der Verpackungen mit Behandlungsindikator oder Plomben	Am Programmende: – Kontrolle des Farbumschlags des Behandlungsindikators – Ablesen von Druck, Temperatur und Zeit am Schreiber – Alternativ: Ablesen des Prozessindikators – Überprüfung auf Unversehrtheit der Verpackung – Freigabeentscheidung – Dokumentation vornehmen	Täglich Leercharge und Dampfdurchdringungstest (Bowie-Dick) Mikrobiologische Überprüfung aller 400 Chargen oder mindestens halbjährlich
Dampfsterilisator mit einfachem Vorvakuum/ Überdruckzyklen Klasse S	121 °C 134 °C Je nach Gerät und Programm ca. 20–45 Minuten	Metall, Glas, Porzellan, Textilien, Papier, Verbandstoffe, thermostabile Kunststoffe Nicht für alle Hohlkörper geeignet, Länge und Durchmesser beachten	– Sterilisierbehälter aus Aluminium, Edelstahl, mit Filtern – Klarsichtsterilisationsverpackungen – Papierbeutel Versiegeln der Verpackungen mit Behandlungsindikator oder Plomben	Am Programmende: – Kontrolle des Farbumschlags des Behandlungsindikators – Ablesen von Druck, Temperatur und Zeit am Schreiber – Alternativ: Ablesen des Prozessindikators – Überprüfung auf Unversehrtheit der Verpackung – Freigabeentscheidung – Dokumentation vornehmen	Täglich Leercharge und Dampfdurchdringungstest (Bowie-Dick) Mikrobiologische Überprüfung aller 400 Chargen oder mindestens halbjährlich

Tab. 7.3   Mindestanforderungen bei Sterilisatoren [nach Heudorf (2005)]

Sterilisator	Temperatur/Einwirk-zeit/Programmdauer	Material	Verpackung	Chargenkontrolle/Dokumentation/Freigabe	Regelmäßige Routinekontrollen
Dampfsterilisator mit Strömungs-/Gravitations-verfahren Klasse N	121 °C 134 °C Je nach Gerät und Programm ca. 20–45 Minuten	Metall, Glas, Porzellan, Textilien, Papier, Verbandstoffe, thermostabile Kunststoffe Keine Hohlkörper	Im wesentlichen nur für die Sterilisation von unver-packten Produkten geeignet (z.B. Zahnarzt)	Am Programmende: – Kontrolle des Farbumschlags des Behandlungsindikators – Ablesen von Druck, Temperatur und Zeit am Schreiber – Alternativ: Ablesen des Prozess-indikators – Überprüfung auf Unversehrtheit der Verpackung – Freigabeentscheidung – Dokumentation vornehmen	Mikrobiologische Überprüfung aller 400 Chargen oder mindestens halbjähr-lich
Heißluftsterilisator	180 °C 1–3 Stunden in Abhängigkeit vom Gerät, Beladungs-zustand und Verpackung	Metall, Glas, Porzellan	– Sterilisierbehälter aus Aluminium – 3-faches Einwickeln in Aluminiumfolie (≥ 30 µm) – Ggf. Sterilisierbehälter aus Edelstahl – Ggf. Polyamidfolien-schlauch verschweißt (auf Eignung achten) Versiegeln der Verpackungen mit Behandlungsindikator	Am Programmende: – Kontrolle des Farbumschlags des Behandlungsindikators – Ablesen des Maximalthermome-ters – Überprüfung auf Unversehrtheit der Verpackung – Dokumentation vornehmen	Mikrobiologische Überprüfung aller 400 Chargen oder mindestens halbjähr-lich

Tab. 7.3   Mindestanforderungen bei Sterilisatoren [nach Heudorf (2005)] (Fortsetzung)

7.2.7 Sterilgutfreigabe

Die RKI/BfArM-Empfehlung „Anforderungen an die Hygiene bei der Aufbereitung von Medizinprodukten" sieht die explizite Freigabe des Sterilguts nach der Sterilisation vor. Die Freigabe darf nur nach vorher schriftlich festgelegten Kriterien erfolgen, sie muss schriftlich, z.B. durch Namenskürzel, dokumentiert werden.

Eine Freigabe muss für jeden Prozessschritt erfolgen; die Kontrolle geschieht am besten durch den nachfolgenden Prozessschritt. Nur bei maschinellen Prozessen kann die Freigabe zusätzlich durch die Kontrolle der Maschinenparameter oder von eingesetzten Indikatoren erfolgen. Die abschließende Freigabe zur Anwendung nach der Sterilisation muss dokumentierbar erfolgen.

7.2.8 Lagerung

Bei längerer Lagerzeit ist mit einer höheren Staubbeladung und Kondensatbildung und somit auch einer höheren Keimzahl auf den Verpackungen zu rechnen. Somit ist theoretisch die Gefahr der bakteriellen Kontamination des Verpackungsinhalts beim Auspacken möglich. Um diese Gefahr so gering wie möglich zu halten, werden für einzeln verpackte Sterilgüter relativ kurze, für mehrfach verpackte Sterilgüter dagegen wesentlich längere Lagerzei-

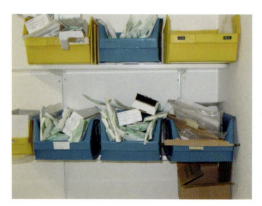

Abb. 7.8 Falsche Sterilgutlagerung

ten empfohlen. Tabelle 7.4 gibt Richtwerte für Lagerzeiten an.

Grundsätzlich müssen Sterilgüter vor Feuchtigkeit, Verschmutzung, extremen Temperaturen, mechanischer Beanspruchung und UV-Strahlen geschützt gelagert werden. Eine geschützte Lagerung bei Raumtemperatur, in Schränken oder in Schubladen, ist zum Schutz vor Staub und Kondenswasser einer offenen Lagerung im Regal immer vorzuziehen. Auf Fensterbänken und am Boden soll das Sterilgut nicht abgestellt werden. Um das Überschreiten von Verfallsdaten zu vermeiden, sollte die Vorratshaltung immer so gering wie möglich sein; aus dem gleichen Grund sollte das Prinzip „First in – First out" beachtet werden.

Vor der Entnahme aus dem Lager bzw. vor der Anwendung sollten folgende Kontrollen durchgeführt werden:

▸ Die Verpackung darf keine Flecken aufweisen: dies wäre ein Hinweis darauf, dass eine Nässeeinwirkung stattgefunden hat und damit die Sterilität nicht gewährleistet ist, weil die Möglichkeit besteht, dass Keime mit der Feuchtigkeit die wasserdurchlässige Verpackung durchwandern.

▸ Es darf kein Hinweis darauf bestehen, dass das Sterilgut heruntergefallen ist.

▸ Die Verpackung muss unbeschädigt und verschlossen sein.

▸ Das Sterilisationsdatum muss auf dem Sterilgut vermerkt und das Mindesthaltbarkeitsdatum nicht abgelaufen sein.

7.2.9 Dokumentation

Alle Prozesse und Arbeitsabläufe bei der Medizinprodukteaufbereitung sollen fortwährend dokumentiert und auf ihre Wirksamkeit überprüft werden. Das sog. „QM Handbuch Instrumentenaufbereitung" beschreibt alle relevanten Arbeitsschrit-

Empfehlungen für Sterilgutverpackungen und deren Lagerzeiten

Gemäß DIN 58953-9 liegt die Verantwortung der Lagerbedingungen und der Lagerzeiten beim Krankenhausträger bzw. beim Ärztlichen Direktor. Als Hilfestellung für die ärztliche Praxis können die empfohlenen Lagerzeiten aus Tabelle 2 der DIN 58953-9 Teil 8.2 verwendet werden.

Die folgenden Lagerzeiten gelten für staubgeschützte und trockene Lagerbedingungen.

Verpackungsart	Empfohlene Lagerdauer
Eingeschweißte Papier- Folienverpackung	Sterilgut- Einfachverpackung
	Sterillagerdauer nach Herstellerangaben zwischen 6 Wochen und 6 Monaten.
Norm- Tray- Kassetten	keine Steril-Lagerverpackung gemäß DIN EN 868-8 , da
	• kein fester Verschluss
	• keine Dichtung zw. Deckel und Boden
	Nur zu verwenden, wenn zusätzlich eingeschweißt wird.
Dental – Steril-Container	6 Monate
Papierverpackung oder Tuchverpackung	Falt- und Klebetechnik muss standardisiert und in der Praxis validiert sein.
	Klare Anweisungen zur Packart müssen vorhanden sein.
	Bei strenger Einhaltung Lagerzeiten analog eingeschweißter Instrumente.

Zusätzliche Anmerkungen:
- Bei Weichverpackungen besteht grundsätzlich die Gefahr der Perforation. Besondere Vorsicht ist bei scharfen und spitzen Instrumenten, sowie bei langen Transportwegen zu wahren.
- Bei Lagerung im offenen Regal verkürzen sich die Sterillagerzeiten auf 48 Stunden.

Tab. 7.4   Empfehlungen für Sterilgutverpackungen und deren Lagerzeiten

te und die dabei durchgeführten Dokumentationen. Das QM-Handbuch dient gleichsam als Nachweis, wie und mit welchen Verfahren Medizinprodukte aufbereitet werden. Zusätzlich müssen die Aufzeichnungen zu den einzelnen Prozessen dokumentiert und aufbewahrt werden. Momentan sollen die schriftlichen Aufzeichnungen 30 Jahre aufbewahrt werden. Ebenfalls ist das sog. QM-Handbuch regelmäßig zu überarbeiten, um Neuerungen oder Veränderungen einzubauen. Das QM-Handbuch zur Medizinprodukteaufbereitung kann ein Teil des Rahmenhygieneplans der Einrichtung sein.

7.3 Organisation

Die Medizinprodukteaufbereitung sollte getrennt von der Patientenbehandlung in einem separaten Raum erfolgen. Dabei wäre es sinnvoll, wenn der Aufbereitungsraum einen direkten Zugang zum Behandlungsraum hat oder sich in direkter Nachbarschaft befindet.

Eine Trennung der verschiedenen Arbeitsbereiche bei der Medizinprodukteaufbereitung ist aus hygienischer Sicht unbedingt notwendig. Im zahnärztlichen Bereich sind getrennte Aufbereitungsräume für unreine und reine Tätigkeiten nicht zwingend erforderlich. Wichtig ist, dass eine funktionelle Trennung erfolgt. Dabei muss sichergestellt werden, dass es zu keiner Kontamination bereits gereinigter oder sogar sterilisierter Instrumente kommt. Bei der funktionellen Trennung hat das mit der Aufbereitung betraute Personal eine besondere Verantwortung; das Wechseln zwischen „unreinen" in den „reinen" Tätigkeiten und Bereichen sollte unbedingt vermieden werden, da es leicht zu Kreuzkontaminationen kommen kann.

Von besonderer Bedeutung ist eine gute Ausbildung des Personals, damit es seine Aufgaben – auch unter dem Aspekt des Arbeitsschutzes – sorgfältig durchführen kann.

MEMO Bei der Organisation der Instrumentenaufbereitung ist auf geeignete Maßnahmen zum Schutz des Personals zu achten (Handschuhe, Schutzbrille etc.)

Die grundlegend einzuhaltenden persönlichen Hygienemaßnahmen werden am besten in einem übersichtlichen Reinigungs- und Desinfektionsplan für die Sterilisationsabteilung zusammengefasst. Der Plan soll an gut sichtbaren Stellen angebracht werden. Er dient zudem als Grundlage für eine regelmäßige Hygieneschulung der Mitarbeiter. Im Folgenden ist ein beispielhafter Reinigungs- und Desinfektionsplan für einen Sterilisationsabteilung/-bereich aufgeführt.

7.4 Personalqualifikation

MitarbeiterInnen, die Medizinprodukte aufbereiten, sollten unbedingt weiter qualifiziert werden. Dazu können Lehrgänge für hauptamtlich tätige Sterilgutassistenten zum Erwerb der Fachkunde I bis III besucht werden. Leitende Mitarbeiter von Sterilisationsabteilungen sollten die Fachkunde der Stufe III erfolgreich absolviert haben. Für examiniertes Pflegepersonal, berufsausgebildete Arzt- oder

Zahnarzthelferinnen, die in niedergelassenen, operativ zahnärztlichen Praxen unter direkter Anleitung und Aufsicht eines Facharztes arbeiten, genügt alternativ der Erwerb der „Sachkunde". Je nach Berufserfahrung der Mitarbeiter kann diese Sachkunde in zwei- oder fünftägigen Kursen erworben werden [DGKH (2003)].

Reinigungs- und Desinfektionsplan Sterilisationsabteilung/-bereich

Was	Wann	Womit /Wie	
Hände-reinigung	Kein Schmuck oder Nagellack! Beim Betreten und Verlassen des Arbeitsplatzes	Flüssigseife aus Spender	Hände waschen, mit Ein-malhandtuch abtrocknen
Hygienische Händedes-infektion	Beim Übergang in den Reinen Bereich Vor dem Verpacken von desinfiziertem Material Nach Kontakt mit kontaminiertem Material Nach dem Bestücken von Reinigungs- und Desinfektionsautomaten Nach Husten, Niesen, Schneuzen Nach Ausziehen der Handschuhe	Alkoholisches Händedes-infektionsmittel	Ausreichende Menge entnehmen, damit die Hände vollständig be-netzt sind, verreiben bis die Hände trocken sind Kein Wasser dazu geben!
Handschuhe	Bei möglicher Verletzungsgefahr mit spitzen oder scharfen Gegenständen Bei offenen Wunden an den Händen (flüssigkeitsdichtes Pflaster verwenden)		
Kopf-bedeckung	Haube bei allen Arbeiten mit gereinigtem, sauberem bzw. desinfiziertem Material Beim Packen der Siebe und Trommeln		Alle Haare müssen bedeckt sein
Wasserdichte Schürzen	Beim Bestücken von Reinigungs- und Desinfektionsautomaten Bei manueller Reinigung und Desinfektion des gesamten Instrumentariums		
Arbeits-flächen, Regale	Täglich Nach Kontamination (Kontakt mit potentiell infektiösem Material)	umweltfreund-licher Reiniger Flächendesin-fektionsmittel	Reinigen abwischen
Wasch-becken	1 mal täglich	mit umweltfreundli-chem Reiniger reinigen	
Fußboden	Täglich Nach Kontamination (Kontakt mit potenziell infektiösen Material)	umweltfreundlicher Reiniger Flächendesinfek-tionsmittel	Reinigen abwischen
Transportwa-gen/-behälter	Nach Benutzung	Thermische Desinfektion oder mit Flächendes-infektionsmittel abwischen	

Anmerkungen:
- Nach Kontamination mit potenziell infektiösem Material (z.B. Blut, Sekreten oder Exkreten) muss immer sofort eine gezielte Desinfektion der Fläche durchgeführt werden.
- Beim Umgang mit Flächen- oder Instrumentendesinfektionsmitteln sollte aufgrund des Allergisierungspotenzials immer mit Haushaltshandschuhen gearbeitet werden.
- Zur Vermeidung schleimhautreizender Dämpfe soll die Desinfektionsmittellösung immer nur mit kaltem Wasser angesetzt werden. Aus dem gleichen Grund sind die Desinfektionsmittelbehälter immer abzudecken.
- Die Anwendungskonzentrationen sind zu beachten.
- Die Einwirkzeiten von Instrumentendesinfektionsmitteln sind einzuhalten.
- Die Standzeiten von Instrumentendesinfektionsmitteln nach Herstellerangaben sind zu beachten.
- Wenn Desinfektionsmittel mit Reiniger angesetzt wird, ist diese Lösung täglich zu wechseln.
- Das Verfallsdatum ist auf den Behälter zu schreiben.
- Flächendesinfektionsmittel soll nicht durch Sprühen aufgebracht werden.
- Nach der Wischdesinfektion dürfen die Flächen wieder benutzt werden, sobald das Desinfektionsmittel ange-trocknet ist.
- Die Haltbarkeit einer unbenutzten dosierten Flächendesinfektionsmittellösung in einem verschlossenen (Vorrats-)Behälter richtet sich nach den Herstellerangaben

Gemeinsame Erklärung zum Erwerb der Sachkunde für die Instandhaltung von Medizinprodukten in der ärztlichen Praxis

Nachdem durch die Richtlinie für Krankenhaushygiene und Infektionsprävention des Robert Koch-Instituts die Notwendigkeit der Ausbildung von Mitarbeitern in den Sterilgutversorgungen begründet und die Inhalte der Ausbildung durch die DGSV festgelegt wurden, fiel auf, dass im Bereich der Aufbereitung von Medizinprodukten als wesentlicher Bereich die Sterilgutversorgung in der Praxis/Praxisklinik des niedergelassenen Arztes unberücksichtigt geblieben ist.

Die Richtlinie des RKI spricht umfassend von der Aufbereitung von Medizinprodukten, hingegen berücksichtigen die Ausbildungsrichtlinien der DGSV bisher ausschließlich Mitarbeiter/innen in der ZSVA der Krankenhäuser. Es ist daher dringend geboten, diese Lücke sachgerecht zu schließen.

Examinierte Krankenschwestern/-pfleger, Kinderkrankenschwestern/-pfleger sowie berufsausgebildete Arzt-/Zahnarzt/Tierarzthelfer/innen, die in niedergelassenen, operativ tätigen Praxen oder Praxiskliniken mit speziellem Patientenprofil unter direkter Anleitung und Kontrolle eines Facharztes arbeiten, bedürfen im Gegensatz zum oft unausgebildeten Personal der ZSVA von stationären Gesundheitseinrichtungen nur einer spezialisierten Vermittlung der vom Gesetzgeber geforderten Sachkunde.

Auf Initiative und unter Mitwirkung der Unterzeichner dieser Erklärung hat als erste die internationale Arbeitsgemeinschaft der Ausbildungsstätten für Sterilgutversorgung für medizinische Assistenzberufe für in niedergelassenen Arztpraxen/Praxiskliniken tätige Mitarbeiter/innen spezielle Curricula entwickelt und bereits erfolgreich in Deutschland umgesetzt. Weitere Institutionen werden folgen.

In den „Sachkundelehrgängen zur Erlangung der Sachkenntnis gemäß § 4 (3) MPBetreibV für die Instandhaltung von Medizinprodukten in der ärztlichen Praxis" werden die nachgewiesene medizinisch -berufliche Vorbildung, die Praxiserfahrung sowie die Spezifik (Fachrichtung) der Tätigkeit in der operativen medizinischen Assistenz berücksichtigt.

Für praxiserfahrene (> 5 Jahre) Mitarbeiter/innen mit o. g. abgeschlossener Ausbildung wird wahlweise ein 2-Tages-Kurs mit intensiver Studienbegleitung und Kenntnisprüfung bzw. ein 5-Tages-Kurs mit Kenntnisprüfung durchgeführt. Für Teilnehmer mit kürzerer Berufserfahrung ist der 5-Tages-Kurs obligatorisch.

Die vermittelte Sachkunde entspricht den Anforderungen des RKI und berücksichtigt die spezielle Arbeitssituation in Praxen und Praxiskliniken. Sie ersetzt die bestehenden Fachkundekurse I, II und III nicht und ermöglicht auch keinen Quereinstieg.

Es handelt sich um eine eigenständige Ausbildung, die ausschließlich für eine Tätigkeit in der Praxis vorgesehen ist. Wir sehen darin in erster Linie eine Verpflichtung zum Wohle der Patienten, weil es aus Patientensicht keinen Unterschied zwischen industriell gefertigten Produkten und in der niedergelassenen Praxis hergestellten Sterilgütern geben darf. Der Erwerb der Sachkunde dient aber auch der Rechtssicherheit des Arztes und seines medizinischen Assistenzpersonals.

Die gemeinsame Erklärung dient dem Ziel, die notwendige Forderung zum Erwerb einer Sachkunde für die Instandhaltung von Medizinprodukten in der ärztlichen Praxis zeitnah und unbürokratisch umzusetzen.

Vorstand der Deutschen Gesellschaft für Krankenhaushygiene
Vorstand des Berufsverbandes der Deutschen Hygieniker
Vorstand der Deutschen Gesellschaft für Sterilgutversorgung e.V.

Abb. 7.9   Stellungnahme DGKH (2003)

7.5 Spezielle Aufbereitung in der Zahnmedizin

Die Desinfektion von rotierenden Instrumenten werden am sichersten in Reinigungs- und Desinfektionsautomaten (RDA) durchgeführt: damit können unter anderem Hartstahlbohrer, Diamantschleifkörper, Schleifsteine, Gummipolierer und Polierbürstchen aufbereitet werden. Die Aufbereitung im RDA sollte der Standard sein. Obwohl die manuelle Aufbereitung nicht validierbar ist und daher die grundlegenden Anforderungen des Medizinproduktegesetzes nicht erfüllt, gibt es noch Instrumente, die gemäß Herstellervorgaben nur manuell aufbereitet werden können. Es handelt sich dabei u.a. um Stahlbohrer, Hartmetallbohrer, Diamantschleifkörper, Silikonpolierer, Arkansassteine und Endodontie-Instrumente mit Kunststoffgriffen.

Das Instrumentarium wird nach der Behandlung in einen mit einem speziellen Desinfektionsmittelbad (Bohrerbad) gefüllten Fräsator eingelegt. Falls die Instrumente dafür geeignet sind, kann die reinigende Wirkung des Bohrerbades mittels Ultraschall verstärkt werden. Diese Methode arbeitet mit hochalkalischen und alkoholhaltigen Substanzen; bei rotierenden Instrumenten, deren Materialverträglichkeit den Einsatz solcher Substanzen nicht erlauben, kann die Reinigung und Desinfektion mit einem üblichen Instrumentendesinfektionsmittel erfolgen. Wie für die Handinstrumente gilt auch für die rotierenden Instrumente, dass deren Sterilisation immer dann zwingend erforderlich ist, wenn sie steril zum Einsatz kommen müssen, also bei chirurgischen, parodontologischen und endodontischen Behandlungen. Dabei gibt es Instrumente (u.a. Siliziumkarbidschleifkörper und Gummipolierer), die materialbedingt nicht für die Sterilisation geeignet sind.

Übertragungsinstrumente, also Turbinen sowie Hand- und Winkelstücke bedürfen bei der Aufbereitung besonderer Maßnahmen. Dies ist zum einen durch ihren komplexen Aufbau und ihren hohen Kontaminationsgrad der äußeren Oberfläche bedingt. Weiterhin kann es durch den Rücksog des Spray- und Kühlwassers zu einer Innenkontamination kommen. Zusätzlich zu dieser Kontamination ist mit einer mikrobiellen Kontamination des Spraywassers zu rechnen.

> **MEMO** Aus hygienischer, aber auch ökonomischer Sicht ist die maschinelle Instrumentenaufbereitung im RDA der manuellen Aufbereitung vorzuziehen.

Nach jedem Einsatz sollte die Aufbereitung von Übertragungsinstrumenten folgende Schritte umfassen:

1. Außenreinigung von Blut, Speichel, Sekreten und ggf. Füllungsmaterialien
2. Durchspülen der Übertragungsinstrumente mit Kühlwasser direkt nach Benutzung für mindestens 30 Sekunden, um Blut und Speichel möglichst vollständig aus den Kanälen auszuspülen.
3. Reinigung außen und innen.
4. Pflegen und Ölen (technische Wartung).
5. Desinfektion bzw. Sterilisation (hygienische Wartung).

Die Aufbereitung im RDA ist auch hier der manuellen Aufbereitung vorzuziehen. Es sollten nur noch maschinell aufbereitbare und dampfsterilisierbare Instrumente beschafft werden. Bei den RDA muss beachtet werden, dass eine Desinfektion sowohl der Außen- als auch der Innenflächen gewährleistet ist. Als Verfahren werden hierzu thermische Desinfektionsverfahren empfohlen, die vom RKI als wirksam befunden wurden. Bei nicht thermisch desinfizierbaren Übertragungsinstrumenten kann vorübergehend auch ein chemisches Desinfektionsverfahren eingesetzt werden. Dabei ist die Wirksamkeit und Materialverträglichkeit zu beachten (Herstellerangaben).

Nach der Reinigung und Desinfektion sollten Übertragungsinstrumente im Dampfsterilisator sterilisiert werden. Bei invasiven chirurgischen, parodontologischen oder endodontischen Behandlungen müssen sie verpackt sterilisiert werden.

▬▬▬▬ PRAXISTIPP ▬▬▬▬

Polierbürsten und -kelche stellen aufgrund der möglichen Kontamination mit einem Gemisch aus Blut, Speichel und Polierpasten ein besonderes Problem bei der Reinigung dar. Kann die Kontamination durch die Aufbereitung nicht zuverlässig entfernt werden, sollte auf eine Wiederverwendung verzichtet werden.

Absauganlagen

Während der Behandlung ist ein Rückfluss kontaminierter Flüssigkeit beim Speichelsauger aus dem Absaugschlauch heraus möglich, wenn er oberhalb des Patienten geführt wird oder wenn ein Unterdruck im Schlauch zustande kommt, z.B. bei Verschluss des Saugers durch Weichgewebe. Schwache Saugleistung bedingt höheren Reflux. Durch die Haltung von Schlauch und Sauger lässt sich ein schwerkraftbedingter Rückfluss von abgesaugter Flüssigkeit vermeiden. Aktuelle Untersuchungen zeigten, dass aber auch bei Spraynebelabsaugern ein Rückfluss kontaminierter Flüssigkeit möglich ist, vor allem wenn sich die Absaugkanüle an der Zunge oder der Mundschleimhaut festsaugt. Seitlich angebrachte Löcher an den Kanülen halten indes einen ständi-

gen Sog auch während des Festsaugens aufrecht. In einer vergleichenden Untersuchung zu konventionellen Absaugkanülen wurde festgestellt, dass bei entsprechend modifizierten Teilen kein Rückfluss von Blut und keimbelasteten Flüssigkeiten aus den Absaugschläuchen mehr auftrat (Mielke et al. 2005).

Wie werden die Absauganlagen hygienisch richtig aufbereitet?

Die Absaugkanülen werden nach jedem Patienten gewechselt; aber auch im Schlauch können sich Speichel, Schleim, Blut, Zahnstein und Schmutzpartikel absetzen, die selbst kontaminiert sind und zusätzlich einen Nährboden für Mikroben darstellen. Auch wenn dies nicht unmittelbar zur Keimübertragung bei der Behandlung führen muss, so können zumindest unangenehme Gerüche entstehen. Vermeidbar ist die Keimanreicherung im Schlauch mit Durchspülen von kaltem Wasser nach jedem Eingriff. Nach Arbeitsende und generell nach blutigen resp. länger dauernden Eingriffen sollte man ein Schlauchreinigungs- und Desinfektionsmittel für ca. 3 min durchsaugen. Hierzu gibt es auch Schlürftöpfe mit einem speziellen Ansatz zum Durchsaugen des Schlauches. In manchen Anlagen ist ein solches System bereits integriert und läuft auf Knopfdruck für kurze Zeit automatisch ab (wobei die Wirksamkeit solcher Kurzspülungen allerdings strittig ist).

Bei einem Standgerät mit Flasche wird diese nach Füllung geleert. Anschließend saugt man die Anlage mit einem Reinigungs- und Desinfektionsmittel durch und lässt sie mit der Lösung gefüllt ggf. bis zum nächsten Morgen stehen. Dann wird ausgegossen und nochmals gesäubert. Reinigung und Desinfektion sind separat wichtig, da Desinfektion ohne Reinigung Beläge und Krusten übrig lässt, in denen Keime vom Desinfektionsmittel geschützt sind, und

Reinigung allein nicht ausreichend keimreduziert sowie ggf. eine Infektionsgefahr für den Reinigenden bedeutet. Bei Geräten mit Sekrettopf wird mit dem Reinigungs- und Desinfektionsmittel für ca. 3 min durchgespült. Danach wird der Topf herausgenommen und mit einem Einwegwischtuch gereinigt (Handschuhe tragen!). Die äußere Desinfektion der Sauganlage kann an der Steckkupplung des Absaugschlauches und am Schlauchabschnitt im Behandlungsbereich ansetzen, im letztgenannten Fall ggf. mit Wischdesinfektion der Kupplung. Die Einwegfilter im Schlauchhalter werden bei regelmäßiger Nutzung der Anlage mindestens einmal pro Woche gewechselt.

Handinstrumente für nichtinvasive, präventive, restaurative, prothetische und kieferorthopädische Maßnahmen sind nach RKI-Richtlinie Anlage C 2.2 als semikritische Medizinprodukte klassifiziert. Sie werden in eine Box mit Reinigungslösung verbracht und manuell gereinigt, danach gespült, in Instrumenten-Desinfektionsmittellösung über die erforderliche, wirkstoff- und konzentrationsabhängige Einwirkzeit eingelegt, nachgespült und getrocknet. Alternativ und besser werden sie mit einem automatischen, thermischen Reinigungs- und Desinfektionsverfahren aufbereitet. Findet man bei der optischen Kontrolle nach der Aufbereitung noch Rückstände, so wird nach deren Entfernung nochmals nachdesinfiziert.

LITERATUR

Bundesgesundheitsamt (1980): „Richtlinie des Bundesgesundheitsamtes zur Prüfung von thermischen Desinfektionsverfahren in Reinigungsautomaten". Bundesgesundheitsblatt – Gesundheitsforschung – Gesundheitsschutz 23: 364–367

Daschner F, Rüden H (1999): „Ist eine Validierung von Dampfsterilisationsprozessen notwendig?". Das Krankenhaus 9: 609–612

Deutsche Gesellschaft für Krankenhaushygiene DGKH, Berufsverband der Deutschen Hygieniker, Deutsche Gesellschaft für Sterilgutversorgung e.V. DGSV (2003): „Gemeinsame Erklärung zum Erwerb der Sachkunde für die Instandhaltung von Medizinprodukten in der ärztlichen Praxis". Hygiene und Medizin 28: 408

Deutsche Gesellschaft für Sterilgutversorgung e.V. DGSV: „Flussdiagramm zur Einstufung von Medizinprodukten". www.dgsv-ev.de

DIN EN ISO 15883 1 (1999): „Reinigungs-/Desinfektionsgeräte – Teil 1: Allgemeine Anforderungen, Definitionen und Prüfungen"; Entwurf Dezember 1999

DIN EN ISO 15883 2 (2003): „Reinigungs-/Desinfektionsgeräte – Teil 2: Anforderungen und Prüfverfahren für Reinigungs-/Desinfektionsgeräte mit thermischer Desinfektion für chirurgische Instrumente, Anästhesiegeräte, Gefäße, Utensilien, Glasgeräte usw."; Entwurf Februar 2003

DIN EN ISO 17665 (2004): „Sterilisation von Produkten für die Gesundheitsfürsorge – Sterilisation mit feuchter Hitze – Anforderungen an die Entwicklung, Validierung und Routineüberwachung eines Sterilisationsverfahrens für Medizinprodukte"; Entwurf Oktober 2004

Ebner W, Eitel A, Scherrer M, Daschner F (2000): „Can household dishwashers be used to disinfect medical equipment?"; Journal of Hospital Infection 45: 155–159

Frank U (2006): „Zahnmedizin": In: Daschner F, Dettenkofer M, Frank U, Scherrer M (Hrsg.): Praktische Krankenhaushygiene und Umweltschutz, 3. Auflage: 426–432. Springer, Berlin

Heudorf U, Hofmann H, Kutzke G, Otto U (2003): „Hygiene beim ambulanten Operieren". Bundesgesundheitsblatt – Gesundheitsforschung – Gesundheitsschutz 46: 756–764

Heudorf U (2005): „Kleinsterilisatoren-Mindestanforderungen". www.frankfurt.de

Heudorf U, Dehler A, Klenner W, Exner M (2006): „Hygiene und Infektionsprävention in Zahnarztpraxen". Bundesgesundheitsblatt – Gesundheitsforschung – Gesundheitsschutz 49: 648–659

Kommission für Krankenhaushygiene und Infektionsprävention beim Robert Koch-Institut; Bundesinstitut für Arzneimittel und Medizinprodukte (2001): „Empfehlung: Anforderungen an die Hygiene bei der Aufbereitung von Medizinprodukten". Bundesgesundheitsblatt – Gesundheitsforschung – Gesundheitsschutz 44: 1115–1126

Kommission für Krankenhaushygiene und Infektionsprävention beim Robert-Koch-Institut (2006): „Infektionsprävention in der Zahnheilkunde – Anforderungen an die Hygiene". Bundesgesundheitsblatt – Gesundheitsforschung – Gesundheitsschutz 49: 375–394

Scherrer M (2002): „Zu viel Aufwand bei der Sterilisation?. Klinikmanagement aktuell 4: 86-87

Scherrer M (2005): „Aufbereitung von Medizinprodukten – was ist notwendig?" ambulant operieren 12: 108–113

Scherrer M, Bauer M, Zinn Ch (2006): „Umweltschonende Aufbereitung von Medizinprodukten". In: Daschner F, Dettenkofer M, Frank U, Scherrer M (Hrsg.): Praktische Krankenhaushygiene und Umweltschutz, 3. Auflage: 141–161. Springer, Berlin

Scherrer M, Zinn Ch (2006): „Medizinprodukteaufbereitung". In: Zinn Ch, Tabori E, Weidenfeller P (Hrsg.): Ambulantes Operieren – Praktische Hygiene: 109–135. Verlag für medizinische Praxis, Kissing

Schoenemann B, Bauer T (2005): „Modellprojekt Praxisbegehung". ambulant operieren 12: 17–22

Weidenfeller P (2006): „Mund-, Kiefer- und Gesichtschirurgie". In: Zinn Ch, Tabori E, Weidenfeller P (Hrsg.): Ambulantes Operieren – Praktische Hygiene: 223–229. Verlag für medizinische Praxis, Kissing

Underwood E (1998): „Good Manufacturing Practice". In: Russell AD, Hugo WB, Ayliffe GAJ (Hrsg.): Principles and Practice of Disinfection, Preservation and Sterilization. 3. Auflage: 376–394. Blackwell Science, Oxford

Antibiotika in der Zahnmedizin

Die Antibiotische Therapie spielt in der modernen Zahnheilkunde noch eine untergeordnete Rolle. In diesem Kapitel sollen die wichtigsten Prinzipien einer sinnvollen und überlegten Antibiotikatherapie im zahnärztlichen Bereich aufgezeigt werden.

Der Einsatz von Antibiotika in der Zahnmedizin ist durch Studien nur schwach belegt, der Evidenzgrad entsprechend gering. Dies liegt zum Teil daran, dass die primäre Therapie bei dentogenen Infektionen die chirurgische Inzision bzw. die Lokalbehandlung ist. Die Antibiotikatherapie selbst versteht sich hauptsächlich als adjuvante Therapie [DGZMK 2002]. Daneben gibt es allerdings Komplikationen der Infektion (systemische Reaktionen wie Fieber; nicht ausreichende chirurgische Therapie) und prädisponierende Faktoren auf Seiten des Patienten (Immunsuppression unterschiedlicher Genese; kardiologische, neurologische und nephrologische Erkrankungen), die den Stellenwert einer antibiotischen Therapie im Hinblick auf den Gesamterfolg der Behandlung steigern.

Die dentogene Infektion ist in aller Regel eine aerob-anaerobe Mischinfektion mit drei bis sechs Keimen. Über Jahrzehnte war Penicillin V Mittel der ersten Wahl bei allen Infektionen im Bereich der Zähne. In den letzten Jahren häuften sich die Bedenken gegen Penicillin V in der primären Therapie aufgrund des vermehrten Auftretens Penicillin-resistenter Anaerobier, v.a. bei Patienten, die mit einem β-Laktam-Antibiotikum (hpts. Penicilline oder Cephalosporine) vorbehandelt wurden [Piesold 1999, Kuriyama 2000]. Die Empfehlungen der Deutschen Gesellschaft für Zahn-, Mund- und Kieferheilkunde (DGZMK) und der Paul-Ehrlich-Gesellschaft für Chemotherapie (PEG) tragen in ihren Empfehlungen diesem Umstand Rechnung.

Im Folgenden sollen die wichtigsten Infektionen, die in der zahnärztlichen Praxis auftreten können, betrachtet werden. Darüber hinaus wird ein Blick geworfen auf weitere Infektionen des Mund-Rachen-Raumes, auf die Endokarditisprophylaxe und die perioperative Antibiotikaprophylaxe in der Zahn-Mund-Kiefer-Gesichts-Chirurgie.

Die wichtigsten Infektionen in der Zahnheilkunde (nach DGZMK 2002, Vogel 2002, Glick 1996)

Apikale Parodontitis, Periodontitis, Pericoronitis, Dentitio difficilis und daraus sich entwickelnde (schwere) dentogene Abszesse sind in der Regel aerob-anaerobe Mischinfektionen. Auf Seiten der Anaerobier lassen sich hierbei regelmäßig Peptostreptokokken und Prevotella spp., auf Seiten der aeroben Keime (orale) Streptokokken nachweisen. Mittel der Wahl ist in diesem Fall ein Aminopenicillin (z.B. Amoxillin oder Ampicillin) in Verbindung mit einem β-Laktamase-Inhibitor (BLI: Clavulansäure oder Sulbactam). Diese Kombination ist zum einen wirksam gegen β-Laktamase-bildende aerobe und anaerobe Erreger, zum anderen besitzt der BLI per se eine gute Wirksamkeit gegen anaerobe Keime. Alternativ kann bei einer Penicillinallergie auch Clindamycin gegeben werden. Jedoch muss bei Clindamycin – mehr als bei anderen Wirkstoffen – immer das Risiko der Entwicklung einer Clostridium-difficile-assoziierten-Diarrhoe (bis hin zum Vollbild einer pseudomembranösen Kolitis) in Betracht gezogen werden. Neue Makrolide (Clarithromycin, Roxithromycin, Azithromycin) stellen ebenfalls eine Alternative dar; insbesondere Azithromycin bedarf einer verkürzten Therapiedauer (in der Regel drei Tage bei einer Einmalapplikation pro Tag).

Als Erreger der „aggressiven" marginalen Parodontitis finden sich v.a. Actinobacillus actinomycetemcomitans, Porphyromonas gingivalis, Prevotella intermedia und Bacteroides forsythus (PEG). Actinobacillus actinomycetemcomitans ist darüber hinaus als Erreger einer sog. kulturnegativen Endokarditis der HACEK-Gruppe bekannt. Therapie der Wahl ist auch hier ein Aminopenicillin in Verbindung mit einem BLI. Da in diesem Fall die β-Laktamase-Produktion der Infektionserreger keine Rolle spielt, kann alternativ auch ein Aminopenicillin in

Kombination mit einem anaerob wirksamen Antibiotikum (Metronidazol) in Erwägung gezogen werden. Bei Penicillinallergie bietet sich wiederum Clindamycin an.

Bei der akuten nekrotisierenden Gingivitis und der einseitigen, oft mit einer Parodontitis vergesellschafteten Angina Plaut Vincenti finden sich Fusobakterien und Spirochäten (Treponema vincentii) im mikrobiologischen Material. Aufgrund seiner hervorragenden Wirksamkeit gegen Spirochäten ist hier Penicillin V immer noch Mittel der ersten Wahl. Gegen anaerobe Keime wird in jedem Fall Metronidazol dazu kombiniert. Als Alternative kann auch hier Clindamycin (bei Penicillinallergie) eingesetzt werden.

Weitere Infektionen des Mund-Rachen-Raumes [nach DGZMK (2002), Vogel (2002), Glick (1996)]

Ein Krankheitsbild, das sich der Zahnarzt mit dem HNO-Arzt teilt, ist die akute oder chronische Sialadenitis. Dabei stehen Staphylokokken und orale Streptokokken als Erreger im Vordergrund, aber auch aerob-anaerobe Mischinfektionen kommen vor. First-line-Antibiotika sind die hervorragend im grampositiven Bereich wirksamen Cephalosporine der zweiten Generation (z.B. Cefuroxim), die allerdings nur wenig im anaeroben Bereich wirken. Alternativen, bei V.a. Anaerobierbeteiligung sind deshalb ein Aminopenicillin + BLI oder Clindamycin.

Die akute und chronische Osteomyelitis ist ein Entzündungsgeschehen, das primär chirurgisch angegangen werden muss. Zur adjuvanten antibiotischen Therapie der akuten Osteomyelitis empfiehlt sich angesichts des Vorherrschens von Staphylokokken bzw. Streptokokken die Gabe eines Penicillinase-festen Penicillins (z.B. Flucloxacillin) oder eines Cephalosporins der zweiten Generation (z.B. Cefu-

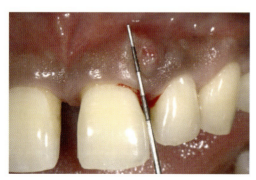

Abb. 8.1   Parodontitis

roxim). Zu beachten ist, dass ausreichend lange über vier bis sechs Wochen therapiert wird, wobei bis zur weitgehenden Normalisierung der Infektwerte das Antibiotikum i.v. appliziert werden muss. Bei der chronischen Osteomyelitis sollte die Antibiose immer Erreger-gerecht nach Antibiogramm erfolgen. In der Regel ist eine Therapiedauer von bis zu einem halben Jahr indiziert.

Die Aktinomykose wird durch Aktinomyzeten (Leitkeim Actinomyces israelii) verursacht. Dies sind grampositive anaerobe Stäbchen, die physiologischerweise auf der Mundschleimhaut vorkommen. Sie sind gut mit Penicillin V zu behandeln. Bei Penicillinallergie kommen Makrolide oder Tetrazykline zum Einsatz. Die Bedeutung der aerob-anaeroben Mischkultur, die regelhaft mit dem Nachweis von Aktinomyzeten einhergeht, ist in der Literatur umstritten. Auch zur Behandlungsdauer für zervikofaziale Formen gibt es in der Literatur unterschiedliche Angaben. Drei bis sechs Wochen einer antibiotischen Therapie – adjuvant neben einer meist notwendigen chirurgischen Intervention – scheinen ausreichend zu sein.

Chinolone in der Zahnmedizin

Neue Chinolone der Gruppen III (Levofloxacin) und IV (Moxifloxacin) zeigen in vitro eine gute Wirksamkeit gegen aerobe und anaerobe Erreger dentogener Infektionen [Cachovan 2003, Mutters 2003]. Zudem sind sie oral verfügbar und haben eine sehr gute Bioverfügbarkeit. Jedoch sollte ihr Einsatz im Hinblick auf mögliche und wahrscheinliche Resistenzentwicklungen mit größter Vorsicht erfolgen. In der Regel sollten orale Chinolone in der Behandlung einer unkomplizierten Infektion im Bereich des Mund-Rachen-Raumes keine Verwendung finden.

Endokarditisprophylaxe

Die Endokarditisprophylaxe spielt in der Zahnmedizin eine herausragende Rolle. Tab. 8.1 und Tab. 8.2 zeigen Indikationen und Schemata der American Heart Association [Dajani 1997] für eine Endokarditisprophylaxe.

Erkrankung	Erreger	Prophylaxe	Bemerkungen
Bei kongenitalen Herzvitien (nicht Vorhofseptumdefekt vom Sekundumtyp), rheumatischen und erworbenen Herzvitien, Mitralklappenprolaps, hypertropher Kardiomyopathie	A-Streptokokken, Viridans-Streptokokken	Schema A oder B, (bei Penicillinallergie: Schema C)	Bei allen Eingriffen an Zähnen, die zu Gingivablutungen führen (z.B. Extraktion) und chirurgischen Eingriffen, Biopsien oder Endoskopien mit starren Instrumenten am oberen Respirationstrakt und Ösophagus (z.B. Tonsillektomie, Adenotomie)
Bei künstlichen Herzklappen, Z.n. Endokarditis	Staphylococcus epidermidis, Streptokokken		

Tab. 8.1   *Prophylaxe einer Endokarditis mit Antibiotika nach Empfehlungen der American Heart Association [Dajani 1997]*

Perioperative Antibiotikaprophylaxe

Zum Einsatz einer perioperativen Antibiotikaprophylaxe (PAP) bei zahnärztlichen bzw. kieferchirurgischen operativen Eingriffen gibt es nur sehr wenige Daten. Im Allgemeinen wird eine PAP als notwendig erachtet bei Eingriffen mit Eröffnung von Spongiosaräumen, bei der Entfernung großer Zysten, evtl. auch bei der Implantatinsertion [Dent 1997]. Bei kontaminierten oder sog. septischen Eingriffen wird eine Antibiotikagabe im Sinn einer Therapie erforderlich, so dass man hier nicht mehr von einer Prophylaxe sprechen kann.

Wird eine PAP durchgeführt, so sollten die allgemeinen Regeln für eine PAP beachtet werden [vgl. Ebner 2000]:

▶ Antibiotika für die PAP sollten untoxisch sein und die wichtigsten Erreger, die Wundinfektionen in dem jeweiligen OP-Gebiet verursachen, erfassen. Für die meisten Eingriffe eignen sich besonders Cephalosporine der 1. oder 2. Generation. Clindamycin ist eine Alternative bei einer Cephalosporinallergie. Cephalosporine der 3. und 4. Generation und neue Chinolone sollten wegen der Gefahr der Resistenzentwicklung und auch wegen der hohen Kosten nicht gegeben werden.

▶ Optimalerweise sollte das Antibiotikum möglichst kurz vor dem Inzisionszeitpunkt, am besten bei Anästhesieeinleitung gegeben werden. Eine Antibiotikaprophylaxe Stunden oder sogar Tage vor der Operation bzw. dem Eingriff beginnen zu lassen, ist überflüssig, weil Blut- und Gewebespiegel zum Operationsbeginn dadurch nicht erhöht werden können.

▶ Die intravenöse Gabe ist am sichersten, da kurze Zeit nach Bolusinjektion hohe Serum- und Gewebespiegel erreicht werden. Sowohl die orale als auch die intramuskuläre Applikation des Antibiotikums führen zu wesentlich niedrigeren Spiegeln. Die Infusionsdauer sollte bei Cephalosporinen 5 Minuten, bei Clindamycin 20–30 Minuten betragen.

▶ Es sollten therapeutische Dosen gegeben werden.

	Erwachsene	Kinder
Schema A	Amoxicillin 2 g p.o., 1 h vor Eingriff	Amoxicillin 50 mg/kg p.o. 1 h vor Eingriff oder < 15 kg KG: Amoxicillin 0,75 g p.o., 15–30 kg KG: Amoxicillin 1,5 g p.o., > 30 kg KG: Amoxicillin 2 g p.o. (wie Erwachsene)
Schema B	Ampicillin 2 g i.m. oder i.v., 1/2 bis 1 h vor Eingriff	Ampicillin 50 mg/kg i.m. oder i.v., 1/2 h vor Eingriff
Schema C	Clindamycin 600 mg p.o. oder Cefalexin 2 g, Cefadroxil 2 g, Azithromycin 500 mg, Clarithromycin 500 mg jeweils p.o., 1 h vor Eingriff oder Clindamycin 600 mg i.v., 1/2 h vor Eingriff	Clindamycin 20 mg/kg p.o. oder Cefalexin 50 mg/kg, Cefadroxil 50 mg/kg, Azithromycin 15 mg/kg, Clarithromycin 15 mg/kg jeweils p.o., 1 h vor Eingriff oder Clindamycin 20 mg/kg i.v., 1/2 h vor Eingriff

Tab. 8.2 *Prophylaxe-Schemata nach Empfehlungen der American Heart Association [Dajani 1997]*

- Viele Studien zeigen, dass eine Einmalgabe präoperativ ausreichend ist, jedoch ist die optimale Dauer der PAP nicht völlig geklärt.
- Eine zweite intraoperative Dosis wird bei längeren Operationen nach einem Intervall, welches der ein- bis zweifachen Halbwertszeit der Substanz entspricht, empfohlen.
- Aufgrund der derzeitigen Datenlage wird eine fortgesetzte postoperative Gabe nicht empfohlen.
- Eine PAP über 24 Stunden hinaus ist nicht indiziert. Die Kontaminationsgefahr steriler Gewebe besteht nur während der Operation, daher sind therapeutische Antibiotikaspiegel nur für den Zeitraum des Eingriffs erforderlich. Bei längerer Gabe erhöhen sich Nebenwirkungen, Kosten und die Resistenzentwicklung.

LITERATUR

Cachovan G, Ahlers MO, Platzer U et al. (2003): „Antimikrobielle Empfindlichkeit parodontalpathogener und anderer Keime gegenüber Moxifloxacin und anderen Antibiotika". DZZ 58: 298

Dajani AS, Taubert KA, Wilson W et al. (1997): „Prevention of bacterial endocarditis: recommendations by the American Heart Association". Clin Infect Dis 25: 1448

Dent CD, Olson JW, Farish SE et al. (1997): „The influence of preoperative antibiotics on success of endosseous implants up to and including stage II surgery: a study of 2,641 implants". J Oral Maxillofac Surg 55: 19

DGZMK (2002): „Einsatz von Antibiotika in der zahnärztlichen Praxis". DZZ 57: 451

Ebner W, Forster DH, Rüden H, Daschner F (2000): „Evidenzbasierte Empfehlungen zur perioperativen Antibiticaprophylaxe". Chirurg 71: 912

Glick M (1996): „Infectious diseases and dentistry". The Dental Clinics of North America 40: 263–492

Kuriyama T, Nakagawa K, Karasawa T et al. (2000): „Past administration of beta-lactam antibiotics and increase in the emergence of beta-lactamase-producing bacteria in patients with orofacial odontogenic infections". Oral Surg Oral Med Oral Pathol Oral Radiol Endod 89: 186

Mutters R, Nonnenmacher C (2003): „Empfindlichkeit grampositiver und gramnegativer sporenloser Anaerobier/Mikroaerophiler gegenüber Moxifloxacin und ausgewählten Anaerobier-wirksamen Antibiotika". DZZ 58: 302

Piesold J, Vent S, Schönfeldt S (1999): „Odontogene pyogene Infektionen". Mund Kiefer GesichtsChir 3: 82

Vogel F, Scholz H, Al-Nawas B et al. (2002): „Rationaler Einsatz oraler Antibiotika bei Erwachsenen: Empfehlungen einer Expertenkommission der Paul-Ehrlich-Gesellschaft für Chemotherapie e.V.". Chemother J 11: 47

Abfallentsorgung im zahnärztlichen Bereich

Die Abfallentsorgung in Deutschland zeichnet sich durch zunehmende Komplexität aus, insbesondere im medizinischen Bereich. Eine maßgebliche Grundlage stellt dabei die Richtlinie zur Entsorgung von Abfällen der LAGA dar. Im folgenden Kapitel werden die im zahnärztlichen Bereich anfallenden Abfälle und deren Entsorgungsmöglichkeiten dargestellt.

Die Abfallwirtschaft in Deutschland ist in den letzten Jahren zunehmend gekennzeichnet von knapper werdenden Entsorgungsmöglichkeiten und dadurch bedingte z.T. erhebliche Kostensteigerungen bei den Abfallgebühren. Schon seit vielen Jahren wird versucht, den begrenzten Entsorgungskapazitäten durch die Schaffung einer Kreislaufwirtschaft entgegenzuwirken. Im Idealfall sollen dadurch so viele Abfälle wie möglich verwertet und erneut dem Herstellungs- und Gebrauchsprozess zugeführt werden. Der Gesetzgeber versucht, diese Kreislaufwirtschaft durch eine Vielzahl von Gesetzen und Verordnungen zu unterstützen.

Im Kreislaufwirtschaftsgesetz wurden auch die Grundsätze der Abfallwirtschaft deutlich festgelegt. So hat die Vermeidung von Abfällen Vorrang vor der Verwertung und diese wiederum Vorrang vor der endgültigen Entsorgung. Eine Entsorgung von Abfällen ist immer, unabhängig von der Entsorgungsmethode mit Umweltbelastungen verbunden. Bei der bisher üblichen Methode der Deponierung war dies hauptsächlich die Gefährdung des Grundwassers und damit unseres Trinkwassers durch schadstoffbelastete Sickerwässer, die dadurch entstehen, dass Regen auf Deponien fällt und dieser, während er langsam durch die Abfälle sickert

diese ins Grundwasser trägt [Wissenschaftlicher Beirat der Bundesärztekammer (1995)]. Neben dem erheblichen Landschaftsverbrauch von Deponien war dies einer der Hauptgründe, warum durch die technische Anleitung Siedlungsabfall (TASi) eine Deponierung in der herkömmlichen Form nicht mehr zulässig ist.

MEMO Seit 01.06.2005 werden keine Abfälle mehr deponiert.

Nach Auslaufen der sehr großzügigen Übergangsfristen müssen Abfälle in Deutschland nunmehr vor der Deponierung behandelt werden. Diese Behandlung kann durch mechanisch-biologische Vorbehandlung oder durch Müllverbrennung geschehen. Ziel der Behandlung ist es, die Abfälle zu inerten Stoffen zu verarbeiten, aus denen keine Schadstoffe mehr frei werden können. Nachdem die Müllverbrennungstechnologie in den letzten Jahren erhebliche Fortschritte gemacht hat, setzt sich diese Technologie immer mehr als Standardmethode durch [Wissenschaftlicher Beirat der Bundesärztekammer (1993)]. Ab 1.6.2005 hat damit die Deponierung von Abfällen ihr Ende gefunden [TASi (1993)].

Damit verbunden war nicht nur eine weitere Kostensteigerungen bei der Abfallentsorgung sondern auch eine weitere Verknappung der Entsorgungskapazitäten. Dies merken neben den normalen Bürgern auch Unternehmen und Dienstleistungsbetriebe wie Krankenhäuser oder Zahnarztpraxen. Aufgrund der Entsorgungsengpässe versuchen viele Entsorgungsunternehmen, soviel Abfälle wie möglich aus dem üblichen Entsorgungsweg herauszuhalten. Dabei kommt es zu den Versuchen, Abfälle aus Krankenhäusern oder Arztpraxen grundsätzlich als besondere Abfälle zu deklarieren und eine besondere meist auch kostenintensivere Entsorgung zu fordern. Dies entbehrt für die meisten Abfälle jeglicher Grundlage.

Für die Entsorgung von Abfällen aus dem Gesundheitsdienst wurde im Jahr 2002 eine Richtlinie der Länderarbeitsgemeinschaft (LAGA) veröffentlicht, die den derzeitigen Stand des Wissens bei der Entsorgung von Abfällen aus Einrichtungen des Gesundheitsdienstes zusammenfasst [LAGA (2002), bzw. Scherrer (2003) und Scherrer (2004)]. Diese Richtlinie sollte Grundlage für alle kommunalen Satzungen, aber auch für Unternehmen sein, die Abfälle aus dem Gesundheitsdienst entsorgen. In der LAGA-Richtlinie werden die Abfälle in verschiedene Gruppen eingeteilt. Die Richtlinie orientiert sich dabei an der Abfallverzeichnisverordnung AVV vom 10. Dezember 2001, die jeder Abfallgruppe eine sechsstellige Schlüsselnummer zuweist, deren Aufbau folgendermaßen strukturiert ist:

Durch die ersten beiden Ziffern wird der Herkunftsbereich benannt. Für Abfälle aus dem Gesundheitsdienst ist dies die Nummer 18, für normale Siedlungsabfälle die Nummer 20. Durch die nächsten beiden Ziffern werden nochmals sinnvolle Untergruppen gebildet. Für das Gesundheitswesen unterscheidet man dabei zwischen der Humanmedizin (Ziffer 01) und der Veterinärmedizin (Ziffer 02). Durch die letzten beiden Ziffern werden dann letztendlich die verschiedenen Abfallgruppen durchnummeriert. Eine Übersicht über die Abfallgruppen in Einrichtungen des Gesundheitsdienstes zeigt Abb. 9.1.

Im Folgenden werden die einzelnen Abfallgruppen näher erläutert, wobei der Schwerpunkt auf Abfallgruppen gelegt wird, die für die Zahnmedizin relevant sind.

Abfallschlüsselnummer 18 01 01: Spitze oder scharfe Gegenstände

Durch den Umgang mit spitzen oder scharfen Gegenständen ist grundsätzlich eine Verletzungsgefahr gegeben. Dieses gilt auch für die Entsorgung, also auch für die Reinigungskräfte und Müllwerker. Deswegen sind diese Abfälle in geeigneten stichfesten und bruchsicheren Behältnissen zu sammeln. Bei der Entsorgung ist darauf zu achten, dass ein unbefugter Zugriff zu solchen Abfällen nicht möglich ist. Die Abfälle müssen nicht unter allen Umständen separat von anderen Abfällen entsorgt werden. Sie können zusammen mit der Abfallgruppe 18 01 04, aber auch mit der Abfallgruppe 20 03 01 (s.u.) entsorgt werden. Aus Gründen des Arbeitsschutzes sind nicht nur der sichere Verschluss und die Durchstichsicherheit der Behältnisse zu beachten, sondern auch, dass beim Transport und Entsorgungsvorgang die spitzen und scharfen Gegenstände nicht wieder frei werden. Aus diesem Grund ist eine Verdichtung dieser Abfälle nur dann zulässig, wenn die Anforderungen des Arbeitsschutzes bis zur endgültigen Beseitigung gewährleistet werden können.

Dabei muss die sichere Umhüllung des Entsorgungsbehältnisses bis zur Übergabe des Sammelbehältnisses zur Entsorgung der Abfälle gewährleistet

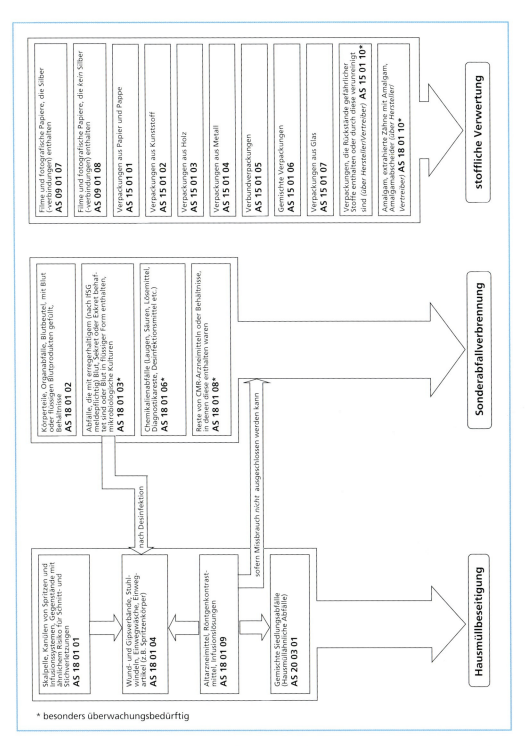

Abb. 9.1 *Schematische Darstellung der Abfallgruppen und Entsorgungswege gemäß LAGA-Richtlinie*

sein. Dieses Sammelbehältnis kann für Zahnarztpraxen auch der Presscontainer oder ein Müllsammelfahrzeug sein. Wichtig ist dabei, dass Unbefugte und Nichtfachkundige keinen Zugriff mehr erhalten können.

Da eine sichere Desinfektion von Kanülen und Ähnlichem nicht gewährleistet werden kann, ist eine Verwertung dieser Abfälle auch nach Desinfektion nicht zulässig.

Für eine sichere Entsorgung müssen dabei nicht unbedingt teure gekaufte Behältnisse eingesetzt werden. Genauso gut können leer gewordene Behältnisse wie Seifenspender, Flaschen oder Desinfektions- oder Reinigungsmittelkanister eingesetzt werden. Bei Verwendung von solchen Behältnissen sind eine deutliche Kennzeichnung und ein ord-

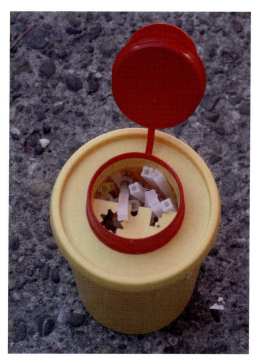

Abb. 9.2 *Überfüllter Kanülenentsorgungsbehälter*

nungsgemäßes Verschließen extrem wichtig. Grundsätzlich sollen Kanülenabwurfbehälter nicht überfüllt werden, weil dabei eine Gefahr der Penetration der Behältnisse und einer Verletzung besteht. Dies ist eine der häufigsten Verletzungsursachen bei der Kanülenentsorgung. Auf gekauften Behältnissen angebrachte Markierungen sollen daher unbedingt beachtet werden. Ist eine solche Markierung nicht vorhanden, soll das Behältnis bis maximal 80 % seines Volumens befüllt werden. Ein Nachstopfen zur besseren Ausnutzung ist aus denselben Gründen nicht sinnvoll [Scherrer et al. (2002)].

Abfallschlüsselnummer 18 01 02: Körperteile und Organe einschließlich Blutbeutel und Blutkonserven

Unter Körper- und Organabfällen versteht man Abfälle, die makroskopisch noch als vom menschlichen Körper stammend erkennbar sind und aus ethischen bzw. ästhetischen Gründen gesondert entsorgt werden sollen. Nicht dazu zählen beispielsweise Schnitte aus der Histologie und extrahierte Zähne oder Haare.

In der LAGA-Richtlinie werden zu dieser Gruppe auch mit Blut oder flüssigen Blutprodukten gefüllte Behältnisse (z.B. nicht verwendete und verfallene Blutkonserven) gefasst. Dies ist geschehen, da es immer wieder Schwierigkeiten bei der Entsorgung von mit Blut gefüllten Abfällen gekommen ist, da diese von Entsorgungseinrichtungen als infektiös zurückgewiesen wurden. Die Körper- und Organabfälle bzw. Blutabfälle sind in der Regel von der normalen Entsorgung ausgeschlossen und müssen einen separaten Entsorgungsweg nehmen. Die Abfälle sollen bereits am Entstehungsort in geeigneten Behältnissen getrennt erfasst werden. Die Behältnisse müssen sicher verschlossen werden können. Am sinnvollsten ist es, diese Abfälle in Einwegbehältnissen zu entsorgen. Ein Umfüllen oder Sortieren dieser Abfälle sollte nicht durchgeführt werden.

Einzelne mit Blut oder flüssigen Blutprodukten gefüllte Behältnisse (z.B. Absaugsysteme) können unter Beachtung von hygienischen und infektionspräventiven Gesichtspunkten und des Arbeitsschutzes in dafür vorgesehene Ausgüsse entleert werden. Der Inhalt kann dem Abwasser zugeführt werden, wobei die kommunalen Abwassersatzungen zu beachten sind. Üblicherweise stellt die Entsorgung dieser Abfälle kein Problem für die Abwasserreinigung dar, da die Mengen nicht so relevant sind. Allerdings besteht bei Vollblut die Gefahr der Verstopfung der Abwasserleitungen. Falls also Vollblut nicht durch sowieso entstehendes Abwasser verdünnt wird, ist dafür die Abfallentsorgung vorzusehen.

Abfallschlüssel Nr. 18 01 03*: Infektiöse Abfälle

Üblicherweise entstehen in einer Zahnarztpraxis keine infektiösen Abfälle. Da es jedoch immer öfter zu Diskussionen mit Entsorgern oder kommunalen Behörden darüber kommt, was infektiös ist, soll hier auch auf diese Abfallgruppe eingegangen werden. Infektiöse Abfälle sind Abfälle, an deren Sammlung und Entsorgung aus infektionspräventiven Gründen besondere Anforderungen gestellt werden müssen. Dabei spielen sowohl der Arbeitsschutz als auch die Seuchenhygiene eine Rolle. Die Infektiösität von Abfällen ergibt sich aus der bekannten oder der aufgrund medizinischer Erfahrung zu erwartenden Kontamination der Abfälle mit Krankheitserregern sofern dadurch eine Verbreitung der Krankheit zu erwarten ist.

Zur Einschätzung der Infektiösität soll dabei berücksichtigt werden:

- die Ansteckungsgefährlichkeit (Kontagiosität, Infektionsdosis, epidemisches Potenzial)
- die Überlebensfähigkeit des Erregers
- der Übertragungsweg

- das Ausmaß und die Art der Kontamination
- die Menge des kontaminierten Abfalls und
- die Schwere der gegebenenfalls ausgelösten Erkrankung und deren Behandelbarkeit

Um das Infektionsrisiko konkret beurteilen zu können, sind detaillierte Kenntnisse der örtlichen Gegebenheiten und Voraussetzungen erforderlich. Daher sollten die notwendigen Maßnahmen bzw. die Abfälle, die als infektiös zu entsorgen sind, im Einzelfall mit einem Hygieneexperten sowie einer Fachkraft für Arbeitssicherheit festgelegt werden.

Aufgrund der oben geschilderten Kriterien kann man Krankheiten benennen, bei denen nach dem gegenwärtigen Stand des Wissens infektiöse Abfälle entstehen können. Dies wurde schon in der LAGA-Richtlinie durchgeführt [LAGA Länderarbeitsgemeinschaft Abfall 2002].

Wie schon erwähnt spielt auch die Menge des kontaminierten Abfalls eine Rolle; dies ist insbesondere bei Abfällen von Hepatitis- oder HIV-Patienten der Fall. In der LAGA-Richtlinie wird explizit erwähnt, dass kontaminierte, trockene (nicht tropfende) Abfälle von erkrankten Patienten (AIDS, Virus-Hepatitis) aus der Einzelfallbehandlung nicht zu den infektiösen Abfällen gerechnet werden müssen. Dazu zählen Abfälle wie z.B. kontaminierte Tupfer im Rahmen der Blutentnahme, nicht tropfende Wundverbände, OP-Abdeckungen oder Watterollen aus der zahnärztlichen Praxis. Im Gegensatz dazu zählen spitze und scharfe Gegenstände, blutgefüllte Gefäße sowie blutgetränkter Abfall aus Operationen entsprechender Patienten aus Schwerpunktpraxen und Laboren, die schwerpunktmäßig Hepatitis- oder HIV-Patienten behandeln, zu den infektiösen Abfällen im Sinne der AVV.

Für Zahnarztpraxen ist es am sinnvollsten, sich mit ihrem für die kommunale Entsorgung zuständigen

Abfallberater bei der Stadtverwaltung, im Landratsamt oder beim kreiseigenen Abfallwirtschaftsbetrieb in Verbindung zu setzen, um den besten und sichersten Entsorgungsweg festzulegen.

Abfallschlüsselnummer 18 01 04: Krankenhausspezifischer Abfall, nicht infektiös

In dieser Abfallschlüsselnummer sind alle Abfälle zusammengefasst, die erkennbar aus dem Gesundheitswesen stammen, möglicherweise auch mit Blut oder Stuhl kontaminiert sind, allerdings nicht unter die Definition der infektiösen Abfälle fallen und damit bei der Entsorgung keine besonderen Anforderungen erfüllen müssen. Es handelt sich hier um mit Blut, Sekreten oder Exkreten behaftete Abfälle wie Wundverbände, Gipsverbände, Einwegwäsche, Stuhlwindeln, Einwegartikel und vieles mehr aus der Krankenversorgung. Auch diese Abfälle werden am besten am Entstehungsort in reißfesten, feuchtigkeitsbeständigen und dichten Behältnissen gesammelt und ohne Umfüllen oder Sortieren der Entsorgung zur Verfügung gestellt. Selbstverständlich gilt auch hier, dass ein Zugriff von Unbefugten ausgeschlossen werden muss.

Bei größeren Mengen von Körperflüssigkeiten muss sichergestellt werden, dass diese Flüssigkeiten nicht austreten können. Falls dies nicht gegeben ist, müssen diese Abfälle als Körper- und Organabfall (Abfallschlüsselnummer 18 01 02) entsorgt werden. Diese Abfälle sollten getrennt von den gemischten Siedlungsabfällen entsorgt werden. Auf jeden Fall soll jegliche außerbetriebliche Vorbehandlung wie z.B. Sortieren, Sieben, Zerkleinern etc. unterbleiben. Je nach Zusammensetzung der Abfälle kann eine Entsorgung mit gemischten Siedlungsabfällen (20 03 01) vereinbart werden. Hierbei sollte auf jeden Fall Rücksprache mit dem für die kommunale Entsorgung zuständigen Abfallberater genommen werden.

Abfallschlüssel Nr. 18 01 06* und 18 01 07: Chemikalienabfälle

Bei diesen Abfallschlüsselnummern unterscheidet man grundsätzlich zwischen gefährlichen Chemikalien, die als Sonderabfall entsorgt werden müssen (Abfallschlüsselnummer 18 01 06*) und Chemikalien ohne gefährliche Inhaltsstoffe (Abfallschlüsselnummer 18 01 07). Unterscheidbar sind diese Abfälle am besten durch die auf der Verpackung aufgebrachten Gefahrensymbole. Sind entsprechende Symbole aufgebracht, handelt es sich um gefährliche Abfälle. Befinden sich keine Symbole auf der Verpackung, handelt es sich mit Sicherheit um ungefährliche Abfälle. Gefährliche Abfälle sind die üblichen bekannten Chemikalien, also Säuren, Laugen, Lösemittel, Fixier- und Entwicklungsbäder aus der Röntgenfilmentwicklung, Desinfektions- und Reinigungsmittelkonzentrate und ähnliches. Bei diesen Abfällen handelt es sich nicht nur um Gefahrstoffe, sondern auch um Sonderabfälle, die entsprechend getrennt entsorgt werden müssen. Normalerweise können haushaltsübliche Mengen im kommunalen Recyclinghof abgegeben werden. Bei größeren Mengen empfiehlt sich die Rücksprache mit dem für die kommunale Entsorgung zuständigen Abfallberater.

Chemikalienabfälle ohne Gefährdungspotenzial haben entweder kein Gefahrensymbol auf ihrer Verpackung oder sie werden bei ihrer Nutzung so stark verdünnt, dass eine Gefährdung nicht mehr gegeben ist, bzw. wie z.B. bei Händedesinfektionsmitteln werden die Verpackungen so weit entleert, dass die Verpackungen nicht mehr gesondert entsorgt werden müssen. Zu diesen Abfällen gehören z.B. chemische Reagenzien aus diagnostischen Apparaten, Atemkalk, Reinigungsmittel oder eben auch Händedesinfektionsmittel.

Abfallschlüsselnummer 18 01 09: Altarzneimittel

In Zahnarztpraxen dürften auch Abfälle aus weniger gefährlichen oder ungefährlichen Arzneimitteln, z.B. verfallene Tabletten oder Kapseln, anfallen. Sofern ein missbräuchlicher Zugriff durch Dritte ausgeschlossen werden kann, ist eine gemeinsame Entsorgung dieser Abfälle mit der Abfallschlüsselnummer 18 01 04 oder 20 03 01 möglich [Scherrer (2000)].

Abfallschlüsselnummer 20 03 01: Gemischter Siedlungsabfall

Neben den oben geschilderten für den Betrieb einer Einrichtung des Gesundheitsdienstes typischen Abfällen entstehen in einer Zahnarztpraxis auch noch ganz normale Siedlungsabfälle, wie sie jeder Privathaushalt verursacht. Diese werden unter der Abfallschlüsselnummer 20 03 01 zusammengefasst und können auch zusammen mit der kommunalen Abfallentsorgung entsorgt werden. Nach Rücksprache mit der kommunalen Abfallentsorgungsbehörde können dieser Abfallgruppe auch einige der spezifischen Abfälle (18 01 01, 18 01 04, 18 01 07 oder 18 01 09) zugeordnet werden.

Verpackungsabfälle

Neben den gemischten Siedlungsabfällen fallen in Zahnarztpraxen wie in jedem Privathaushalt Verpackungsabfälle an, die als Wertstoffe getrennt gesammelt und einer Verwertung zugeführt werden können. Auch hier gelten die Regelungen, wie sie für den Privathaushalt üblich sind. In der Regel wird dabei unterschieden zwischen Papier, Pappe, Weißglas, Grünglas, Braunglas und der Leichtverpackungsfraktion. Einrichtungen des Gesundheitsdienstes sind dabei gut beraten, auf die Trenndis-

ziplin insbesondere bei den Leichtverpackungen zu achten, da es öfter zu Problemen auf Sortieranlagen für Leichtverpackungen kommt, wenn kontaminierte oder auch nicht kontaminierte Einwegspritzen oder ähnliches über die gelben Säcke entsorgt werden.

Amalgam

Aus der Gruppe der Schwermetalle ist Quecksilber neben Blei und Cadmium das bekannteste Umweltgift. Das in Zahnarztpraxen verwendete Amalgam besteht zu ca. 40 % aus Quecksilber. Beim Umgang mit Amalgamfüllungen wird Amalgam als Abfall erzeugt oder gelangt ins Abwasser; dabei wird Quecksilber frei und gelangt in die Umwelt. Pro Zahnarzt und Jahr ist mit ca. 150 g Quecksilber in Form kleiner Amalgampartikel zu rechnen, die ins Abwasser gelangen. In Zahnarztpraxen sind mittlerweile alle Behandlungsplätze mit einem Amalgamabscheider ausgestattet. Dieser Abscheider muss einen Abscheidegrad von über 95 % besitzen. Grundsätzlich dürfen zahnärztliche Behandlungsplätze nur noch betrieben werden, wenn ein Amalgamabscheider installiert ist. Dieser muss ein Prüfzeichen des Instituts für Bautechnik Berlin besitzen; der Betrieb der Abscheider muss der zuständigen Behörde angezeigt werden. Für mehrere Behandlungsplätze kann auch ein gemeinsamer Abscheider installiert werden. Dabei ist zu beachten, dass die Reinigungsleistung der entstehenden Abwassermenge angepasst ist.

Die Entleerung des Abscheiders ist im Wartungsbuch zu dokumentieren, die Entsorgungsnachweise für Amalgam sind aufzubewahren, um auf Verlangen der zuständigen Behörde vorgelegt werden zu können [Landeszahnärztekammer Baden-Württemberg (2006)].

Die Inhalte von Amalgamabscheidern können am einfachsten per Rücknahmegabe an die Hersteller oder Vertreiber entsorgt werden; dort findet dann eine Verwertung statt. Bei Versand dieser Abfälle müssen die Transportbedingungen (z.B. Desinfektion, Transportbehältnisse) beachtet werden; weiterhin muss eine Befreiung von der Nachweispflicht beantragt werden [LAGA Länderarbeitsgemeinschaft Abfall (2002)].

Überschussamalgam (Knetreste) und leere Amalgamkapseln sollen in luftdicht verschlossenen Gefäßen gesammelt werden. Knetreste können unter Glycerin oder verbrauchtem Röntgenfixierer aufbewahrt werden. Die Knetreste können an Scheideanstalten zur Verwertung abgegeben werden, die Kapseln gehen am besten wieder zurück zum Hersteller. Andere feste quecksilberhaltigen Abfälle, wie extrahierte Zähne, Filtersiebe/Einwegfilter, Quecksilberflaschen oder mit Amalgam kontaminierte Einwegartikel werden in geeigneten Behältern gesammelt und entsorgt. Amalgamschlämme (Inhalte von Sekrettöpfen, Auffangsieben, Filtern) werden ebenfalls in geeigneten Behältern gesammelt, allerdings getrennt von den festen Abfällen [Landeszahnärztekammer Baden-Württemberg 2006].

Für beide erfolgt anschließend die ordnungsgemäße Entsorgung. Amalgamabfälle aus der Zahnmedizin werden unter der Abfallschlüssel 18 01 10* entsorgt. Über den richtigen Weg kann der für die kommunale Entsorgung zuständige Abfallberater Auskunft geben.

Als Altlast vor der Installation der Amalgamabscheider sind die Abwasserleitungen aber teilweise noch mit Amalgamrückständen kontaminiert. Aufgrund von Erfahrungen in der Schweiz muss damit gerechnet werden, dass in den Amalgamrückständen jeder Praxis bis zu 2 kg reines Quecksilber vorhanden sein können.

Gelangen größere Mengen von Quecksilber in den Klärschlamm, so ist eine landwirtschaftliche Nutzung nicht mehr möglich; der Klärschlamm muss dann zu hohen Kosten entsorgt werden. Bei vorsätzlich oder grobfahrlässig verursachten Klärschlamm- bzw. Gewässerverunreinigungen kann dies Schadenersatzforderungen nach sich ziehen. Es empfiehlt sich vor einer eventuellen Spülung der Abwasserleitungen mit der zuständigen Behörde Kontakt aufzunehmen.

PRAXISTIPP

Das Aufschleifen von Handinstrumenten, Bohrern, Fräsen usw. spart gegenüber dem Kauf von neuen Instrumenten Rohstoffe. Auch das Einschmelzen von Wachsresten und Ähnliches spart Rohstoffe und Geld.

Bei der Röntgenchemie spart die Verwendung von Pulveransätzen Verpackungen und damit Abfall. Fixierbäder halten u.U. bis zu 4-mal länger als Entwicklerbäder. Entgegen der turnusmäßigen gemeinsamen Erneuerung gibt es Teststäbchen (z.B. der Fa. Tetenal), mit denen getestet werden kann, ob ein Wechsel des Fixierbads ansteht. Die bessere Ausnutzung bedingt eine weniger häufige Entsorgung und durch den höheren Silbergehalt eine höhere Rückvergütung.

Die Verwendung von Mehrweg-Spülbechern spart jedenfalls Abfall, ist gesamt aber ökologisch betrachtet nur sinnvoll, wenn die Becher gemeinsam mit anderen Gegenständen in der Spülmaschine oder dem Reinigungs- und Desinfektionsautomat gespült werden. Wenn dies nicht möglich ist, stellt die zweitbeste Methode der Einsatz von Polystyrol-Einwegbechern dar. Für diese gibt es Sammelsysteme (z.B. Tedeco-Cupcare-System), die ein sortenreines Recycling ermöglichen [Landeszahnärztekammer Baden-Württemberg (2006)].

LITERATUR

Amt für Natur und Umwelt des Kantons Graubünden (2004): Merkblatt: Entsorgung von Amalgamaltlasten aus Abwasserleitungen von Zahnarztpraxen. www.afu.gr.ch

Landeszahnärztekammer Baden-Württemberg (2006): Praxishandbücher. www.lzk-bw.de

Frank U (2006): „Zahnmedizin". In: Daschner F, Dettenkofer M, Frank U, Scherrer M (Hrsg.): Praktische Krankenhaushygiene und Umweltschutz, 3. Auflage: 426–432. Springer, Berlin

LAGA Länderarbeitsgemeinschaft Abfall (2002): „Richtlinie über die ordnungsgemäße Entsorgung von Abfällen aus Einrichtungen des Gesundheitsdienstes". Erich Schmidt Verlag GmbH & Co., Berlin

Scherrer M, Kowalska M (2002): „Praxis der Kanülenentsorgung". Müllmagazin 2: 53

Scherrer M (2004): „Abfallentsorgung in Einrichtungen des Gesundheitsdienstes". In: Hofmann F, Reschauer G, Stößel U (Hrsg.): 96–106. Arbeitsmedizin im Gesundheitsdienst. Edition FFAS, Freiburg

Scherrer M (2003): „LAGA-Richtlinie: Wieder Ordnung im Müll". Klinikmanagement aktuell 80: 84–85

Scherrer M (2006): „Umweltschutz und Abfallentsorgung". In: Daschner F, Dettenkofer M, Frank U, Scherrer M (Hrsg.): Praktische Krankenhaushygiene und Umweltschutz, 3. Auflage: 261–284. Springer, Berlin

Scherrer M (2006): „Abfallwirtschaft". In: Zinn Ch, Tabori E, Weidenfeller P (Hrsg.); Ambulantes Operieren – Praktische Hygiene: 161–171. Verlag für medizinische Praxis, Kissing

TASı (1993): „TA Siedlungsabfall – Dritte Allgemeine Verwaltungsvorschrift zum Abfallgesetz Technische Anleitung zur Verwertung, Behandlung und sonstigen Entsorgung von Siedlungsabfällen" vom 14. Mai 1993; Bundesanzeiger: 4967 und Beilage

Wissenschaftlicher Beirat der Bundesärztekammer (1993): „Potenzielle Gesundheitsgefahren durch Emissionen aus Müllverbrennungsanlagen". Deutsches Ärzteblatt 90: A2188–A2202

Wissenschaftlicher Beirat der Bundesärztekammer (1995): „Gesundheitsgefährdung der Bevölkerung durch Mülldeponien (Siedlungsabfall)". Deutsches Ärzteblatt 92: A3633–A3640

Qualitätsmanagement in der zahnärztlichen Praxis

Seit 01.01.2006 schreibt die QM-Richtlinie Vertragsärztliche Versorgung vor, dass Vertragsärzte Qualitätsmanagement (QM) betreiben müssen. Das heißt, seit diesem Zeitpunkt ist die Einführung eines Qualitätsmanagementsystems praktisch Pflicht.

Am 18. Oktober 2005 hat der gemeinsame Bundesausschuss (G-BA) die „Qualitätsmanagement-Richtlinie Vertragsärztliche Versorgung" beschlossen. Die Richtlinie ist bereits im Bundesanzeiger erschienen und trat am 01.01.2006 in Kraft (Bundesanzeiger 2006). Sie sieht vor, dass ein einrichtungsinternes Qualitätsmanagement innerhalb von 4 Jahren einzuführen ist. Die ersten 2 Jahre werden als Planungszeit angesehen, die 2 folgenden als Umsetzungszeit. In den Kassenärztlichen Vereinigungen werden sog. „QM-Kommissionen" eingerichtet, um die Umsetzung zu überprüfen. Pro Jahr sollen 2,5 % der zufällig ausgewählten Vertragsärzte überprüft werden. Sollte das einrichtungsinterne Qualitätsmanagement nicht dem vorgeschlagenen Zeitrahmen entsprechen, so werden die Zahnarztpraxen von der QM-Kommission beraten (KBV 2006).

Die jeweiligen QM-Kommissionen sollen dem G-BA über den jeweiligen Stand der QM-Systeme berichten. 5 Jahre nach Inkrafttreten der gemeinsamen Qualitätsmanagement-Richtlinien soll der G-BA dann über die Akkreditierung von QM-Systemen und ggf. über Sanktionsmaßnahmen bei Nichteinführung der Systeme entscheiden.

Welches Qualitätsmanagementsystem eingeführt werden soll, ist nicht festgelegt. Eine Zertifizierung ist momentan noch nicht zwingend vorgeschrieben. Bundesweit gibt es aber eine Reihe von KZV-spezifischen bzw. nationalen QM-Systemen, die den ambulanten Einrichtungen angeboten werden.

MEMO Ab Januar 2006 sind alle Vertragsarztpraxen verpflichtet, ein einrichtungsinternes Qualitätsmanagementsystem vorzuweisen. Die Einführungs- und Umsetzungsphase soll 4 Jahre dauern. Jährlich werden 2,5 % aller Vertragsarztpraxen überprüft. Konkrete Sanktionen bei Nichteinführung der QM-Systeme sind noch nicht vorgesehen.

Grundlagen des Qualitätsmanagements

Der kontinuierliche Verbesserungsprozess (KVP) ist die Grundlage aller Qualitätsmanagementsysteme. Der sog. Demming-Zyklus (Abb. 1) fasst diesen Prozess unter den Begriffen „Plan-Do-Check-Act" zusammen. Dies heißt nichts anderes als Planen, Ausführen, Überprüfen und Verbessern der Abläufe innerhalb der Praxis, einhergehend mit einer stetigen Aktualisierung der entsprechenden Dokumentation. Der Begriff der „Dokumentation" im Qualitätsmanagement unterscheidet sich dabei wesentlich von der im zahnärztlichen Alltag gebräuchlichen Definition.

Die Dokumentation im Qualitätsmanagement bedeutet die Festlegung von Strukturen, Abläufen und Beschreibung der bestehenden Organisation. Der Nachweis der Einhaltung dieser Abläufe erfolgt durch Aufzeichnungen. Beispiele hierfür sind ausgefüllte Checklisten, die Durchführung von mikrobiologischen Überprüfungen des Sterilisationsergebnisses oder die Protokollierung der Ergebnisse von Hygienebegehungen oder internen Audits.

Beim Qualitätsmanagement unterscheidet man zusätzlich zwischen drei verschiedenen Qualitätsbegriffen:

- ▶ Strukturqualität betrifft die Voraussetzungen der Leistungserbringung wie z.B. Infrastrukturen, Ressourcen und Personal
- ▶ Prozessqualität bezieht sich auf die Arbeitsabläufe, die in die sog. Kernprozesse wie Diagnose und Therapie sowie Nebenprozesse (Hygienemanagement, Bestellwesen etc.) und Unterstützungsprozesse, z.B. Verwaltung und EDV unterteilt sind [Hingst V, Möllenhoff H, 1997]):

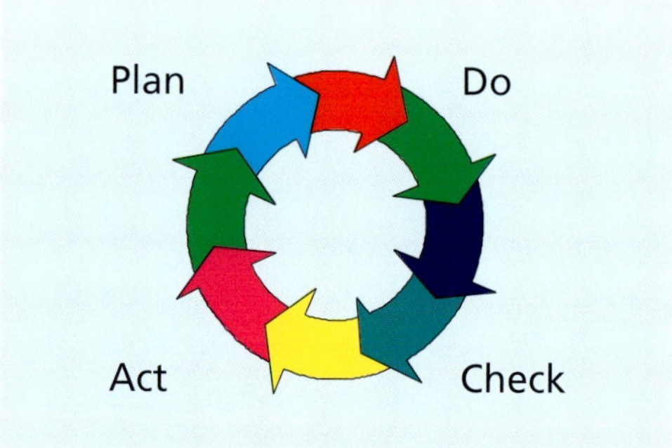

Abb. 10.1   Demming-Zyklus

- ▶ Ergebnisqualität bezeichnet Parameter, an denen der Erfolg der Praxis gemessen werden kann wie die Patientenzufriedenheit, Anzahl nosokomialer Infektionen etc.

MEMO Grundlagen aller Qualitätsmanagementsysteme sind der kontinuierliche Verbesserungsprozess und die systematische Analyse, Bewertung und Bearbeitung von Fehlern und Fehlermöglichkeiten. Alle im medizinischen Bereich verwendeten Modelle beziehen sich auf die DIN EN ISO 9001:2000 und oder auf das EFQM-Modell.

Unabhängig von dem ausgewählten QM-System einer Praxis gleichen sich die Inhalte, welche im System bearbeitet bzw. verbessert werden sollen. Im Wesentlichen befasst sich ein Praxis-QM-System mit folgenden Themen:

- ▶ Patientenversorgung
- ▶ Mitarbeiterorientierung
- ▶ Praxismanagement
- ▶ Informationswesen
- ▶ Kooperation und Management von weiteren Schnittstellen
- ▶ Integration bestehender Qualitätssicherungsmaßnahmen (z.B. Sterilisationsdokumentation).

Innerhalb der verschiedenen Qualitätsmanagementsysteme gibt es eine Reihe von „QM-Werkzeugen", welche sich in allen Modellen gleichen [Badura B, Strodtholz S, 1999]. Diese dienen dazu, das Qualitätsmanagementsystem schlank und praxisnah umzusetzen. Folgende Werkzeuge kommen zur Anwendung:

- ▶ Festlegung konkreter Ziele
- ▶ Entwicklung eines realistischen Verbesserungskonzeptes

- Überprüfung, ob und in welchem Maß die Ziele schon erreicht sind
- Prozessanalyse und -beschreibung
- Qualitätszirkel
- Befragungen (z.B. Patienten)
- Beschwerdemanagement
- Organigramme, Checklisten
- Fehlermanagement
- Notfallmanagement
- Erstellung und Lenkung von Dokumenten und Aufzeichnungen
- Evaluierung des Managementsystems und der getroffenen Maßnahmen (Kennzahlen)
- Dokumentation

Da die Dokumentation einen wesentlichen Baustein der Qualitätsmanagementsysteme darstellt, ist darauf natürlich besonderer Wert zu legen. Eine Reihe von Anweisungen bzw. schriftlichen Unterlagen sind vorzuhalten. Dazu gehören vor allem:

- Hygienepläne mit Arbeitsanweisungen
- Reinigungs- und Desinfektionspläne
- Gefahrstoffmerkblätter
- Gerätehandbücher und Wartungslisten
- Produkt- und/oder patientenbezogene Chargendokumentationen

Dabei ist zu beachten, dass die meisten Unterlagen in der Praxis bereits vorhanden sind.

Mittlerweile existiert eine Vielzahl von Qualitätsmanagementsystemen für den ärztlichen Tätigkeitsbereich. Da zurzeit keines der Systeme für den Praxisbereich vorgeschrieben ist, sollen im Folgenden die gängigsten Modelle vorgestellt werden.

DIN EN ISO 9001:2000

DIN EN ISO 9001:2000 ist eine prozessorientierte und weltweit gültige Norm. Sie stammt ursprünglich aus der Industrie. Die Anforderungen sind jedoch im Laufe der Zeit für den medizinischen Bereich angepasst worden, so dass die ISO 9001:2000 praktisch als eine Art „Stammvater" für die meisten Qualitätsmanagementsysteme angesehen werden kann. Die Umsetzung im Praxisbereich stellt die Anwender vor etwas höhere Anforderungen, führt allerdings bei konsequenter Umsetzung zu einem international vergleichbaren System. Einen Vorteil der Norm stellt die Zertifizierbarkeit dar. Auch kann man sagen, dass alle anderen auch von den einzelnen KZVen entwickelten Systeme auf den Inhalten der Norm aufbauen.

Bei dem Zertifizierungsverfahren nach DIN EN ISO 9001:2000 handelt es sich um eine Bewertung, bei der ein Dritter (Auditor) die Übereinstimmung oder die Nichtübereinstimmung mit den Anforderungen feststellt und bescheinigt (Zertifizierungsstelle). Das Zertifikat einer akkreditierten Zertifizierungsstelle ist 3 Jahre gültig. Jährlich findet ein betriebsinternes sog. Überwachungsaudit statt [Deutsches Institut für Normung 2001].

EFQM Excellence Modell

Das sog. EFQM-Modell ist ebenfalls neben der DIN EN ISO eines der Fundamente des Qualitätsmanagements. EFQM bedeutet „European Foundation of Quality Management". Das Modell beruht auf dem Prinzip der Selbstbewertung und gliedert sich in zwei Arten von Kriterien:

a. Befähigerkriterien, die hinterfragen, wie Qualität erreicht wird
b. Ergebniskriterien, die prüfen, welche Qualität tatsächlich erreicht wurde

Vorteile des EFQM-Modells bestehen in einer hohen Akzeptanz, guten Erfahrungen mit dem System im Gesundheitswesen und der internationalen Vergleichbarkeit des Systems. Ebenso ist es i.d.R. relativ kostengünstig umzusetzen.

Auch ist positiv hervorzuheben, dass der Focus auf der o.g. Ergebnisqualität liegt. Negativ zu vermerken ist, dass es im Gegensatz zur DIN EN ISO 9001:2000 unzureichend standardisiert ist und kein Zertifizierungsverfahren existiert.

KTQ-Modell für Zahnarztpraxen

Seit 2004 hat die KTQ (Kooperation für Transparenz und Qualität im Krankenhaus) das bestehende Modell zur Zertifizierung von Krankenhäusern auf Zahnarztpraxen angepasst. Bei dem Praxissystem handelt es sich grundsätzlich um ein Bewertungssystem, bei dem ein sog. Visitor die Übereinstimmung mit den Anforderungen abprüft. Es existiert ein Fragenkatalog von 252 Fragen, der zunächst selbst beantwortet und durch die Praxis bewertet wird. Die Fragen zielen konkret auf Verfahrensweisen und Gegebenheiten in der Zahnarztpraxis ab. Der KTQ-Katalog verfügt über folgende bewertete Kategorien:

- ▶ Patientenorientierung der Praxis
- ▶ Führung der Praxis
- ▶ Sicherstellung der Mitarbeiterorientierung
- ▶ Sicherheit in der Praxis
- ▶ Informationswesen
- ▶ Aufbau eines Qualitätsmanagementsystems

Nach der Eigenbewertung in den einzelnen Kategorien durch die Praxismitarbeiter schließt sich eine Fremdbewertung durch einen Visitor an. Stimmen die Ergebnisse der Selbstbewertung mit den Erkenntnissen der KTQ-Visitoren weitestgehend überein und wurden die Kriterien zu mindestens 55 % erreicht, erhält die Praxis das KTQ-Zertifikat. Es besteht keine Verpflichtung zur Erstellung einer internen Qualitätsmanagement-Dokumentation, wohl aber zur Vorlage von Aufzeichnungen, die als Nachweise für die verschiedenen Anforderungen und als Entscheidungshilfe dienen.

Z-PMS (zahnärztliches PraxisManagementSystem) der Bundeszahnärztekammer

Dieses Modell der Bundeszahnärztekammer und einiger Landeszahnärztekammern ist speziell für den zahnärztlichen Bereich entwickelt worden. Es integriert Elemente aller bekannten Verfahren (wie DIN EN ISO 9001:2000, EFQM). Es handelt sich um ein dreistufiges System, bestehend aus rechtlichen Basisinformationen und Checklisten sowie Erläuterungen zur Umsetzung, Hilfen zur Dokumentation der organisatorischen Abläufe sowie Bausteinen für ein individuelles Praxismanagement. Folgende Stufen sind vorgesehen:

1. Stufe: Zusammenführung
           der Praxishandbücher
Die bereits bestehenden Praxishandbücher, einschließlich dem BuS-Handbuch der verschiedenen Zahnärztekammern mit Checklisten und Erläuterungen sollen systematisch zusammengeführt werden.

2. Stufe: Musterdokumentationen
Es sollen Musterdokumentationen erarbeitet werden, die Organisationsabläufe (Prozesse) in Zahnarztpraxen deutlich machen. Die Praxen sollten sich idealerweise zu Qualitätszirkeln zusammenschließen. Die Arbeitsabläufe sollen nur im Wesentlichen dargestellt werden. Ein Schulungsangebot seitens der Kammer besteht.

3. Stufe: Umfassendes, praxisindividuelles,
           systematisches Praxismanagement
Zur Komplettierung des Praxismanagements sollen folgende Teilbereiche in das QM integriert werden:
- ▶ Leitbild der Praxis, Führungsgrundsätze/-verantwortung
- ▶ Kommunikation („sprechende Zahnheilkunde")
- ▶ Patientenerwartungen/-zufriedenheit

- ▶ Mitarbeiterorientierung
- ▶ Ressourcenmanagement
- ▶ Betriebswirtschaftliche Kostenrechnung

EPA-Modell (Europäisches Praxis-assessment in Zahnarztpraxen)

Das EPA-Modell wird von der Bertelsmann- Stiftung gefördert und in Zusammenarbeit mit TOPAS Germany e.V. und dem Aqua Institut als Zertifizierer für Deutschland seit Anfang 2004 zunächst für Hausarztpraxen angeboten. Mittlerweile ist das System auch um zahnärztliche Praxen erweitert worden. Die Kerninhalte des EPA betreffen:

- ▶ Infrastruktur
- ▶ Menschen
- ▶ Information
- ▶ Finanzen
- ▶ Qualität und Sicherheit

Die Stärken liegen in der Einbeziehung auch der Patienten und des gesamten Praxisteams. Bei der Bewertung werden evaluierte und validierte Instrumente eingesetzt, welche auch ein sog. Benchmarking zulassen; es ist ebenfalls gut und recht einfach umzusetzen.

Die Vorgehensweise besteht aus 8 Schritten und ist mit dem KTQ-Modell vergleichbar, weil zunächst insgesamt 413 Fragen und Informationen von verschiedenen Gruppen (Praxisinhaber, Visitor, Mitarbeiter und Patienten) bearbeitet werden. Wenn alle EPA-Schritte erfolgreich durchlaufen sind, kann auf Wunsch ein Zertifikat für einen Zeitraum von drei Jahren erteilt werden.

Zusammenfassung

Zusammenfassend kann gesagt werden, dass alle für den zahnärztlichem Praxisbereich relevanten Qualitätsmanagement-Modelle im Wesentlichen auf den Basismodellen DIN EN ISO 9001:2000 und dem EFQM-Modell beruhen.

Für welches System sich die jeweilige Einrichtung letztendlich entscheidet, hängt von verschiedenen Faktoren ab. Erst einmal sollte geklärt werden, wie der Anspruch auf Qualitätsmanagement individuell definiert ist bzw. welche Ziele mit der Einführung eines QM-Systems bezweckt werden. Weiterhin ist zu prüfen, welcher finanzielle Rahmen zur Verfügung steht. Auf jeden Fall ist im Vorfeld für jede Praxis zu klären, ob in Abhängigkeit von der Region spezielle Systeme gewünscht oder vorgeschrieben sind (z.B. von den KZV oder den Kostenträgern).

Ein Qualitätsmanagementsystem sollte sinnvollerweise nicht nur aufgrund des äußeren Druckes eingeführt werden. Das QM-System dient dem Nutzen von Patienten und Mitarbeitern und damit der gesamten Praxis.

Es sollte darauf geachtet werden, nur wirklich qualifizierte, aus dem zahnmedizinischen Bereich kommende Berater zu konsultieren. Fertige Handbücher oder Computerprogramme, in die nur noch einige wenige praxisrelevante Daten einzugeben sind, können generell nicht empfohlen werden.

Sinnvoll ist es, sich im Vorfeld mit Kollegen zu besprechen, die bereits ein QM-System eingeführt haben. Zusätzlich sollten auch die Beratungsangebote der KZVen genutzt werden.

LITERATUR

Badura B, Strodtholz S (1999): „Qualitätsförderung, Qualitätsforschung und Evaluation im Gesundheitswesen". In: Schwartz FW, Badura B, Leidl R, Raspe H, Siegrist J (Hrsg.). Das Public Health Buch. Urban & Fischer, München: 574–584

Bundesanzeiger (2006): „Richtlinie des Gemeinsamen Bundesausschusses zu Auswahl, Umfang und Verfahren bei Qualitätsprüfungen im Einzelfall nach §136 Abs. 2 SGBv (Qualitätsprüfungsrichtlinie vertragsärztliche Versorgung)"; S. 5141

Deutsches Institut für Normung (2000): DIN EN ISO 9001:2000, Beuth-Verlag, Berlin

Hingst V, Möllenhoff H (1997): „Strukturqualität als Grundlage des Hygienemanagements". Urban und Fischer Verlag, München

Kassenärztliche Bundesvereinigung (2006): „Häufig gestellte Fragen zum Thema Qualitätsmanagement". www.kbv.de

Hygienisch-mikrobiologische Kontrollen und Wasseraufbereitung

Die Praxis kann die Effizienz ihrer Reinigungs- und Desinfektionsmaßnahmen an Flächen, Instrumenten und den Dentaleinheiten durch standardisierte Testverfahren in Zusammenarbeit mit einem mikrobiologischen Dienstleistungslabor überprüfen.

Zur Qualitätssicherung der technischen Einrichtungen und zur Erfolgskontrolle von Betriebsabläufen gehören auch Nachweise des vorhandenen Hygienestandards mit Hilfe gezielter hygienisch-mikrobiologischer Untersuchungen. Sie sollen Infektionsrisiken aufdecken und ihnen vorbeugen, ferner den Erfolg von Reinigung, Desinfektion, Sterilisation und anderen hygienische Maßnahmen kontrollieren und dokumentieren.

Erforderlich sind solche Überprüfungen z.B. bei Geräten zur Wiederaufbereitung von Medizinprodukten u.a. Materialien, also bei Reinigungs- und Desinfektionsautomaten, Waschmaschinen und Geschirrspülern. Dabei sind Herstellerangaben zu Wartung und Prüfung der Sicherheit der Aufbereitung zu beachten. Ferner relevant sind die hygienische Prüfung der Sterilisationsverfahren, die Untersuchung von Wasser aus der Hausinstallation und zur medizinischen Anwendung (Bestimmung der Wasserqualität der Dentaleinheit) einschließlich dem Nachweis oder Ausschluss von Legionellen im Warmwassernetz und ggf. von Pseudomonas aeruginosa an hauseigenen und geräteseitigen Trinkwasserentnahmestellen.

Qualitätsprüfung von Instrumentenaufbereitung und Desinfektionsmaßnahmen

Die Prüfung der maschinellen thermischen Instrumentendesinfektion wird bei Anwendung nicht-validierter Programme halbjährlich mit Bioindikatoren durchgeführt. Diese bestehen aus Prüfkörpern wie Schrauben und Gummischlauchabschnitten, welche mit einer Prüfanschmutzung aus Blut, Grießbrei oder Eigelb sowie einem Test-Keim beschickt wurden, der gegen chemische und thermische Einflüsse relativ widerstandsfähig ist. Dabei handelt es sich um das Bakterium Enterococcus faecium, alternativ um Enterococcus hirae (weniger resistent).

Organische Verschmutzungen schützen nämlich die Keime und können zudem das Desinfektionsmittel vorzeitig verbrauchen. Zusätzliche Test-Kits zeigen die Proteinfreiheit nach Instrumentenaufbereitung an. Solche mikrobiologischen Prüfungen simulieren nach dem worst-case-Prinzip die ungünstigsten Bedingungen, unter denen das geprüfte Verfahren dennoch effizient arbeiten soll.

Die vom Labor zugesandten, kontaminierten Prüfkörper werden mittels Pinzette aus der Verpackung entnommen und im Gerät symmetrisch an verschiedenen Stellen in den Sieben verteilt, bzw. die Schläuche teils ausgelegt, teils auf die Aufsteckdüsen gesetzt. Sie werden unter Praxisbedingungen desinfizierend mitbehandelt, nach dem Desinfektionsprozess mit sterilen Pinzetten in jeweils ein Röhrchen eingelegt und vom Labor auf ein Überleben der Testkeime untersucht.

Die Programme zur Sterilisation werden mit Bioindikatoren periodisch geprüft, wenn noch keine Validierung stattgefunden hat oder regelmäßig auch nicht-validierte Programme benutzt werden. Solche Überprüfungen mittels Stichprobe nach Norm erfolgen nicht primär als externe Qualitätskontrolle, sondern als eine betriebsinterne Maßnahme zur Qualitätssicherung. Die Teststreifen enthalten standardisierte Zubereitungen von Mikroorganismen und sind so beschaffen, dass man bei ihrer Abtötung auf eine ordnungsgemäße Sterilisation schließen kann. Sie werden zusammen mit einer Charge sterilisiert und anschließend auf das Überleben der Testkeime untersucht.

Solche Prüfungen führt man in der Routine mindestens halbjährlich bzw. bei mehrfach täglicher Nutzung des Sterilisators alle 400 Chargen durch. Die Dampfsterilisation wird mit Kultursporen von Bacillus stearothermophilus auf Papierstreifen überprüft (nach DIN EN 866-7, früher DIN 58946). Falls übergangsweise noch Heißluftsterilisatoren betrieben werden, so setzt man hierfür separate Prüfkörper ein, die mit dem Testkeim Bacillus subtilis/atrophaeus beschickt sind (DIN EN 866-6, früher DIN 58947). Die ebenfalls nur noch selten benutzten Chemiclaven werden analog mit diesem Keim getestet (keine Norm).

Nach der Behandlung werden die Streifen im Labor bis zu 7 Tage in geeigneter Nährbouillon zum Nachweis des Absterbens der Testkeime inkubiert. Die Anzahl und Position der Streifen während des Prüfverfahrens richtet sich nach dem Gerätevolumen und der Dichte der Beschickung. Die hierbei verwendeten, früher als „Sporenpäckchen" bezeichneten Prüfkörper wurden mit einem standardisierten, genormten Verfahren so beschickt, dass auf jedem Teil eine reproduzierbare Menge an Testkeimen vorhanden ist.

Zur Bestimmung der Ausgangskeimzahl und Bewertung des Desinfektionserfolges dient die Untersuchung der sog. „Transportkontrolle", die als Positivkontrolle für den Ansatz im Labor stets ungeöffnet und unbehandelt rückübersandt wird. Sie belegt, dass der Prüfkörper zwischenzeitlich keinem anderen keimschädigenden als dem zu beurteilenden Verfahren ausgesetzt war.

Transportkontrollen werden pro Sendung und Aufbereitungstechnik nur jeweils einmal mitübersandt. Die Untersuchung von je einer Kontrolle pro Gerät bei Übersendung mehrerer Proben, welche dieselbe Prüfkörperart benutzen, ist überflüssig und verursacht dem Einsender unnötige Kosten. Wird die Transportkontrolle indes vergessen oder versehentlich mitbehandelt, so kann die Freigabe nach Norm formal nicht bescheinigt werden, auch wenn die Überprüfung der übrigen Testkörper ein reguläres, d.h. negatives Ergebnis in der Anzucht erbracht hat und man die Aufbereitungsgeräte somit grundsätzlich weiterbenutzen kann.

Alternativ können Ampullen mit sporenhaltiger Bouillon und Farbindikator im Autoklaven mitbehandelt und anschließend ggf. im eigenen Betrieb inkubiert werden (falls Brutschrank vorhanden), und zwar bei 60 °C für 2 Tage, ebenfalls zusammen mit einer unbehandelten Vergleichskontrolle. Trübung und Farbumschlag bei den im Sterilisator behandelten Ampullen zeigen Verfahrensmängel an. Die Gefäße sind trotz der keimhaltigen Bouillonfüllung vor dem Einsatz bei Raumtemperatur begrenzt lagerfähig. Sie enthalten nämlich thermophile Sporen, die erst bei Temperaturen ab ca. 55 °C in eine vegetative Phase übergehen.

Bei den Anzuchtverfahren für alle Testsysteme im Labor erwartet man, dass die Prüfkeime nach erfolgreicher Sterilisation nicht mehr anzüchtbar sind, mit Ausnahme der Transportkontrolle, die ja nicht mitbehandelt werden darf. Die Primärverpackung von Teststreifen ist für das Wirkprinzip Dampf durchlässig, übersteht die Behandlung unbeschadet und soll daher nicht entfernt werden.

Falls von mehreren behandelten Sporenstreifen ein Teil, z.B. 2 von 4 dennoch im Labor angezüchtet werden, so prüft man am besten nochmals ohne Beladung bei genauer Kontrolle von Temperatur, Haltezeit und Wasserzufuhr, ob nicht vielleicht ein Bedienungsfehler vorlag, den man auch ohne teure Firmeninspektion selbst abstellen und künftig vermeiden kann.

Die zuverlässige Funktion des fraktionierten Vakuumverfahrens kann mit einem Helixtest geprüft werden, bei dem die Sporenträger in einem mehrfach gekrümmten Schlauchprüfkörper eingesetzt werden. Durch Einsatz eines solchen PCD-Testes (Process Challenge Device) kann man z.B. die Leistungsfähigkeit eines Autoklaven vom Typ B nach DIN EN 13060 von der des einfacher gebauten Typ S unterscheiden, der den Helixtest nicht oder zumindest nicht reproduzierbar besteht. Entsprechend richtet sich die Auswahl des Gerätetyps beim Kauf nach der Beschaffenheit und Komplexität der zu sterilisierenden Instrumente.

Anlassbezogen kann man auch hygienische Umgebungsuntersuchungen wie Abklatsch- und Abstrichproben durchführen. Dies dient zur Ermittlung von Infektionsquellen und Infektionswegen oder zur Beurteilung des Hygienestatus, z.B. an Flächen, Händen und den Instrumenten.

Da die Bewertung von Untersuchungen mittels Abklatschplatten von örtlichen, methodischen und situativen Momenten abhängt, finden sich in Lehrbüchern und Richtlinien hierzu oft keine starren Vorgaben, die eine einfache Bewertung im Sinne von „Grenzwert über- oder unterschritten" zulassen. So ist das Ergebnis einer Untersuchung nach Desinfektion oft nur im Vergleich zu Keimzahl und -spektrum vor Desinfektion auswertbar, außer wenn man gezielt nach bestimmten Spezies, z.B. Fäkalkeimen, Pseudomonas aeruginosa, Staphylococcus aureus oder Schimmel sucht, deren Vorhandensein dann rein qualitativ als nachteilig gewertet wird.

Für in-vitro-Ansätze ohne zusätzliche organische Belastung wird nach der Desinfektion eine Keimreduktion von mindestens fünf Zehnerpotenzen erwartet.

Im Alltag ist bei der Untersuchung von Feuchtbereichen oft nicht die Keimzahl = Zahl der koloniebildenden Einheiten (KBE oder CFU) maßgebend, wenn es sich lediglich um Sporenbildner handelt, sondern der qualitative Nachweis von Erregern wie Pseudomonas aeruginosa, Serratia, Acinetobacter sp. oder Enterobacteriaceen. Desinfektion bedeutet

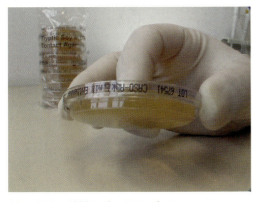

Abb. 11.1   Abklatschuntersuchung

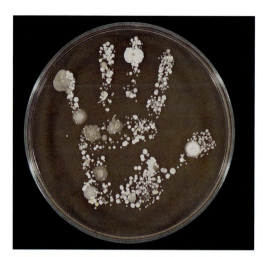

Abb. 11.2 Abklatsch undesinfizierte Hand

eben nicht, dass generell Keimfreiheit herrscht, sondern dass vom desinfizierten Objekt keine Infektionsgefahr mehr ausgeht.

Bei Hautabstrichen oder undesinfizierter Kleidung ist wiederum die Anzucht koagulasenegativer Staphylokokken auch bei höheren Keimzahlen unauffällig (100 bis 1000 KBE pro cm^2 der Haut), hingegen der Nachweis von Staphylococcus aureus oder Enterobacteriaceen grundsätzlich unerwünscht. Ein Abklatsch an Haaren ist wenig sinnvoll.

Nach Desinfektion einer Funktionsoberfläche in Eingriffsbereichen werden Keimzahlen um 30 bis 40 pro dm^2 toleriert, wenn keine Erreger wie Staphylococcus aureus, E. coli, Pseudomonas aeruginosa oder Schimmel anzüchtbar sind.

Wasseraufbereitung

Wasser muss nach Trinkwasserverordnung (TrinkwV) frei von Krankheitserregern, genusstauglich und rein sein, wenn es für den menschlichen Gebrauch bestimmt ist. So dürfen z.B. E. coli, coliforme Bakterien und Enterokokken in 100 ml Trinkwasser nicht nachweisbar sein. Die Gesamtkeimzahl soll 100 KBE pro ml nicht überschreiten. Für die entsprechende Qualität und deren periodische Überprüfungen ist nach Liefervertrag gemäß Verordnung über die Allgemeinen Bedingungen für die Versorgung mit Wasser (AVBWasserV) das Wasserversorgungsunternehmen zuständig. Die Qualität des Wassers an der Entnahmestelle im Betrieb kann aufgrund von Ablagerungen, Keimanreicherung und Biofilmbildung in hauseigenen Leitungssystemen, Armaturen und Siebstrahlreglern deutlich schlechter sein als im Trinkwassernetz. Somit ist eine sporadische Überprüfung von Leitungsauslässen auch innerhalb der Praxis durchaus sinnvoll. Entnahmepraktiken mit vorab 5 min Laufenlassen und Abflammen am Wasserhahn sind verzichtbar, wenn nicht eine vorgeschriebene Untersuchung der Versorgungsanlage nach TrinkwV durch einen externen Probennehmer durchgeführt wird.

Wasserproben, die nicht innerhalb von 3 Stunden nach Entnahme untersucht werden, sind im Kühlschrank zu lagern und spätestens nach 24 Stunden im Labor zu verarbeiten. Sind Hausleitungsnetz neu, Armaturen frisch installiert und werden Siebstrahlregler engmaschig entkalkt und thermisch desinfiziert, so kann man bei unauffälligem Erstbefund in längeren Intervallen nachuntersuchen (Absprache mit dem Dienstleistungslabor).

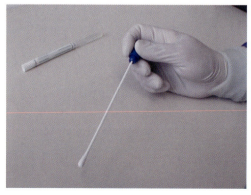

Abb. 11.3 Abstrichmaterial

Verschmutzungen des hauseigenen Leitungswassers entstehen durch Kalk, Rost und Zinkpartikel (bei verzinkten Rohren). Ein niedriger pH-Wert des Wassers begünstigt das Auftreten grünlicher Kupfersalzablagerungen, während Eisenhydroxide eher bräunlich-schmierige Beläge verursachen, die zum Teil biofilmähnlich aussehen.

Rostpartikel begünstigen die Korrosion an anderen Stellen der Leitung, mit denen sie in Kontakt kommen.

Die Dentaleinheit schützt man vor solchen Verunreinigungen mit feinmaschigen Filtern bei Porenweiten von bis zu 20 μm. Damit diese Feinfilter nicht in kurzen Abständen durch grobe Partikel verstopfen, empfiehlt man die Installation eines Vorfilters mit einer Porenweite von ca. 80–100 μm. Je nach Erfahrungen mit der hauseigenen Wasserqualität werden noch weitmaschigere Vorfilter (105–135 μm) direkt am Wassereingang des Hausanschlusses montiert.

Auch Siebstrahlregler (Perlatoren) am Wasserauslass von Waschbecken können am endständigen Sieb komplett verrosten und verkalken, entlassen dann nur einen dünnen und zum Teil verdrehten Wasserstrahl und sind bei der optischen Kontrolle mit grün-bräunlicher Masse verstopft. Man muss sie am besten schon präventiv ca. alle 4 Wochen abschrauben, mit saurem Reiniger entkalken und im thermischen Desinfektionsprogramm der Spülmaschine desinfizieren (oder auskochen).

Hartes Wasser ist für die Dentaleinheit stets problematisch: Kalkablagerungen begünstigen die Verkeimung und verstopfen die dünnen Schläuche und kleinen Öffnungen in der Einheit und am Bohrinstrument (dies könnte ja auch zur Temperaturerhöhung bei der Behandlung und zur Schädigung der Pulpa führen). Bei Wasserhärten zwischen 8,4 und 12 °dH wird die Installation einer vorgeschalteten Enthärtungsanlage empfohlen, bei Werten über 12 °dH ist sie unabdingbar. Manche Ionenaustauscher sind so konstruiert, dass sie bei Auffüllung des Austauscherharzes auf einen zweiten Filter umschalten, während der belastete Filter ausspült und regeneriert.

Auch Wasser für Geräte wie Mundduschen und Turbinensprays muss mindestens Trinkwasserqualität besitzen, da es vom Patienten während der Behandlung verschluckt wird und in Schleimhautläsionen eindringt, somit auch in submuköse Areale, wobei es zum Eintrag von Mikroorganismen resp. Krankheitserregern in Gewebe und Blutbahn kommen kann. Beim Wasseraustritt und beim Auftreffen auf Kiefer- und Zahnoberflächen entstehen darüber hinaus mit Blut und Speichel vermischte Aerosolwolken, die von Patienten und Praxisteam inhaliert werden. Somit formuliert die RKI-Richtlinie für die Wasserqualität der Dentaleinheiten hygienische Anforderungen in Anlehnung an die Trinkwasserqualität: Auch hierbei sollen die Koloniezahlen 100 KBE/ml nicht überschreiten und zudem keine pathogenen Keime nachweisbar sein.

Kann man im Allgemeinen davon ausgehen, dass die mikrobiologische Qualität des Wassers durch den Versorger bis zum Hausanschluss gewährleistet wird, so sind hohe Keimzahlen am Endauslass mutmaßlich durch die Verhältnisse im hauseigenen Netz bedingt. Da das Wasser ja nicht steril geliefert wird, sind somit über das Wasser transportierte Bakterien und ggf. Algen im System, die möglicherweise auf Bedingungen treffen, durch die ihr Wachstum und ihre Ausbreitung gefördert werden. Die Besiedelung wird z.B. durch Kunststoffleitungen, die organische Weichmachermoleküle freisetzen, ferner durch großkalibrige Leitungen, Wassererwärmung und Kalibersprünge begünstigt. Jede Unebenheit im Rohr erleichtert die Aggregation von

Keimen bis hin zum Biofilm, der sich vor allem bei gelegentlicher Stagnation und geringer Fließgeschwindigkeit kontinuierlich und flächendeckend ausbreiten kann (da gibt es durchaus entfernte Analogien zur Entstehung von Zahnbelägen). Stagnation entsteht besonders dann, wenn mehrere Behandlungsplätze an die gleiche Leitung angeschlossen sind oder wenn die Wasserversorgung der Einheit mit weiteren, nur sporadisch genutzten Geräten wie Zahnsteinentfernern u.Ä. verbunden ist. Auch schlecht gewartete Filter und Wasserenthärter befördern das Wachstum von Keimen und deren Ausschwemmung ins Netz.

Morgens vor Arbeitsbeginn können der Turbinenspray sowie das über Nacht stagnierende Wasser der Munddusche hohe Koloniezahlen aufweisen (über 10.000/ml). Oft sind die Turbinen oder diejenigen Schläuche besiedelt, die Turbinen, Winkelstücke, Winkelmotor und Munddusche mit der Einheit verbinden. Mikroorganismen, die durch schlecht aufbereitetes Wasser, kontaminierte Vorratsbehälter oder durch Rücksaugventile von Patientenseite her in das Gerät eingebracht werden, vermehren sich im stehenden Wasser. Meist werden Pseudomonas species angezüchtet, u.U. auch Staphylokokken, Sporenbildner, Acinetobacter und Alcaligenes species oder Pilze.

Die aktuelle Empfehlung der RKI-Kommission gibt eine zumindest einmal jährlich durchzuführende Wasseruntersuchung aus der Dentaleinheit vor, zum einen die Bestimmung der KBE bei 36 °C (Inkubationstemperatur im Labor), zum anderen den Nachweis von Legionellen aus 1 ml Wasserprobe. Erfahrungen mit solchen Proben führen mancherorts auch zu der Empfehlung von hygienisch-mikrobiologischen Labors, die Untersuchungen auf Keimzahlen bei 36 °C häufiger, z.B. je nach Vorbefund etwa halb- bis vierteljährlich durchzuführen und dabei zusätzlich auch auf den Nachweis von Pseudomonas aeruginosa zu prüfen.

Dieser oft multiresistente Erreger von Wundinfektionen und systemischen Erkrankungen kann Leitungssysteme bis zur langstreckigen Biofilmbildung besiedeln und wird häufig aus verkeimten geräteigenen Leitungsnetzen, Filteranlagen und Wasserreservoirs isoliert.

━━━━━━━━━━ **PRAXISTIPP** ━━━━━━━━━━

Die RKI-Empfehlung „Infektionsprävention in der Zahnmedizin – Anforderungen an die Hygiene" sieht jährliche Überprüfungen der Wasserqualität in Behandlungseinheiten vor.

━━━━━━━━━━━━━━━━━━━━━━━━━━━━━━━

Untersuchungen auf Legionellen brauchen nicht öfter als einmal jährlich durchgeführt zu werden, wenn der Vorbefund keinen entsprechenden Keimnachweis erbracht hat. Kühlwasser wird halbjährlich auf Gesamtkeimzahl, Pseudomonas- und Legionellennachweis untersucht.

Zur Durchführung der mikrobiologischen Kontrollen des Wassers werden vom Labor sterile Wasserflaschen im Behältnis mit beigelegtem Kühlakku verschickt (notfalls reichen auch Kältebeutel, wie sie nach Eingriffen am Patienten zum Abschwellen verwendet werden). Die Wasserprobe wird nach kurzem Vorlauf von ca. 20 sec regulär vom Hahn oder der Wasserspritze, fakultativ auch zusätzlich von der Wasserkühlung der Winkelstücke entnommen. Für jede Probe werden ca. 250 ml abgefüllt; diese Menge erleichtert dem Labor ggf. die Durchführung von Zusatz- oder Nachuntersuchungen. Der Akku wird bei minus 18 °C tiefgekühlt in die Styroporverpackung beigelegt, um durch Kühlhalten der Probe beim Transport hohe Keimzahlen im Untersuchungsbefund zu vermeiden, die nicht der Wasserqualität am Geräteauslass entsprechen. Die

Probe sollte nicht länger als 24 Stunden unterwegs sein. Werden im Befund die Richtwerte gemäß RKI-Empfehlung überschritten, so sind geeignete Desinfektionsverfahren und eine erneute Untersuchung nach einer Woche durchzuführen. Wird die Probe nach bakteriologischen Gesichtspunkten nicht beanstandet, so sollte man spätestens nach einem Jahr erneut untersuchen.

Wie kann man erhöhte Koloniezahlen im Wasser der Dentaleinheit dauerhaft reduzieren?

Ein einfaches Ablaufenlassen des Wassers für ca. 2 Minuten zu Behandlungsbeginn schwemmt Keime aus, die sich bei der zwischenzeitlichen Stagnation im Gerät vermehrt haben. Dies gewährleistet aber nicht das Einhalten der o.g. Richtwerte. Manche Behandlungseinheiten desinfizieren das Wasser im Vorratsbehälter thermisch bei 70 bis 80 °C, wodurch vegetative Formen weitgehend abgetötet werden.

Im kontinuierlichen Betrieb, bei dem Leitungswasser durch den Behälter zur Turbine hinfließt, wird nicht desinfiziert. Nach jeder längeren Behandlungspause lässt man das Wasser einige Minuten durchlaufen. Dies spült Mikroorganismen aus der Turbine und den Schläuchen heraus, die durch die Desinfektion im Behälter nicht erfasst wurden. Die Winkelstücke werden ohnehin gesondert chemisch oder chemothermisch desinfiziert und danach im Autoklaven sterilisiert.

Alternativen sind die Wasseraufbereitung mittels UV-Strahlen oder Desinfektionsmittelzugabe über Dosieranlage, mit Peroxiden oder Chlorabspaltern. Vorteil einer chemischen Desinfektion ist die permanente Einwirkung bzw. Remanenz im gesamten System einschließlich der Schlauchteile, die bei UV-Bestrahlung oder Erhitzen im Behälter nicht gegeben sind. Zusätzlich werden sog. Stoßdesinfektionen oder Intensiventkeimungen (z.B. mit 0,25 % Wasserstoffperoxid) nach längerem Stillstand wie etwa zum Wochenbeginn empfohlen.

Entkeimung bei Biofilmbildung funktioniert in folgender Weise: Zunächst werden die zuführenden Leitungen und die wasserführenden Schläuche der Behandlungseinheiten mit Desinfektionsmitteln unter Druck gespült und aufgefundene Verstopfungen mechanisch beseitigt. Oft wird ein Präparat auf Chlordioxidbasis eingesetzt, das breit wirksam desinfiziert und bei basischem pH den Biofilm aufbrechen kann. Nach Ausspülen werden saure Wirkstoffe zum Auflösen der biofilmfördernden Mineralablagerungen mit Zumischung von Komplexbildnern und Tensiden eingespült, welche die abgelösten Partikel als Suspension ausschwemmen. Meist sind die Biofilmrückstände im Auffanggefäß gut sichtbar. Nach erneutem Ausspülen beendet die mindestens halbtägige Einwirkung eines danach eingefüllten, gut materialverträglichen Desinfektionsmittels (z.B. eines Biguanides) die erste Phase der Entkeimung. Ggf. unter Zufügen wirkstoffbindender Zusätze wird das System bis zur völligen Entfernung des Desinfektionsmittels mit Wasser nachgespült.

Das zuführende Wasser für die Einheit wird auf Keimeintrag, d.h. Vorhandensein und Keimzahl der biofilmbildenden Erreger überprüft (oft Pseudomonas aeruginosa), ferner das Leitungssystem, ob bestimmte Prädilektionsstellen beseitigt werden können, welche die Biofilmbildung befördern.

Kontinuierlich zugegebene Mineralstoffe, meist auf Phosphatbasis, begünstigen die Ausbildung einer inneren Korrosionsschutzschicht: weniger Korrosion bedeutet auch weniger Ansatzfläche für neue Biofilmbildung. Ferner wird mittels zusätzlich installierter Dosiereinrichtung dauerhaft mit geringeren Mengen an Wirkstoff desinfiziert, um eine Neuaufkeimung im System möglichst zu unterbinden (falls nicht ohnehin eine Desinfektionsanlage in der Einheit integriert ist, die periodisch eingeschaltet wird).

Wichtig sind dabei die exakte Justierung der Dosiereinrichtung, um die vorgegebene Konzentration des Mittels zu gewährleisten, sowie die Beachtung der Verfallsdaten für die selbst angesetzten Wirkstofflösungen. Am besten sollte zur Durchführung der Entkeimung und – falls erforderlich – zur Montage einer permanenten dosierten Desinfektionsmittelzugabe ein fachkundiger Techniker hinzugezogen werden.

Kühlsysteme der Dentaleinheiten sind mit Ventilen ausgestattet, die den Rücklauf von Flüssigkeiten verhindern. Bei komplexen Eingriffen und bei Patienten mit erhöhtem Infektionsrisiko sollte zur Kühlung sterile isotone Kochsalzlösung verwendet werden.

LITERATUR

Deutsche Vereinigung des Gas- und Wasserfaches e.V. (DVGW) (2004): „Trinkwassererwärmungs- und Trinkwasserleitungsanlagen. Technische Maßnahmen zur Verminderung des Legionellenwachstums. Planung, Errichtung, Betrieb und Sanierung von Trinkwasser-Installationen". Wirtschafts- und Verlagsgesellschaft Gas und Wasser mbH, Bonn

Dietlein E, Exner M (2001): „Hygienemanagement und Qualitätssicherung. Hygienisch-mikrobiologische Überwachung". In: Kramer A, Heeg P, Botzenhart K (Hrsg.): Krankenhaus- und Praxishygiene. Urban und Fischer Verlag. München, Jena

„DIN EN 866 Teil 1 bis 8: Biologische Systeme für die Prüfung von Sterilisatoren"(2000); Beuth Verlag, Berlin

„DIN EN 867 Teil 1 bis 5: Nicht-biologische Systeme für den Gebrauch in Sterilisatoren" (2001); Beuth Verlag, Berlin

„DIN EN 25667: Anleitung zur Probenahmetechnik" (1993); Beuth Verlag, Berlin

„Gesetze und Richtlinien für das Gesundheitswesen. Rechtliche Grundlagen für die Qualitätssicherung von Reinigungs- und Desinfektionsprozessen" (2003). Behr´s Verlag, Hamburg

Höller C, Krüger S, Martiny H, Zschaler R (2005): „Qualitätssicherung von Reinigungs- und Desinfektionsprozessen. Anforderungen. Prüfmethoden. Dokumentation. Bezugsquellen". Loseblattsammlung. Behr´s Verlag, Hamburg

Jorgensen MG, Detsch SG, Wolinsky LE (1999): „Disinfection and monitoring of dental water lines". General Dentology 10: 152–156

Kommission für Krankenhaushygiene und Infektionsprävention am Robert Koch-Institut (2003): „Richtlinie für Krankenhaushygiene und Infektionsprävention. Anlage C 5.7.1 Anforderungen an die Hygiene bei der Aufbereitung flexibler Endoskope und endoskopischen Zusatzinstrumentariums"

Pietsch M, Kraft B, Koch HU (2002): „Leistungsgrenzen der Wasserdesinfektion in Dentaleinheiten". Aseptica 1: 18–19

Steuer W, Lutz-Dettinger U (1987): „Überprüfung der Wirksamkeit der Sterilisation und Desinfektion". In: Steuer W (Hrsg.): Hygiene in der ärztlichen Praxis. 1. Auflage: 44–49. Fischer Verlag, Stuttgart

„Verordnung über die Qualität von Trinkwasser für den menschlichen Gebrauch" (Trinkwasserverordnung – TrinkwV) vom 21. Mai 2001; Bundesgesetzblatt I: 24

Weidenfeller P, Waschko D (2004): „Hygiene in der Arztpraxis und beim Ambulanten Operieren". Leitfaden des Landesgesundheitsamtes Baden-Württemberg. Stuttgart

Williams HN, Johnson A, Kelley J, Baer J, King TS, Mitchell B, Hassler JF (1995): „Bacterial contamination of the water supply in newly installed dental units". Quintessence International 26: 331–337

Infektionsschutz für das Personal

12

> Jeder Eingriff am Patienten kann Infektionen nach sich ziehen. In diesem Kapitel werden Übertragungswege dargestellt, die Infektionsrisiken durch blutübertragene Viren aufgezeigt und Maßnahmen zur postexpositionellen Infektionsprophylaxe erörtert.

Beschäftigte in der Human- und Zahnmedizin haben aufgrund ihrer besonderen Exposition gegenüber kranken Menschen, Blut, Sekreten und Exkreten sowie klinischem Untersuchungsmaterial ein erhöhtes Infektionsrisiko. Übertragungswege sind direkter Kontakt mit infektiösen Patienten bzw. Geweben und Körperflüssigkeiten via Tröpfchen- und Schmierinfektion oder „indirekte" Kreuzinfektionen über kontaminierte Flächen und Instrumente. Da Patienten mit bekannten, hochkontagiösen, zum Teil aerogen übertragbaren Krankheiten in der klinischen Behandlung einem strikten hygienischen Containment unterliegen, welches bei Einhaltung der Vorschriften vor Übertragung auf das behandelnde Personal weitgehend schützt, sind diejenigen Infektionen eher gefürchtet, die man im Praxisalltag unauffällig erwerben kann, so z.B. blutübertragbare Infektionen durch das Hepatitis B-Virus (HBV), das Hepatitis C-Virus (HCV) und das HI-Virus.

Das Beachten einfacher hygienischer Grundregeln schützt nicht nur die Patienten, sondern auch die Zahnärzte und ihr Praxisteam vor unerwünschten Komplikationen. Die sorgfältige hygienische Händedesinfektion, das Tragen von Handschuhen und Mund-Nasenschutz, ggf. auch einer Schutzbrille bei der Behandlung, die Umgebungsdesinfektion nach dem Eingriff und die korrekte Entsorgung der Abfälle, insbesondere der vorsichtige Umgang mit Spritzen, Lanzetten und Kanülen sind und bleiben die Basis des Infektionsschutzes in der Praxis.

Maßnahmen zur Prävention von blutübertragenen Virusinfektionen

An erster Stelle steht die Gefährdungsbeurteilung gemäß §§ 5–8 der Verordnung über Sicherheit und Gesundheitsschutz bei Tätigkeiten mit biologischen Arbeitsstoffen (Biostoffverordnung – BioStoffV). Dabei sind die entsprechenden Technischen Regeln für Biologische Arbeitsstoffe (TRBA), hier die TRBA 250 „Biologische Arbeitsstoffe im Gesundheitswesen und in der Wohlfahrtspflege" besonders zu beachten.

Die Reihenfolge der Schutzmaßnahmen erfolgt nach dem Grundsatz „TOP", d.h. Maßnahmen zunächst technischer, dann organisatorischer und persönlicher Art.

Solche Schutzmaßnahmen gegen Infektionen bestehen zunächst in der Vermeidung des Kontaktes mit Blut bzw. bluthaltigen Aerosolen. Körperflüssigkeiten sind immer als potenziell infektiös zu betrachten. Prävention ist möglich durch Tragen von Schutzkleidung, Einmalhandschuhen, einer Schutzbrille und von Mund-Nasenschutz (bei besonderen, definierten Risiken partikelfiltrierende Halbmasken vom Typ FFP2 bzw. FFP3 SL bei virushaltigen Aerosolen mit Ausatemventil). Genauso wichtig sind der sichere Umgang mit Kanülen und scharfen Gegenständen sowie deren korrekte Entsorgung, ferner die Desinfektion von Geräten und Materialien, die Aufbereitung von Sterilgut nach Vorschrift und eine gewissenhafte Händehygiene.

Die Übertragung von HBV, HCV und HIV erfolgt parenteral durch Blut und Körperflüssigkeiten, z.B. durch Verletzung mit spitzen oder scharfen Instrumenten wie Kanülen, Lanzetten, Skalpellen u.Ä. oder bei ungeschütztem Kontakt mit Hautwunden und Schleimhäuten.

Häufige Ursache von Stichverletzungen ist das völlig überflüssige Zurückstecken von Kanülen in die Schutzkappen (sog. Recapping). Nadeln sollen nach Gebrauch in stichfesten, verschließbaren Behältern entsorgt werden, ohne dass man die Kappen nochmals aufsetzt. Die Berufsgenossenschaft informiert auf ihrer Webseite www.bgw-online.de zu Nadelschutzsystemen mit passiv oder aktiv ausgelösten Schutzmechanismen. Weitere ausführliche Informationen zu beruflich bedingten Infektionen, Arbeitshilfen und Arbeitsschutz findet man unter www.infektionsfrei.de, einer gemeinsamen Webseite von Landesbehörden, Berufsverbänden und gesetzlichen Unfallkassen.

In der ergänzten Version der TRBA 250 vom Juli 2006 heißt es in Abschnitt 4.2.4: „Um Beschäftigte vor Verletzungen mit spitzen oder scharfen medizinischen Instrumenten zu schützen, sind diese … soweit technisch möglich durch geeignete sichere Arbeitsgeräte zu ersetzen, bei denen keine oder eine geringere Gefahr von Stich- und Schnittverletzungen besteht".

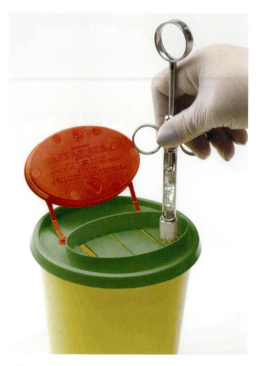

Abb. 12.1   Miramatic-Box mit Aufsatz zur Kanülenentsorgung

Der Markt bietet hierfür sog. Einhand-Sicherheits-Spritzensysteme an, mit denen man z.B. die Injektion bei Lokalanästhesie in der Zahnmedizin diesen Anforderungen gemäß durchführen kann. Dabei braucht man die Kanüle nicht mehr auf die Spritze aufzudrehen und kann sie nach der Injektion am Anschluss einer speziellen Abfallbox andrücken und dabei berührungsfrei entsorgen. Falls man gegebenenfalls in mehreren Portionen injiziert, sollten die Kanülen nicht durch risikoträchtiges Aufsetzen auf die Kappen geschützt, sondern durch Einsetzen in einen stabilen Halter hygienisch sicher abgelegt werden.

Wenn man bei einem bestimmten Eingriff der Erfahrung nach mit einer Stichverletzung der eigenen Hand oder zumindest Beschädigung der Handschuhe rechnen muss, kann man sog. Doppelhandschuhe verwenden, die beim Stich die eingebrachte Blutmenge reduzieren und bei denen eine Rissbildung sofort auffällt, weil die hautnahe Schicht grün gefärbt ist. Das Tastempfinden der Finger wird durch die Dicke dieser Handschuhe natürlich etwas verringert.

> **MEMO** Eine regelmäßige Unterweisung über den Arbeitsschutz mit Bezug auf die speziellen Arbeitsplatzverhältnisse ist nach Arbeitsschutzgesetz und Biostoffverordnung vorgeschrieben. Der Beschäftigte muss dies durch Unterschrift bestätigen.

Für bestimmte im Anhang IV der Biostoffverordnung aufgeführte Tätigkeiten und Expositionen sind arbeitsmedizinische Vorsorgeuntersuchungen gemäß §15 a der Verordnung vom Arbeitgeber zu veranlassen. Das bedeutet, dass niemand beschäftigt werden darf, der nicht vor Einstellung und in regelmäßigen Abständen während der Tätigkeit untersucht wird. Dem Beschäftigten ist auch im Rahmen der Vorsorgeuntersuchung eine Schutzimpfung anzubieten, wenn kein ausreichender Immunschutz besteht. Diese muss der Arbeitgeber (Praxisinhaber) veranlassen; er trägt auch die Kosten. Wird sie abgelehnt, sollte er dies aus rechtlichen Gründen schriftlich festhalten.

Die Schutzimpfung gegen HBV-Infektion schützt auch vor einer Superinfektion mit dem Hepatitis D-Virus. Seit der Einführung eines gentechnisch hergestellten Impfstoffes gegen Hepatitis B bestehen keinerlei Gefahren mehr hinsichtlich einer Kontamination des Produktes durch HIV oder HCV.

Allgemein empfohlen werden ferner neben der Polioschutzimpfung auch die Kombinationsimpfungen für Tetanus und Diphtherie (alle zehn Jahre wiederholen), Influenza jährlich im Herbst sowie Varizellen für seronegative Frauen im gebärfähigen Alter. Diese Impfungen werden im Regelfall vom Hausarzt durchgeführt. Informationen über die aktuellen Empfehlungen der Ständigen Impfkommission beim Robert Koch-Institut (STIKO) findet man unter der Webseite des RKI (www.rki.de).

Wie verhält sich ein selbst hepatitisinfizierter Zahnarzt oder Chirurg? Eine Übertragung des Erregers auf Patienten ist je nach Art der Tätigkeit und der Viruslast im Blut eines infizierten Arztes oder Zahnarztes durchaus möglich.

„Übertragungsträchtige" Tätigkeiten sollten grundsätzlich nicht verrichtet werden. Als besonders risikoreich gelten operative Eingriffe mit unterbrochener Sicht und mit manueller Führung und Tasten der Nadel. Bei einer Viruslast über 10^5 Gäq pro ml (Genomäquivalente = HBV-DNA-Moleküle als Maß für die Viruszahl) gilt das Infektionsrisiko als besonders hoch.

Man sollte als Betroffener ein persönliches Beratungsgespräch mit dem Betriebsarzt führen und Informationen bei der zuständigen Ärzte- oder Zahn-

> ► Hepatitis B
> ► Influenza
> ► Diphtherie
> ► Poliomyelitis
> ► Tetanus
> ► Pertussis
> ► Masern, Mumps, Röteln, Windpocken *
>
> * bei Behandlung von Schwangeren bzw. Kindern empfohlen

Tab.12.1 *Für zahnärztliches Personal empfohlene Impfungen*

ärztekammer einholen. In klinischen Einrichtungen wird empfohlen, eine Kommission aus Ärztlichem Direktor, Betriebsarzt, Hygieniker und ggf. dem zuständigen Amtsarzt in die Erörterung der weiteren Einsetzbarkeit mit einzubeziehen. Eine gesetzliche Verpflichtung zur Beendigung der ärztlichen Tätigkeit besteht prinzipiell nicht. Ein berufliches Tätigkeitsverbot gemäß § 31 Infektionsschutzgesetz kann aber von der zuständigen Behörde ausgesprochen werden. Der Gesetzestext ist wie folgt formuliert:

* *

„Die zuständige Behörde kann … Ansteckungsverdächtigen und Ausscheidern die Ausübung bestimmter beruflicher Tätigkeiten ganz oder teilweise untersagen. Dies gilt … auch für sonstige Personen, die Krankheitserreger so in oder an sich tragen, dass im Einzelfall die Gefahr einer Weiterverbreitung besteht."

* *

Im Gesetzeskommentar heißt es: „Dazu gehören z.B. Personen, die mit HIV und Hepatitis B infiziert sind und keine klinischen Symptome haben. Diese Personen können, wenn sie z.B. als Ärzte, Pflege- oder Laborpersonal tätig sind, bei der Verrichtung ihrer beruflichen Tätigkeit eine Gefährdung für andere darstellen".

Die Infektion eines Patienten wird als Körperverletzung geahndet und kann berufsrechtliche Konsequenzen nach sich ziehen. Nach einem Urteil des Bundesgerichtshofes vom 14. März 2003 [Az.: StR 239/02] ist in dem zur Verhandlung stehenden Fall „der Schwerpunkt des strafrechtlich relevanten Verhaltens in der Vornahme der … Operation zu sehen, welche unmittelbar … zur Infektion des Patienten führte".

Weiter heißt es: „Geht man vielmehr davon aus, dass ein Chirurg mit hochgradig ansteckender HBV-Infektion nicht operieren darf, so stellt sich gerade die Durchführung der Operation im infektiösen Zustand als nicht ordnungsgemäß und damit strafrechtlich relevant dar".

Sofortmaßnahmen bei Kontamination mit infiziertem Blut und Sekret

Da bei der Hepatitis B im Blut Viruszahlen bis zu 10^9/ml vorkommen können, liegt das Infektionsrisiko bei kontaminierten Nadelstichverletzungen bei 6–30 % (Vergleich: HCV 1–3 %, HIV ca. 0,3 %).

Stich- und Schnittverletzungen lässt man nach Inspektion 1–2 min gut ausbluten, wenn nötig nach Anregen der Blutung. Danach wird die gespreizte Wunde mit einem virusinaktivierenden Hautdesinfektionsmittel oder Antiseptikum desinfiziert (Äthanol $\geq$ 82 % in Kombination mit PVP-Jod).

Bei Kontamination des Auges muss mit reichlich Wasser oder physiologischer Kochsalzlösung gespült werden, noch besser mit 5 % wässriger PVP-Jodlösung als Apothekenzubereitung oder mit geeigneten antiseptischen Handelspräparaten. Dabei sollte der Tränen-Nasengang durch Druck auf den inneren Augenwinkel mit dem Finger verschlossen werden. Nachgespült wird mit Ringer- oder isotoner Kochsalzlösung resp. Wasser.

Bei Spritzern in die Mundhöhle soll man ausspeien, fünfmal mit ca. 20 ml Antiseptikum kurz spülen (15 sec hin und her bewegen) und ausspucken. Verwendet werden u.a. Präparate auf der Basis von 0,3 % Tosylchloramidnatrium, 7,5 % PVP-Jod, 0,3 % Chlorhexidin oder 0,1 % Octenidin. Bei Verdacht auf HBV- oder HCV-Kontamination soll sogar mit unvergälltem 80%igem Äthanol für mindestens 15 sec gespült werden. Die entsprechend einzuleitenden Maßnahmen sollten in einer Arbeitsanleitung beschrieben sein, die in der Praxis am Arbeitsplatz ausliegt.

Der D-Arzt entscheidet über die Notwendigkeit weiterer postexpositioneller Maßnahmen, etwa einer HBV-Immunprophylaxe oder ggf. medikamentöser Prophylaxe (HIV, Meningokokken, TBC, Streptokokken Serogruppe A). Dokumentiert werden müssen Datum und Uhrzeit des Zwischenfalls, die dabei ausgeübte Tätigkeit, Art der Verletzung oder Kontamination, Angaben zu Sero- und Immunstatus von Patient und betroffenem Mitarbeiter sowie die getroffenen Sofortmaßnahmen (im D-Arztbericht). Die Einrichtung eines standardisierten Meldesystems mit umgehender Information des Betriebsarztes und der zuständigen Berufsgenossenschaft ist erforderlich.

Spezielle Maßnahmen zur postexpositionellen Prophylaxe (PEP) senken nach akzidentiellen Verletzungen mit kontaminierten Instrumenten das Infektionsrisiko bei Kontamination mit

a) HBV: Die serologischen Kontrollen bei „Empfänger" und „Spender" sowie die aus den Befunden resultierenden Maßnahmen richten sich nach der STIKO-Empfehlung im Epidemiologischen Bulletin 30/2004. Ist der Patient, an dessen Blut man sich z.B. per Nadelstichverletzung kontaminiert hat, selbst HbsAg-negativ, so sind keine weiteren Maßnahmen erforderlich. Gleiches gilt, wenn der Mitarbeiter immunisiert ist, z.B. durch ausreichenden Impfschutz (ggf. serologisch bestätigen,

bei Non-Respondern sofort passiv und aktiv impfen!). Ist hingegen der „Spender" HbsAg positiv oder sein diesbezüglicher Status nicht bekannt, der Mitarbeiter aber nicht immun, so muss ebenfalls passiv und aktiv geimpft werden.

b) HCV: Empfohlen wird die Kontrolle des Serostatus, nach 6–8 Wochen die Vergleichsuntersuchung. Mit einer Serokonversion ist erst 7–31 Wochen nach Infektion zu rechnen, so dass auch bei negativem Erstbefund weitere Kontrollen notwendig sind. Der Virusnachweis ist frühestens nach 1–2 Wochen aus dem Blut mittels PCR möglich. Die umgehende Rücksprache mit dem D-Arzt und dem Betriebsarzt muss erfolgen, bzw. die von diesen festgelegten und regelmäßig aktualisierten Maßnahmen sind zu befolgen.

HIV in der Zahnarztpraxis

Die Angst vor der Ansteckung und vor möglichen Kreuzkontaminationen mit dem Erreger einer schweren, nicht heilbaren Infektionskrankheit ist verständlich. Sie führt dazu, dass es immer noch schwierig ist, Kollegen gerade auch in der Chirurgie und in der Zahnmedizin zu finden, die uneingeschränkt bereit sind, HIV-Infizierte regulär mit zu versorgen.

Wenn man die Risiken realistisch betrachtet, sind solche Ängste aber unbegründet. Die Gefahr einer Ansteckung im Umgang mit Trägern des HI-Virus ist

AntiHBs	Aktive Impfung	Passive Impfung 0,06 ml/kg
> 100 IU/ml	Nein	Nein
> 10–100 IU/ml	Ja	Nein
< 10 IU/ml	Ja	Ja
Anti-HBs innerhalb von 48 h nicht zu bestimmen	Ja	Ja

Tab. 12.2   Postexpositionelle Prophylaxe bei Verletzungen mit potenziell HBV-haltigem Blut
         [nach STIKO Epid. Bull. 30/2005]

klar definiert und bei Einhaltung der vorgegebenen Hygieneregeln sehr gering. Das Ziel dieses Kapitels ist es, Möglichkeiten der Übertragung darzustellen und über den aktuellen Wissenstand bei den therapeutischen Konzepten zu informieren.

Übertragungsrisiko

In der Fach- und Laienpresse wird im Zusammenhang mit HIV-Übertragungen im zahnärztlichen Bereich immer wieder der Fall einer 21-jährigen Patientin aus Florida genannt, die 1987, ohne Risikofaktoren, das Vollbild von AIDS entwickelte. Die Nachforschungen der amerikanischen Gesundheitsbehörde CDC (Centers for disease control and prevention in Atlanta) ergaben, dass sich die Patientin und fünf weitere Patienten bei Ihrem Zahnarzt mit HIV angesteckt hatten.

Seit dieser Zeit wird von einem potenziellen Risiko der HIV-Übertragung in der Zahnarztpraxis ausgegangen, obwohl seitdem über 15.000 Patienten in verschiedenen Studien über Infektionsübertragungen durch HIV infizierte Ärzte (darunter 16 Zahnärzte) untersucht wurden, ohne das HIV-Infektionen bei den Patienten nachgewiesen werden konnten. Ausgehend von diesen Ergebnissen muss davon ausgegangen werden, dass das Übertragungsrisiko für Patienten im zahnärztlichen Bereich minimal ist. Jedoch muss verstärkte Aufmerksamkeit auf die Infektionsübertragung von Patient zu Personal gerichtet werden [Schmidt-Westerhaus A (1995)].

Die Entwicklung der HIV-Therapie

Seit dem Auftauchen der ersten Männer mit Kaposi Sarkomen in New York und der Beschreibung des zu Grunde liegenden Immundefektes („Aquired immundeficency syndrom, kurz AIDS genannt) sind 23 Jahre vergangen. Wenig später entdeckte Luc Monagnier am Pasteur Institut in Paris das verantwort-liche Virus („human immundeficiency virus", kurz HIV).

1985 wurde bereits die erste antiretrovirale Substanz, AZT, am Menschen getestet und 1987 mit großen Erwartungen in die Therapie eingeführt. Schnell zeigte sich, dass eine Monotherapie den Verlauf der Infektion allenfalls kurze Zeit aufhalten konnte, was auch die Entwicklung weiterer Vertreter dieser Substanzklasse nicht zu ändern vermochte. Viele Patienten, die sich in den 80er Jahren in Deutschland infiziert hatten, begannen zu sterben.

Die nächsten fünf Jahre bedeutete eine HIV-Infektion Kampf gegen opportunistische Infektionen und früher oder später den sicheren Tod.

Die Revolution kam mit der Einführung der ersten drei Proteasehemmer zwischen Dezember 1995 und März 1996. Zusammen mit den bereits vorhandenen Medikamenten verabreicht, waren die Behandlungserfolge enorm. Die Schlagzeilen der Boulevardpresse verkündeten Heilung, Hospize wurden mangels Belegung wieder geschlossen.

Tägliche Pillenmengen bis zu 30 Tabletten und teilweise erhebliche Nebenwirkungen wurden angesichts der überwältigenden Wirkung gerne in Kauf genommen. Die Patienten überlebten.

Obwohl sich rasch zeigte, dass eine Heilung weiterhin utopisch war, nahm eine rasante Entwicklung ihren Verlauf.

Aktueller Stand

Mittlerweile sind 23 Vertreter aus vier unterschiedlichen Klassen für die Behandlung der HIV-Infektion verfügbar. Weitere Medikamente stehen kurz vor der Zulassung. Erfahrung und ein enormer Wissenszuwachs ermöglichen eine bessere Steuerung der Therapie. Die neueren Substanzen zeichnen sich ausnahmslos durch geringere Nebenwirkungen, niedrigere Pillenmengen und einfachere Einnahmeformen aus. Mit zwei Tabletten einmal täglich sind HI-Viren über Jahre im Blut nicht mehr nachweisbar.

Zehn Jahre, nachdem der erste Proteasehemmer auf den Markt kam, ist HIV zu einer gut behandelbaren, chronischen Erkrankung geworden. Es geht nicht mehr darum zu überleben, sondern Nebenwirkungen zu minimieren, Resistenzen zu vermeiden und therapeutische Strategien für viele Jahrzehnte zu planen. Die meisten Betroffenen dürften eine nahezu normale Lebenserwartung haben. Dementsprechend verändert gestaltet sich die medizinische Betreuung, vergleichbar mit anderen chronischen Erkrankungen wie Diabetes oder arterielle Hypertonie.

Der zahnärztlichen Prophylaxe und Behandlung kommt in diesem Zusammenhang eine erhebliche Bedeutung zu.

Intraorale Manifestationen sind nicht selten, dazu gehören Gingivitiden, Stomatitiden, Paradontitiden und vor allem Candida-Infektionen. Aufgrund der zahl- und artenreichen Keimbesiedlung der Mundhöhle ist eine Kontrolle in halbjährlichem Abstand empfehlenswert.

Infektionsrisiken

HIV ist außerhalb von Körperflüssigkeiten sehr instabil und mit allen gängigen Desinfektionsmitteln abzutöten.

Grundsätzlich besteht die Möglichkeit einer Übertragung im beruflichen Bereich durch Nadelstich- oder Instrumentverletzungen, offene Hautwunden und Schleimhautkontakte.

Die Wahrscheinlichkeit einer beruflich erworbenen HIV-Infektion ist gering. Nur in 0,3 % der Fälle ist mit einer Serokonversion zu rechnen. In Deutschland sind 45 Fälle bekannt (Stand 2005, RKI). Das Risiko ist dabei von der Art der Exposition, der Menge und der Viruskonzentration abhängig.

Ein höheres Risiko besteht nach einer multizentrischen Fallkontrollstudie unter folgenden Bedingungen:

▶ Bei tiefen Stich- oder Schnittverletzungen (10-fach erhöht)
▶ Bei sichtbaren Blutspuren auf dem verletzenden Instrument (5-fach erhöht)
▶ Bei hoher Viruskonzentration (ca. 6-fach erhöht)

Eine Infektion durch Schleimhautkontakt mit infektiösem Blut ist als äußerst gering einzustufen.

Im Falle einer Verletzung bzw. Kontamination ist folgendes Vorgehen empfohlen:

▶ Ausbluten der Wunde
▶ Desinfektion der Wunde
▶ Kontaminierte Schleimhäute waschen bzw. spülen mit Alkohol
▶ Unfallmeldung!/ BG-Meldung!
▶ Klärung des Serostatus des Patienten bzw. dessen Krankheitsstadium
▶ HIV- und Hepatitis B- und C-Test sofort und nach drei Monaten
▶ Möglichst sofortige Einleitung einer Postexpositionsprophylaxe (PEP)
  – Antiretrovirale Kombinationstherapie über vier Wochen
  – Sinnvollerweise durch eine HIV-Schwerpunkteinrichtung

HIV-Patienten in der Zahnarztpraxis

Grundsätzlich besteht für den Zahnarzt, zahnärztliches Personal und folgende Patienten kein erhöhtes Risiko, sofern die vorgeschriebenen Hygienemaßnahmen eingehalten werden. Das Tragen von Schutzbrillen, die Reinigung der Verbindungsleitungen und die vorsichtige Handhabung kontaminierter Kanülen und Spritzen stehen dabei im Vordergrund.

Es gibt aus infektiologischer Sicht keinen Grund, bei HIV-positiven Patienten darüber hinausgehende hygienische Maßnahmen durchzuführen, wie die Behandlung HIV-positiver Patienten am Ende der Sprechstunde, das Tragen mehrerer Handschuhe übereinander oder die komplette Desinfektion des Behandlungszimmers. Abgesehen davon sollte jeder Patient als potenziell infektiös eingestuft werden.

LITERATUR

Bales S, Baumann HG (2003): „Infektionsschutzgesetz". Kommentar und Vorschriftensammlung, 2. Auflage; Kohlhammer Verlag, Stuttgart

Berufsgenossenschaft für Gesundheitsdienst und Wohlfahrtspflege (2003/2006): „Biologische Arbeitsstoffe im Gesundheitswesen und in der Wohlfahrtspflege" (TRBA 250); Carl Heymanns Verlag, Köln

Bruns R, Wiersbitzky S (1994): „Empfehlungen zur Impfung des medizinischen Personals". Hygiene und Medizin 19: 430–433

Cardo DM et al. (1997): „A Case-Control-Study of HIV Seroconversion in Health Care Workers after Percutaneous Exposure". New England Journal of Medicine 337: 1485

Chin J (ed.) (2000): „Control of Communicable Diseases". Manual oft the American Public Health Association: 243–251

Gerlich WH (2004): „Hepatitis B- und C-Übertragungsgefahr auf Patienten durch infiziertes medizinisches Personal". Bundesgesundheitsblatt – Gesundheitsforschung – Gesundheitsschutz 47: 369–378

Hofmann F, Krali N, Beie M (2002): „Kanülenstichverletzungen im Gesundheitsdienst. Häufigkeiten, Ursachen und Präventionsstrategien". Das Gesundheitswesen 64: 259–266

Kommission für Krankenhaushygiene und Infektionsprävention am Robert Koch-Institut (2002): „Richtlinie für Krankenhaushygiene und Infektionsprävention". Anlage G 2.1: Postexpositionelle Prophylaxe der HI-Infektion

Robert Koch-Institut (1998): „Deutsch-österreichische Empfehlungen zur postexpositionellen Prophylaxe nach HIV-Exposition". Epidemiologisches Bulletin 21: 151–155

Robert Koch-Institut, Deutsche Vereinigung zur Bekämpfung der Viruskrankheiten (1999): „Empfehlungen zur Verhütung der Übertragung von Hepatitis-B-Virus durch infiziertes Personal im Gesundheitswesen". Epidemiologisches Bulletin 30: 222

Robert Koch-Institut (2000): „Empfohlene Maßnahmen zur Hepatitis B-Prophylaxe nach Kanülenstichverletzung oder anderen Blutkontakten". Epidemiologisches Bulletin 1: 1–2

Robert Koch-Institut, Deutsche Vereinigung zur Bekämpfung der Viruskrankheiten (2001): „Empfehlungen zur Verhütung der Übertragung von Hepatitis C-Virus durch infiziertes Personal im Gesundheitswesen". Epidemiologisches Bulletin 3: 15–16

Robert Koch-Institut (2005): „Impfempfehlungen der Ständigen Impfkommission (STIKO) am Robert Koch-Institut". Epidemiologisches Bulletin 30: 235–250

Schmidt-Westerhaus A (1995): Hyg. Med. 20: 74–78

Schneider A, Bierling G (2001): „Hygiene und Recht: Entscheidungssammlung, Richtlinien". mhp-Verlag Wiesbaden

Schreier E, Höhne M (2001): „Hepatitis C – Epidemiologie und Infektion". Bundesgesundheitsblatt – Gesundheitsforschung – Gesundheitsschutz 44: 554–561

„Verordnung über Sicherheit und Gesundheitsschutz bei Tätigkeiten mit biologischen Arbeitsstoffen" (Biostoffverordnung – BioStoffV) vom 27. Januar 1999; Bundesgesetzblatt I: 50

Weidenfeller P, Waschko D (2004): „Hygiene in der Arztpraxis und beim Ambulanten Operieren". Leitfaden des Landesgesundheitsamtes Baden-Württemberg, Stuttgart

Behördliche Überwachung der Zahnarztpraxis

13

> Der Ablauf einer amtlichen Begehung der Zahnarztpraxis wird beispielhaft geschildert. Ferner wird dargestellt, wie man sich auf die Besichtigung systematisch vorbereitet und möglicherweise beanstandete Mängel kurzfristig beheben kann.

Hygiene in der Zahnarztpraxis dient der Vorbeugung von Infektionen bei der Patientenbehandlung. Sie ist integraler Bestandteil des Routinebetriebs und wird umso selbstverständlicher umgesetzt, je besser die notwendigen hygienischen Anforderungen in die praxisinternen Arbeitsanweisungen und Schulungen eingebunden sind.

Auch ambulantes Operieren, z.B. in der Mund-, Kiefer- und Gesichtschirurgie soll für den Patienten nicht mit einem höheren Infektionsrisiko verbunden sein als operative Eingriffe im Rahmen einer stationären Behandlung.

Der Zweck der infektionshygienischen Überwachung durch den Öffentlichen Gesundheitsdienst nach § 36 (1) Infektionsschutzgesetz ist nicht nur die amtliche Kontrolle bezüglich der Einhaltung rechtlich verbindlicher oder fachlich begründeter Hygienevorschriften. Sie bedeutet auch eine gezielte Unterstützung bei der Weiterentwicklung der hygienischen Standards im Sinne von medizinischem Qualitätsmanagement. Dies umfasst zusätzlich ein breit gefächertes Dienstleistungs- und Beratungsangebot, u.a. die Bereitstellung von Leitfäden und Hygieneplänen sowie die Durchführung von Fortbildungsveranstaltungen auf Kreisebene und von Hygienekursen für die Praxismitarbeiter. In einigen größeren Gesundheitsämtern bieten Ärzte für Hygiene oder klinisch erfahrene Ärzte für den ambulanten Bereich Beratung in Fragen der Praxishygiene, zum Teil auch zu Praxislogistik und -management an.

Neben den Ärzte- und Zahnärztekammern sind insbesondere auch die Kassenärztlichen und -zahnärztlichen Vereinigungen bei der Qualitätssicherung im niedergelassenen Bereich engagiert und bieten hierzu verschiedene Seminare, Fortbildungen und Informationsmaterialien an, die man bei den regionalen Gliederungen erfragen und zum Teil über das Internet beziehen kann.

Im Gegensatz zu den Kliniken wurden Arzt- und Zahnarztpraxen in vielen Bundesländern früher nur selten vom zuständigen Gesundheitsamt im Sinne einer Hygienebegehung besichtigt. Rückmeldungen bei den Behörden über die Umsetzung hygienischer Standards lagen bislang noch nicht in gleichem Ausmaß vor wie bei Krankenhäusern und Einrichtungen der Alten- und Langzeitpflege. In den letzten Jahren hat die Frequenz der Begehungen von Arzt- und Zahnarztpraxen zumindest in einigen Ländern deutlich zugenommen, insbesondere von ambulant operierenden Betrieben, wobei u.a. die Vorgaben des Infektionsschutzgesetzes und der Medizinprodukte-Betreiberverordnung hierzu die Rechtsgrundlage bilden.

In Mitteilungen und Berichten zu solchen Praxisbegehungen durch Behörden wurde häufig die unzureichende Überprüfung der Sterilisatoren, das Fehlen von Arbeitsanweisungen und betriebsspezifischem Hygieneplan, die mangelhafte Aufbereitung von Instrumenten und Praxisgeräten, die fehlende Dokumentation der Sterilisation sowie die unzureichende Sachkunde der damit betrauten Mitarbeiter, das falsche Ansetzen von Desinfektionsmittellösungen, ferner Defizite bei der sachgerechten Materiallagerung, beim Umgang mit der Dienstkleidung und bei der Entsorgung beanstandet.

Das Erstellen eines Hygieneplans nach § 36 Infektionsschutzgesetz kann der Praxis selbst als Anregung dienen, den eigenen Beratungsbedarf zu erkennen und ggf. eine systematisch besser fundierte Hygiene im Alltag umzusetzen.

<hr>

PRAXISTIPP

Ein umfangreicher Hygieneplan ist auf der beiliegenden CD-ROM enthalten und kann für die eigene Praxis modifiziert werden.

<hr>

Die hygieneorientierten Anforderungen der Gesundheitsbehörden an die Praxen leiten sich ab aus den Vorgaben des Infektionsschutzgesetzes, des Medizinproduktegesetzes, der Medizinprodukte-Betreiberverordnung, der Biostoffverordnung, der Gesundheitsdienstgesetze der Länder, der Vorschriften der Berufsgenossenschaften, der RKI-Richtlinie für Krankenhaushygiene und Infektionsprävention und der Normen für Sterilisation und Desinfektion. Da sich hieraus allein noch kein vollständiges Hygienekonzept ableiten lässt, werden Musterhygienepläne und Empfehlungen von Referenzgremien oder Hygiene-Instituten zur Beurteilung der hygienischen Qualitätssicherung hinzugezogen. Zudem werden Kreisgesundheitsämter im Bedarfsfall durch Stellungnahmen oder auch aktive Teilnahme bei Begehungen seitens der jeweils zuständigen Landesoberbehörden und/oder Bezirksregierungen (bez. Umsetzung des Medizinprodukterechtes) unterstützt.

Die zur Erfassung der Strukturqualität erforderlichen Parameter wurden im Jahr 2006 für eine Statuserhebung bei ausgesuchten Praxen in folgender Umfrage des Landesgesundheitsamtes Baden-Württemberg zusammengefasst:

▶ Welche Behandlungen und Eingriffe werden in der Praxis durchgeführt?
▶ Verfügt der Betrieb über einen spezifisch ausgearbeiteten Hygieneplan?
▶ Wie erfolgen Beratung der Praxis und Schulung der Mitarbeiter zu hygienischen Fragen (durch Praxisinhaber/externen Hygieneberater/bislang noch gar nicht)?
▶ In welchem Umfang werden Schulungen für das Praxispersonal angeboten (mindestens vierteljährlich/halbjährlich/einmal pro Jahr/unregelmäßig in Abständen > 1 p.a.)?
▶ Welcher Umfang an Dienstleistung ist vereinbart, falls ein externer Berater hinzugezogen wurde (periodisch, z.B. monatlich anwesend/Erstellung und fortlaufende Aktualisierung des Hygieneplans/unmittelbare Kontaktaufnahme im aktuellen Bedarfsfall)?
▶ Welche Aufbereitungsverfahren werden für die Reinigung und Desinfektion von Instrumenten eingesetzt (ausschließlich manuell/teilautomatisiert/vollautomatisch)?
▶ Welche Technik wird zur Sterilisation von Instrumenten und Gerätschaften benutzt (Dampfsterilisation Autoklav Typ B nach DIN EN 13060/Autoklav Typ S/Heißluftsterilisation/Chemiclav)

- ► Hat mindestens ein Mitarbeiter des Betriebes eine Fortbildung zum Erwerb der Sachkunde zur Sterilgutversorgung in der ärztlichen/zahnärztlichen Praxis absolviert?
- ► Welche Prüfungen zur Funktionsfähigkeit und hygienischen Zuverlässigkeit automatisierter Aufbereitungsverfahren sind etabliert (Validierung der Routineprogramme des Autoklaven/Verwendung chargenbezogener Chemoindikatoren/Prüfung mit Bioindikatoren für Sterilisatoren ≥ 2 p.a./Prüfung mit Bioindikatoren für Sterilisatoren 1 p.a./bislang noch keine Prüfung der Sterilisation/jährliche Überprüfung der Desinfektionsspülmaschinen mit Bioindikatoren/bislang keine Überprüfung der Desinfektionsspülmaschinen mit Bioindikatoren)?
- ► Welche Form der Prozessdokumentation wird durchgeführt (Prozessdatendrucker mit Chargenprotokollen/PC-Dokumentationssystem/Kurzprotokoll am Display/handschriftliche Aufzeichnungen/keine Dokumentation)?
- ► Wo findet die Aufbereitung von Geräten und Instrumenten statt (eigener Raum mit Rein-Unrein-Trennung/Behandlungsraum/Eingriffsraum/anderer Funktionsraum)?
- ► Wie ist die Versorgung mit Praxiswäsche organisiert (Aufbereitung in der Praxis/Klinikwäscherei/komplette Übernahme durch externen Wäschedienst/zu Hause)?
- ► Wie erfolgt die Versorgung mit sterilen Textilien (Sterilisation von Mehrwegwäsche in der Praxis/Lieferung sterilisierter Mehrwegwäsche durch externen Betrieb/sterile Einwegwäsche)?
- ► Wie werden nosokomiale Infektionen in ambulant operierenden Praxen erfasst (alle NI/nur ausgewählte postoperative Infektionen/Erfassung nach Strichliste/Referenzmethode, z.B. AMBU-KISS/bislang noch gar nicht)?

Bei Baumaßnahmen, also Neubau einer Praxis, Umbauten bestehender Praxisräume sowie Einrichtung einer Privatklinik wird das Gesundheitsamt durch das Baurechtsamt informiert, das es bei der Bearbeitung der Anträge durch seine fachliche Beratung unterstützt. Maßgeblich sind dabei die Beurteilung der Räumlichkeiten und Wegeführung (Baupläne) sowie der bauseitigen Ausstattung von Wänden, Böden, Lüftung und Sanitäreinrichtungen. Von Bedeutung sind ferner das Tätigkeitsspektrum, insbesondere der Eingriffskatalog beim Ambulanten Operieren, und die Darstellung von Betriebsabläufen wie Geräte- und Instrumentenaufbereitung, Vorratshaltung und Entsorgung.

Für eine sachgerechte, schnelle Bearbeitung der Anträge ist das Hinzufügen von Beschreibungen geplanter Betriebsabläufe und Hygienemaßnahmen sowie bei OP-Praxen eines Kataloges der vorgesehenen Eingriffe zu den Bauplänen erforderlich.

Erfolgt eine amtliche Begehung der Praxis durch die Behörde anlassbezogen, etwa im Rahmen der Beschwerde eines Patienten oder eines ehemaligen Mitarbeiters, oder aber planmäßig auf der Grundlage des Infektionsschutzgesetzes bzw. landeseigener ÖGD-Gesetze, so sollte die regulär vorangekündigte und möglicherweise gebührenpflichtige Besichtigung vom Praxisinhaber durch die Bereitstellung von Dokumenten vorbereitet werden. Er legt Unterlagen zu Logistik und Betriebsabläufen der Praxis, zu Tätigkeitsspektrum und fachlichen Schwerpunkten, Personalschlüssel und zur Qualifikation von Praxisinhaber und Mitarbeitern vor.

Ferner werden Auskünfte über die Organisation des Praxisbetriebes verlangt mit Wäscheversorgung, Hausreinigung, Entsorgung, verwendeten Desinfektionsmitteln, Sterilisationsverfahren und zugehörigen Prüfunterlagen. Zudem sind Angaben zum Hygienemanagement (ggf. Berater, Fortbildungen, Besprechungen) und in MKG-/OP-Praxen zur statistischen Erfassung postoperativer Infektionen erforderlich.

Sollen weitere Unterlagen verfügbar sein, so wird dies von der Behörde vorher mitgeteilt. Einige Ämter versenden auch eine Checkliste mit standardisierten Fragen zur Betriebsorganisation, die von der Praxis vorab ausgefüllt wird.

Regulär vereinbart man einige Tage vor der Besichtigung einen Termin, der möglichst außerhalb der üblichen Geschäftszeiten liegt, z.B. am späten Nachmittag. Man trifft sich zunächst zu einer Vorbesprechung über den Anlass der Begehung und sichtet die vorgelegten Unterlagen.

Das Interesse des Gesundheitsamtes richtet sich vor allem auf den eigenen, für die Praxis spezifisch ausgearbeiteten Hygieneplan, die Schulung des Personals in Hygienefragen und die mögliche Dienstleistungen einer Hygieneberatung. Erörtert werden ferner die betriebseigenen Arbeitsanweisungen zu Reinigungs- und Desinfektionsverfahren für die Instrumentenbehandlung, die Sterilisationstechniken, die Prüfung und ggf. Validierung von Programmen zur Desinfektion und Sterilisation, die dokumentierte Wartung der Geräte, die Aufbereitung des Wassers in der Dentaleinheit mit den entsprechenden Prüfunterlagen (mindestens 1/a-Bestimmung von Gesamtkeimzahl und Untersuchung auf Legionellen, ggf. auch auf Pseudomonas aeruginosa), ferner die Organisation der Praxisreinigung und Wäscheversorgung sowie in der OP-Praxis die statistische Erfassung postoperativer Infektionen.

Der anschließende Rundgang durch die Praxisräume kann wie folgt gegliedert werden:

▶ Allgemeine Praxis:
Patientenanmeldung, Schreibplatz, Personalumkleide, Wartezimmer, Garderobe, Toiletten für Personal und für Patienten. Wäscheversorgung (Aufbereitung, Bereitstellung, Lagerung, Abwurf).

Arztzimmer und Behandlungsräume. Dentale Behandlungseinheiten, Waschbecken, Spender. Medikamentenschränke, Stichprobe der Verfallsdaten, Arzneimittelkühlschrank mit Thermometer. Materialunterbringung. Sterilgutlagerung. Beschreibung und Dokumentation der Instrumenten-, Geräte- und Flächenaufbereitung, Aushang eines Desinfektionsplans.
Vorratslager. Putz- und Entsorgungsraum. Reinigungskonzept und Entsorgung praxisspezifischer Abfälle.
Sozialraum, Teeküche.

▶ Ggf. gesonderter Eingriffsbereich
   (in der MKG-/OP-Praxis):
Eigene Bereichsumkleide, Wäschelagerung, Handwaschbecken mit Hygieneausstattung, Desinfektionsmittelspender, Ausguss, Materialeinschleusung.
Patientenvorbereitung: Umkleide.
Vorraum: Funktion, Einleitung, Materiallager, Ausschleusung.
Eingriffsraum: Größe, Wand- und Bodenbeschaffenheit, Lüftungstechnik, Beleuchtung, Heizung, Behandlungseinheit bzw. OP-Tisch, Sichtschutz, Bedarfslagerung.
Geräte- und Instrumentenaufbereitung: Reinigungs- und Desinfektionstechniken, Platzangebot, Sterilisation mit Chargenkontrollen und Dokumentation.
Sterilgutlagerung: Aufbewahrung, Beschriftung, Verfallsdaten.
Ruheraum für Patienten nach dem Eingriff: Liegen, Trennwände, medizinischer Funktionsplatz, Handwaschbecken.

Welchen Erwartungen sollte die Praxis entsprechen, damit die Begehung möglichst beanstandungsfrei absolviert werden kann? Besonders wird auf folgende Umstände geachtet:

Standard der Instrumentenaufbereitung ist die automatische Reinigung und Desinfektion. Ferner sollten Dampfsterilisatoren am eigenen Aufbereitungsplatz, bevorzugt außerhalb des Behandlungs- resp. Eingriffsraumes vorhanden sein, möglichst mit Prozess-Steuerung und ausgedruckter Chargendokumentation entsprechend DIN EN 13060, bei regelmäßiger Durchführung von Leerchargen und Bowie-Dick-Tests. Die Verwendung eines B- oder S-Autoklaven für die Sterilisation hängt von der Komplexität des Sterilisiergutes ab.

Heißluftsterilisation wird zur Aufbereitung von medizinischen Instrumenten nach Medizinprodukte-Betreiberverordnung allgemein nicht mehr toleriert; Gleiches gilt für die unzeitgemäße und nicht genormte Instrumentenaufbereitung mit Chemiklaven.

Die Chargenprotokolle werden eingesehen, ferner Unterlagen zur Wartung der Geräte und zur Validierung der Routineprogramme. Ist eine solche Validierung noch nicht erfolgt, so müssen zumindest Unterlagen zur periodischen Prüfung der Sterilisatoren mit Bioindikatoren nach Norm vorgezeigt werden. Dies gilt grundsätzlich auch für die hygienischen Kontrollen bei Instrumenten-Desinfektionsspülmaschinen (Validierung oder periodische Kontrolle mit kontaminierten Schrauben und Schläuchen). Die Bescheinigung der Sachkunde zur Freigabe von Sterilgut für die Arztpraxis nach § 4 (3) Medizinprodukte-Betreiberverordnung wird nachgefragt.

Erwartet wird die Verwendung möglichst DGHM-VAH-gelisteter Desinfektionsmittel, am besten in Originalgebinden. Zur Herstellung der Gebrauchsverdünnungen sollten Dosierhilfen vorhanden sein.

Unbeschriftete Flaschen mit Desinfektionsmitteln fallen besonders negativ auf. Für alle in der Praxis verwendeten Desinfektions- und Reinigungsmittel sollen Sicherheitsdatenblätter übersichtlich im Ordner gesammelt verfügbar sein.

Bei der Wäschelagerung und allgemeinen Vorratshaltung verlangt man überschaubar sortierte, trockene und saubere, nicht überfüllte Regale bzw. Schränke. Fensterbänke sind als Lagerstätten insbesondere für Medizinprodukte ungeeignet. Bodenlagerung von Kartons mit Medizinprodukten ist wegen des Risikos von Verschmutzung und Befeuchtung unerwünscht. Gefahrstoffbehältnisse wie Desinfektionsmittelkanister dürfen aus Unfallschutzgründen nicht über Kopfhöhe gelagert werden.

Als Standard für die Praxisreinigung wird das Zwei-Wischer-/Zwei-Mopp-System vorausgesetzt, ggf. als Moppwechselverfahren, mit Logistik im eigenen Putzraum. Alle Waschbecken in der Praxis müssen mit Flüssigseifen-, Händedesinfektionsmittel- und gefüllten Einmalhandtuchspendern ausgestattet sein.

Gefordert wird die separate Entsorgung praxisspezifischer Abfälle in eigenen feuchtigkeitsdichten Behältnissen, von spitzen und scharfen Gegenstände gesondert in verschließbaren, durchstichfesten Plastikboxen, generell ohne Umfüllen und Wertstoffsortieren und ohne zusätzliche desinfizierende Behandlung.

Man kann damit rechnen, dass eine stichprobenhafte optische Kontrolle von aufbereiteten Instrumenten auf übrig gebliebene Verschmutzungen und Korrosionsschäden stattfindet. Behältnisse oder Verpackungen mit gebrauchsfertigem Sterilgut sollten durch aufgeklebten oder -gedruckten Behandlungsindikator von noch aufzubereitendem Sterilisiergut eindeutig zu unterscheiden sein. Kontrolliert werden per Stichprobe auch Verfallsdaten für Medikamente und bei der Sterilgutlagerung. Am besten herrscht das generell empfohlene first in/first out-Prinzip. Arzneimittelkühlschränke müssen mit Temperaturkontrolle ausgestattet sein. Auch die nicht kühlpflichtigen Medikamente sollen nicht über 26 °C, ferner trocken, staub- und lichtgeschützt untergebracht sein. Auf keinen Fall dürfen Lebensmittel im Medikamentenkühlschrank lagern. Moniert werden ferner aufgezogene Spritzen, die nach Dienstschluss schon für den nächsten Tag vorbereitet sind, sowie angebrochene Mehrdosisbehältnisse mit eingestochener Entnahmekanüle und ggf. ohne Vermerk des Anbruchsdatums.

In der Personalumkleide sollten Arbeits- und Straßenkleidung nicht im gleichen Spind nebeneinander hängen oder zumindest durch mobile Trennwände (Trennbügel) separiert sein. Insgesamt muss der Umkleideraum einen sauberen und geordneten Eindruck hinterlassen. Herumliegende Schmutzwäschehaufen, gemischte Rein-Unrein-Lagerung, kreuz und quer abgestellte Schuhe, Flaschen, Kartonagen und „Gerümpel" geben berechtigten Anlass zur Kritik.

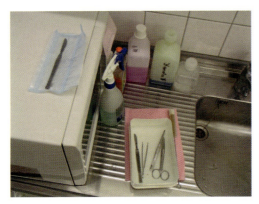

*Abb. 13.1   Unzureichende Instrumenten-
aufbereitung*

Die Behördenvertreter dürfen Missstände nach eigenem Ermessen photographisch dokumentieren. Besonders unzureichende Instrumentenaufbereitung wird aus forensischen Gründen oft im Bild festgehalten.

In den OP-Praxen werden zudem die Unterlagen zur Statistik postoperativer Infektionen, zur Systematik der Erfassungsbögen und zur Auswahl der Indikatoreingriffe eingesehen. Alleinige Hinweise auf Absichten und Planungen reichen nicht aus.

Abschließend wird der Eindruck der Praxisbegehung erörtert und die Erstellung des Besichtigungsprotokolls angekündigt, das dem Praxisinhaber möglichst zeitnah zugesandt werden soll. Hierin sind die Beschreibungen der besichtigten Funktionsbereiche zusammengefasst; ferner ist im Falle von Beanstandungen eine Mängelliste mit Zeitvorgaben bis zur Behebung dieser Missstände aufgeführt.

Wenn Prüfunterlagen für Geräte und Desinfektions- oder Sterilisationsverfahren fehlen, so lässt sich dies in der Regel kurzfristig nachholen. Sollten indes schwerwiegende, nicht sofort zu beseitigende und die Funktionsfähigkeit der Praxis akut beeinträchtigende Missstände vorliegen, welche unmittelbaren Schaden für die Patienten befürchten lassen, wie etwa grobe technische Defizite in der Geräte- und Instrumentenaufbereitung, so kann das zuständige Ordnungsamt auf Initiative des Gesundheitsamtes unmittelbare Einschränkungen der Praxistätigkeit bis hin zur kompletten vorläufigen Schließung des Betriebes verfügen. Zum Teil werden nur partielle Verbote ausgesprochen, die z.B. das Ambulante Operieren betreffen. Rechtsgrundlage ist der Paragraph 16 (1) des Infektionsschutzgesetzes:

„Werden Tatsachen festgestellt, die zum Auftreten einer übertragbaren Krankheit führen können, oder ist anzunehmen, dass solche Tatsachen vorliegen, so trifft die zuständige Behörde die

notwendigen Maßnahmen zur Abwendung der dem Einzelnen oder der Allgemeinheit hierdurch drohenden Gefahren."

••

Gleichzeitig werden Vorschläge unterbreitet, wie sich die hygienische Strukturqualität der Einrichtung verbessern lässt, damit die Verfügung so schnell wie möglich wieder aufgehoben werden kann. Basis einer solchen Neuorganisation sind z.B. das Einbeziehen externer Dienstleister, Sterilgutaufbereiter und Wäschereien, die nachgewiesene Hilfe von Hygieneberatern, fachlich qualifizierte und dokumentierte Schulungen des Praxispersonals, die Nutzung von Räumlichkeiten und Logistik benachbarter OP-Einrichtungen und die Umsetzung konkreter Vorschläge zur Verbesserung einzelner Maßnahmen im Betriebsablauf bzw. zum Raumkonzept.

Der Betroffene kann beim zuständigen Verwaltungsgericht Beschwerde gegen die Verfügung einlegen. Wird die Maßnahme indes akzeptiert bzw. gerichtlich bestätigt, so wird die Behörde vor ihrer Aufhebung zunächst die Umsetzung der geforderten Standards im Rahmen einer erneuten Begehung überprüfen.

Generell liegt die Aufgabe einer periodischen Begehung nicht vordergründig in einer externen, amtlichen Überwachung der Praxis und des Verhaltens ihres Personals, der akribischen Suche nach Fehlern und deren kritischer Beurteilung, sondern in einer kurzgefassten Statuserhebung bezüglich hygienischer Standards, im Austausch von Informationen, der Beratung, Betreuung und Hilfestellung bei der Umsetzung notwendiger Maßnahmen zur Qualitätssicherung im Betrieb. Schon aufgrund der engen zeitlichen Begrenzung ist die Behörde auf die Mitarbeit der Praxisinhaber angewiesen, um hygienerelevante Funktionsabläufe in dem besuchten Betrieb besser verstehen und beurteilen zu können. Interne und externe Qualitätskontrollen sind in diesem Sinne kein Gegensatz, sondern sollen sich sinnvoll ergänzen. Der gesetzlich fixierte Grundsatz der Eigenverantwortlichkeit der medizinischen Einrichtungen wird nochmals ausdrücklich betont.

LITERATUR

Deutscher Arbeitskreis für Hygiene in der Zahnmedizin (2003): Hygieneleitfaden. 6. Auflage

Enk M (2005): „Vorgehen des Gesundheitsamtes Vechta bei der infektionshygienischen Überwachung von Arzt- und Zahnarztpraxen". Hygiene und Medizin 6: 207–210

Heudorf U, Kutzke G, Otto U (2003): „Hygienische Missstände in einer Arztpraxis – was tun? Eine Fallbeschreibung". Das Gesundheitswesen 6: 409–412

Kommission für Krankenhaushygiene und Infektionsprävention am Robert Koch-Institut (2004): „Richtlinie für Krankenhaushygiene und Infektionsprävention". Anlage C 5.3. Anforderungen der Hygiene bei Operationen und anderen invasiven Eingriffen

Kommission für Krankenhaushygiene und Infektionsprävention am Robert Koch-Institut (2005): „Richtlinie für Krankenhaushygiene und Infektionsprävention". Anlage H 2. Empfehlungen zu Hygienemaßnahmen in der Zahnheilkunde

Schoeneman B, Bauer T (2005): „Modellprojekt Praxisbegehung". ambulant operieren 1: 17–23

Sümnig W, Voigt M, Kramer A (2001): „Infektionsschutz und Hygiene in speziellen medizinischen Bereichen. Zahn-, Mund- und Kieferheilkunde". In: Kramer A, Heeg P, Botzenhart K (Hrsg.): Krankenhaus- und Praxishygiene. 1. Auflage: 612–624. Urban und Fischer Verlag. München, Jena

Weidenfeller P, Waschko D (2004): „Hygiene in der Arztpraxis und beim Ambulanten Operieren". Leitfaden des Landesgesundheitsamtes Baden-Württemberg, Stuttgart

Ausbildung Hygienebeauftragter im zahnärztlichen Bereich

Bisher gab es für den zahnärztlichen Sektor, trotz gestiegener Anforderungen, keine konkreten Ausbildungsvorgaben für den Hygienebereich. Im folgenden Kapitel soll auf die Anforderungen und Aufgaben des sog. Hygienebeauftragten im zahnärztlichen Bereich eingegangen werden.

Bisher gab es für den zahnärztlichen Bereich praktisch keine hygienischen Ausbildungsvorgaben. Lediglich für den Krankenhausbereich sind vom Robert Koch-Institut (RKI) in Berlin konkrete Empfehlungen ausgesprochen worden. Es empfiehlt für jedes Krankenhaus in Deutschland den sog. Hygienebeauftragten Arzt zu benennen. Es heißt in der RKI-Richtlinie (2003):

„Der Hygienebeauftragte Arzt im Krankenhaus fungiert als Mittler zwischen ärztlichem Team und dem internen oder externen Krankenhaushygieniker. Er ist für beide Seiten der Ansprechpartner. Unbeschadet der Tätigkeit des Hygienebeauftragten Arztes ist die Verantwortung für die Krankenhaushygiene nicht delegierbar und verbleibt beim ärztlichen Leiter des Fachbereichs, der Abteilung oder der Klinik. Der Hygienebeauftragte Arzt sollte über einschlägige Grundkenntnisse verfügen, welche in einem Basiskurs von mindestens 40 Stunden erworben werden sollten. Die Fortbildung sollte laufend durch Besuch von Aufbauseminaren und Fortbildungskongressen ergänzt werden."

Im ambulanten Bereich außerhalb von Krankenhäusern gibt es bislang keine klaren Vorgaben des RKI. Es zeigt sich jedoch zunehmend, dass sog. Hygienebeauftragte Ärzte in Zukunft auch für den ambulanten Bereich gefordert werden. Im Rahmenvertrag über die Förderung ambulant durchgeführter Katarakt-Operationen in der Vertragsärztlichen Versorgung zwischen der Kassenärztlichen Vereinigung Nordrhein und der AOK-Rheinland (Rheinisches Ärzteblatt 2003) sowie in der in diesem Zusammenhang erarbeiteten Checkliste wird die Berufung Hygienebeauftragter Ärzte abgefragt resp. gefordert. Ausgehend von dieser Forderung wurden im Frühjahr 2005 in Nordrhein-Westfalen bereits über 100 Ophthalmochirurgen zu Hygienebeauftragten Ärzten für den ambulanten Bereich qualifiziert. Die Ausbildung wird von der Ärztekammer Nordrhein anerkannt. Grundlage des 2-tägigen Kurses bildeten fachspezifische Fortbildungsthemen mit für den Zuhörerkreis relevanten Inhalten aus den Fachbereichen Krankenhaushygiene und Infektiologie.

MEMO Aus hygienischer, ökonomischer und rechtlicher Sicht wäre es sinnvoll, eine/n Hygienebeauftragte/n in jeder zahnärztlichen Praxis zu benennen und regelmäßig fortzubilden.

Generell kann gesagt werden, dass diese Ausbildung aus verschiedenen Gründen in Zukunft vermehrt gefordert werden wird. Zum einen wird sie bereits bei speziellen Konstellationen von den Kostenträgern eingefordert (AOK-Rahmenvertrag in NRW). Auf der anderen Seite steigen die hygienischen Anforderungen auch im zahnärztlichen, insbesondere im operativen Bereich kontinuierlich, so dass das geforderte Wissen zumindest ohne eine Basisausbildung und darauf aufbauende Fortbildungen immer schwerer zu bewältigen ist. Ebenfalls ist hervorzuheben, dass bei rechtlichen Fragestellungen immer auch die notwendige hygienische Sorgfalt geprüft wird, mit der ein Hygienemanagement betrieben wird, so dass das Vorhandensein ausgebildeter Mitarbeiter deutliche Vorteile mit sich bringt.

Der Hygienebeauftragte Zahnarzt könnte folgende Funktionen erfüllen:

- ▶ Erfolgreiche Teilnahme eines mindestens 2-tägigen fachspezifischen Kurses für Hygienebeauftragte im zahnärztlichen Bereich
- ▶ Kontinuierliche Fortbildung in den Fachdisziplinen Hygiene und zahnärztliche Infektiologie
- ▶ Erkennung hygienischer Risiken und Einleiten von Gegenmaßnahmen
- ▶ Auswertung mikrobiologischer Befunde von Patienten und Patientenumgebung
- ▶ Bewertung mikrobiologischer Befunde im Hinblick auf nosokomiale Infektionsrisiken
- ▶ Erfüllung gesetzlicher Vorgaben z.B. des Infektionsschutzgesetzes (Meldepflicht etc.)
- ▶ Erfassung nosokomialer Infektionen sowie Erkennen von Häufungen oder ungewöhnlichem Auftreten nosokomialer Infektionen und Einleitung von Sofortmaßnahmen einschließlich Intervention (z.B. Meldung beim Gesundheitsamt) in Zusammenarbeit mit Mitarbeitern der Einrichtung und externem Hygieniker

- ▶ Überwachung der regelmäßig durchzuführenden Umgebungsuntersuchungen (z.B. Überprüfung von Sterilisations-/Thermodesinfektionsautomaten, Wasseruntersuchungen etc.)
- ▶ Mitarbeit beim Erstellen von Hygieneplänen und Verfahrensanweisungen sowie der hygienischen Fortbildung der Mitarbeiter
- ▶ Mitwirkung bei Hygienevisiten und Ortsterminen sowie der Planung hygienisch relevanter Bau- und Beschaffungsmaßnahmen
- ▶ Kommunikation mit betreuendem externem Hygieniker

Zusammenfassend kann gesagt werden, dass dem Hygienebeauftragten Arzt oder der Hygienebeauftragten Helferin die Koordination und Überwachung der hygienischen Organisation der Einrichtung obliegen. Unabhängig davon ist es i.d.R. notwendig und hat sich in der Vergangenheit bewährt, bei (größeren Einrichtungen oder) komplizierten Fragestellungen sowie Neu- oder Umbauten oder Ausbruch von Infektionen den fachlichen Rat eines externen Hygienikers einzuholen. Neben der Erfüllung der Vorgaben des Robert Koch-Institutes Berlin kann sich das medizinische Personal der Einrichtung auf seine Kernkompetenzen konzentrieren, ohne dass wichtige Entwicklungen und Maßnahmen im Bereich der Hygiene versäumt werden.

LITERATUR

„Richtlinie Krankenhaushygiene". Lieferung 21 (2003), Elsevier, Urban & Fischer Verlag. München, Jena

„Vereinbarung von Qualitätssicherungsmaßnahmen beim Ambulanten Operieren gemäß §14 des Vertrages nach § 115b Abs. 1 SGB V" (1994): Deutsches Ärzteblatt 91: A2124–212

„Vertrag über die Förderung ambulant durchgeführter Katarakt-Operationen in der Vertragsärztlichen Versorgung" (2003); Rheinisches Ärzteblatt 12: 73–83

Spezielle Hygienemaßnahmen

Neben den allgemeinen Hygienestandards sind zusätzlich die Besonderheiten der verschiedenen zahnärztlichen Fachdisziplinen zu berücksichtigen. Im folgenden Kapitel werden spezielle hygienische Empfehlungen der klassischen Disziplinen behandelt.

15.1 Hygiene in der Kieferorthopädie

Die Kieferorthopädie ist ein fester Bestandteil der modernen Zahnheilkunde. Aus hygienischer Sicht gelten dieselben Anforderungen und Standardhygienemaßnahmen. Dabei unterscheiden sich jedoch die Anforderungen an die Instrumentenaufbereitung von denen der invasiven Zahnmedizin.

Viele Dysgnathien werden heutzutage kieferorthopädisch korrigiert. Die Kieferorthopädie hat eine zunehmende Bedeutung, so auch im Erwachsenenalter.

In der Kieferorthopädie gelten dieselben hygienischen Standardhygienemaßnahmen wie in der gesamten Zahnheilkunde. Die Ausstattung der Behandlungszimmer mit Waschbecken, Seifen- und Händedesinfektionsmittelspender ist selbstverständlich. Die Oberflächen der Arbeitsbereiche und des Behandlungsstuhles müssen feuchtigkeits- und desinfektionsmittelbeständig sein. Ebenso ist wie in allen Zahnarztpraxen ein Hygieneplan vorzuhalten.

In den Behandlungsräumen sollte kein Material (Büromaterial, Geräte, Instrumente) offen gelagert werden.

Bei der Erhebung intraoraler Befunde ist auf den Personalschutz zu achten, d.h. das Personal hat Handschuhe, bei Gefahr der Kontamination auch einen Mundschutz zu tragen.

Aus der Mundhöhle entnommene zahnmedizinische Abformungen werden unmittelbar unter fließendem Wasser vorsichtig abgespült, danach durch Einlegen in eine frisch angesetzte Lösung desinfiziert. Für die Desinfektion und Spülung dieser Abdrücke sind eigene Apparaturen entwickelt worden. Man benutzt die vom Hersteller der Abform- und Zahnersatzmaterialien als geeignet bezeichneten Wirkstoffe. Alkoholische Desinfektionsmittel kommen hierfür generell nicht in Frage. Zahntechnische Werkstücke und Hilfsmittel werden ebenfalls desinfiziert, ggf. im Ultraschallbad behandelt und nach der Desinfektion mit Leitungswasser abgespült. Wasser aus Bädern zur Temperierung von Wachsplatten und Abdruckmaterialien wird nach jedem Patienten erneuert, weil es meistens mit Speichel, Blut oder anderen Körperflüssigkeiten kontaminiert wurde. Der Behälter wird vor Auffüllen mit frischem Wasser wischdesinfiziert.

Instrumentenaufbereitung

Da in der Kieferorthopädie keine Hohlkörperinstrumente zum Einsatz kommen und Blutkontakt sehr selten ist, sind die Anforderungen an die Instrumentenaufbereitung von den Methoden zu unterscheiden, die man bei der Behandlung von bei invasiven Maßnahmen verwendeten Instrumenten einsetzt.

MEMO Sofern kieferorthopädische Instrumente keinen Blutkontakt haben, sind sie lediglich zu desinfizieren.

Nach der Verwendung der kieferorthopädischen Instrumente ist somit eine Desinfektion mit einem VAH-gelisteten Desinfektionsmittel, eine Prüfung und Pflege sowie die geschlossene staubgeschützte Lagerung notwendig. Sofern die Instrumente keinen regelhaften Blutkontakt haben, ist eine Sterilisation verzichtbar. Das bedeutet, dass ausschließlich kieferorthopädisch tätige Praxen die mit der Sterilisation verbundene technische Ausstattung nicht unbedingt vorhalten müssen. Da ebenfalls keine Hohlkörperinstrumente verwendet werden, die regelhaft mit Blut Kontakt haben, ist auch keine maschinelle Reinigung und Desinfektion notwendig; auch wird laut RKI kein Sachkundekurs gefordert [RKI (2006)].

Unabhängig davon müssen die Aufbereitungsprozesse schriftlich niedergelegt und die Verantwortlichen benannt werden. Zusätzlich müssen alle in der Praxis verwendeten Instrumente risikoklassifiziert werden [RKI (2001)]. Kieferorthopädische Instrumente kommen allenfalls mit Schleimhaut in Berührung und sind so maximal der Risikoklassifizierung „Semikritisch A" zuzuordnen.

LITERATUR

Kommission für Krankenhaushygiene und Infektionsprävention am Robert Koch-Institut (2001): „Anforderungen an die Hygiene bei der Aufbereitung von Medizinprodukten". Bundesgesundheitsblatt – Gesundheitsforschung – Gesundheitsschutz 44: 1115–1126

Kommission für Krankenhaushygiene und Infektionsprävention am Robert Koch-Institut (2006): „Infektionsprävention in der Zahnmedizin – Anforderungen der Hygiene", Bundesgesundheitsblatt – Gesundheitsforschung – Gesundheitsschutz 49: 375–394

15.2 Hygiene in der Parodontologie

Aufgaben des Parodontologen sind die Prävention, Behandlung und Nachsorge von Parodontalerkrankungen. Im Folgenden werden die wichtigsten Mechanismen der Paradontitis und die Hygienemaßnahmen bei der Behandlung von Parodontalerkrankungen erklärt.

Die mit dentaler Plaque assoziierte Parodontalerkrankung gehört zu den häufigsten Erkrankungen des Menschen. Bakterien finden sich in der Mundhöhle von der Geburt bis zum Tod. Sie kolonisieren die umliegenden Weichgewebe, Wangen und Zunge. Die Zähne werden supra- und subgingival belagert. Die ökologische Beziehung zwischen parodontalen Bakterien und dem Wirtsorganismus funktioniert physiologisch ohne Schädigung von parodontalen Geweben. Trotzdem kommt es häufig zu einem Eindringen von Bakterien, die eine Fähigkeit entwickeln, die zur Destruktion des Paradonts führen kann. Die parodontalen Erkrankungen sind Infektionserkrankungen, die ähnlich den bakteriellen Infektionen ablaufen und häufig auch in ähnlicher Weise bekämpft werden können.

Nur wenige der 400 in der Mundhöhle vorhandenen Bakterienspezies haben ein hochpathogenes Potential bei der Entstehung einer profunden Parodontalerkrankung. Jedoch gibt es sog. Leitkeime

der Parodontitis. Es handelt sich hierbei um obligat anaerobe, schwarz pigmentierte Bakterienarten, wie z.B. Haemophilus actinomyctem-comitans, Porphyromonas gingivalis oder Tannerella forsythensis.

Parodontitis produzierende Bakterien zeichnen sich durch die Produktion pathogener Stoffwechselprodukte und anderer Virulenzfaktoren aus, die das umgebende Parodontalgewebe direkt schädigen oder die Immunantwort auf sie inaktivieren. Insbesondere die genannten hochpathogenen Bakterienspezies führen beim Auftreten in der Zahntasche zu weiterem Attachmentverlust. Daneben verfügen aber auch weniger pathogene Spezies in höheren Konzentrationen in den Zahntaschen über pathogenes Potenzial (siehe Tab. 15.1).

Neben den Leitkeimen spielt die sog. genetische Exposition, bei der durch Vorliegen eines Defektes des Immunsystems der Entzündungsvermittler Interleukin-1 im Übermaß produziert wird, eine wichtige Rolle bei der Entstehung der Parodontitis. Bei genetisch vorbelasteten Patienten kommt es bei Infektionen zu fulminanten parodontalen Reaktionen im Weich- und Knochengewebe mit starkem Attachmentverlust. Zusätzlich besitzen Raucher mit Interleukin-1-Defekt und Zahnverlust infolge Para-

Sehr stark pathogen	Moderat pathogen
▶ Haemophilus actinomyctemcomitans	▶ Prevotella nigrecens
▶ Porphyromonas gingivalis	▶ Petostreptococcus micros
▶ Tannerella forsythensis	▶ Fusobacterium nucleatum
Stark pathogen	▶ Campylobacter rectus
▶ Prevotella intermedia	▶ Eikenella corrodens
▶ Treponema denticola	

Tab. 15.1   Pathogenität parodontaler Leitkeime

dontitis ein deutlich höheres Implantatversagen als andere Bevölkerungsgruppen.

Zusätzlich spielen neben parodontalem Leitkeim und genetischer Disposition die sog. exogenen Risikofaktoren eine wichtige Rolle bei der Entwicklung einer Parodontitis:

▶ Rauchen
▶ Ungenügende Mundhygiene
▶ Systemische Erkrankungen
▶ Stress

MEMO Das Vorhandensein sog. pathogener Leitkeime entscheidet, neben den exogenen und persönlichen Risikofaktoren, wesentlich über die Entstehung der Parodontitis.

Prophylaxe und Therapie

Die chronische Erwachsenenparodontitis ist mit ca. 85 % der Fälle die am häufigsten auftretende Form. Sie erreicht ihren Höchststand bei Menschen über dem 35. Lebensjahr. Sie bleibt häufig unerkannt. Das liegt an dem relativ unauffälligen Verlauf, der zwar in der akuten Phase mit eitrigen Entzündungen einhergehen kann, in der Ruhephase aber kaum Beschwerden bereitet.

Der Verlust des Zahnhalteapparates geht langsam aber stetig voran. Nicht alle Zähne sind gleich stark betroffen. Die Molaren im Oberkiefer und Schneidezähne sind häufiger betroffen als die übrigen Zähne. Bei der Diagnosestellung findet der Zahnarzt meist erhebliche Mengen an Plaque sowie eine chronische diffuse Gingivitis neben der herdförmigen Parodontitis. Die Sondierungstiefen sind teilweise stark erhöht; auf der Wurzeloberfläche finden sich mittlere bis starke Auflagerungen. Die häufigste operative Therapie ist die geschlossene Cürettage. Das Zahnfleisch wird dabei nicht abge-

hoben, sondern die Zahnfleischtasche mit geeignetem Instrumentarium sondiert, die Auflagerung tastend umschrieben und entfernt [Karring (1999)].

Sollten die normalen mechanischen Methoden wie Wurzelglättung oder Deepscaling nicht ausreichen um pathogene Keime sicher zu eliminieren und es trotz mechanischer Behandlung weiter zu fortschreitendem Attachmentverlust und Knochenabbau kommen, so ist eine gezielte Antibiotikatherapie angezeigt (siehe auch Diagnostik). In der Regel ist eine einmalige antimikrobielle Begleittherapie (Keimidentifikation notwendig) ausreichend. Die Auswahl des Antibiotikums sollte sich nach Keim und Ausprägung der Parodontitis richten. Bei generalisierter PA-Erkrankung ist eine adjuvante systemische Therapie indiziert, sollten nur einzelne Infektionsherde vorhanden sein so sollte die antibiotische Therapie lokal beschränkt bleiben.

Hygienemaßnahmen

Bei der Behandlung (geschlossene wie offene Therapie) ist regelhaft mit Blutkontakt zu rechnen, so dass auf den Personalschutz zu achten ist. Bei der Behandlung müssen Handschuhe, Mundschutz sowie Augenschutz getragen werden.

Die Ausstattung der Praxisräume erfordert keine über die normalen Anforderungen hinausgehenden speziellen Anforderungen, jedoch müssen, wie in allen Behandlungsbereichen, Waschbecken mit Seifen-, Händedesinfektionsmittel und Handtuchspendern vorhanden sein [RKI (2006)].

Die Instrumente haben regelhaft Kontakt mit Blut, so dass nach Reinigung und Desinfektion eine Sterilisation notwendig ist (siehe auch Kapitel 7). Die Instrumente sind – sofern es sich nicht um Hohlkörperinstrumente handelt – in die Risikoklassifizierung kritisch a einzuordnen [RKI (2001)].

Diagnostik

Um die Quote der Therapieerfolge zu verbessern, stehen neuerdings molekularbiologische Diagnostikverfahren zur Absicherung der klinischen Diagnose zur Verfügung. Durch die Analyse der am meisten pathogenen Markerkeime und der Bestimmung der genetischen Prädisposition des Patienten können die wichtigsten Faktoren der Progression der Parodontitis (PA) bestimmt werden [McGuire, M.K. (1999)].

Neben dem bewährten Basistest (kombinierter Nachweis von 5 Parodontitiskeimen) ist eine Testung auf insgesamt 11 Parodontitiserreger möglich. Die Verlaufsform und die Therapie einer Parodontalerkrankung werden nicht nur durch das Vorhandensein und die Konzentration einzelner Keime bestimmt. Zusätzlich sind das gemeinsame Vorkommen verschiedener Bakterienspezies und die Interaktion zwischen diesen von maßgeblicher Bedeutung. So führen auch Keime, deren Vorkommen und Konzentration einzeln betrachtet als harmlos eingestuft werden, durch synergistische Effekte mit anderen Spezies bereits zu einer behandlungsbedürftigen Erkrankung. Eine umfassende Diagnostik aller hierfür relevanten Spezies ist daher essenziell und bietet entscheidende Zusatzinformationen für Prognose und Auswahl der Therapie [Kornman, K.S. (1997)].

Abstriche für die mikrobiologische Diagnostik bei Parodontien werden von der jeweils tiefsten parodontalen Tasche mit Blutung bei Sondierung entnommen, mindestens eine Probe pro Quadrant. Nach Entfernen der supragingivalen Plaque wird ein steriler Träger (z.B. Papierstreifen) bis zum Fundus der Tasche vorgeschoben und zum Aufnehmen der keimhaltigen Flüssigkeit ca. 10 sec belassen. Der Träger wird in ein steriles Transportmedium verbracht. Solche Substanzen sind inert: Sie schützen die Keime vor Austrocknung, begünstigen aber nicht das Wachstum und selektieren somit keine Erreger aus der oralen Mischflora.

Die Testergebnisse ermöglichen eine individuelle und damit maximal erfolgreiche PA-Vorsorge und -Therapie. Sie liefern Informationen für die Therapieplanung: Die Auswahl adjuvanter Antibiotika, die Festlegung sinnvoller Recall-Intervalle und die Optimierung der Prophylaxe. Fundierte mikrobiologische Diagnostik ermöglicht so eine sichere Therapie [Mombelli, A. (1992)]

LITERATUR

Karring T, Lang NP (1999): „Klinische Parodontologie und Implantologie". Quintessenz Verlags-GmbH

Kornman KS et al (1997): „The interleukin-I genotype as a severity factor in adult periodontal disease". J. Clin. Peridontol. 24: 72–77

McGuire MK, Nunn ME (1999): „Prognosis versus actual outcome. IV. The effectiveness of Clinical Parameters and IL-I Genotype is accurately predicting prognoses and tooth survival". J. Peridontol. Jan.: 49–56

Mobelli A (1992): „Verbessern neue diagnostische Tests die Differenzialdiagnose und Therapie der Paradontitis?" Schweiz. Monatsschr. Zahnmed. 102: 163–171

Kommission für Krankenhaushygiene und Infektionsprävention am Robert Koch-Institut (2006): „Infektionsprävention in der Zahnmedizin – Anforderungen der Hygiene". Bundesgesundheitsblatt – Gesundheitsforschung – Gesundheitsschutz 49: 375–394

Kommission für Krankenhaushygiene und Infektionsprävention am Robert Koch-Institut (2001): „Anforderungen an die Hygiene bei der Aufbereitung von Medizinprodukten". Bundesgesundheitsblatt – Gesundheitsforschung – Gesundheitsschutz 44: 1115–1126

15.3 Hygiene in der Implantologie

Die moderne Implantologie bietet für den Patienten eine erhebliche Verbesserung der Lebensqualität. Ein Großteil der Implantationen wird heute in der ambulanten Praxis durchgeführt. Hierzu sind aber angepasste technische und hygienische Voraussetzungen und Standards notwendig.

Bei der Implantation von körperfremdem Material in das vitale Knochengewebe sind strenge Hygienestandards und aseptisches Vorgehen unerlässlich. Diese Hygienevorschriften gelten grundsätzlich und müssen von jedem Fremdkörper, z.B. dentales Implantat, erfüllt werden [Karring T (1999)].

Räumlichkeiten

Die Praxisräume, in denen Implantationen vorgenommen werden, sollten ausreichend groß sein, um problemlos steril arbeiten zu können [RKI (2000)]. Die Oberflächen sollten leicht zu reinigen und zu desinfizieren sein. Waschmöglichkeiten können im Raum vorhanden sein [RKI (1997)]. Eine Klimatisierung ist aus hygienischer Sicht nicht notwendig. Eine normale Fensterlüftung ist ausreichend; dann ist jedoch ein Fliegengitter anzubringen. Im Raum selbst sollten so wenig wie möglich Büromaterial und Gerätschaften offen gelagert werden. Computertastaturen sollten, wie in den anderen Praxisräumen auch, mit einer abwaschbaren Folie ausgestattet sein.

Präoperative Händehygiene

Für das Waschen der Hände der Mitglieder des Teams müssen geeignete Waschmöglichkeiten vorhanden sein. Der Waschplatz sollte ausgestattet sein mit Armaturen, die ohne Handberührung bedient werden können (Ellenbogen-Mischhebelbatterie), und mit je einem Seifen- und Händedesinfektionsmittelspender. Weiterhin sollten ein Einweghand-

tuchspender und eine waschplatznahe Abwurfmöglichkeit für die gebrauchten Handtücher bereit stehen [Tabori, Zinn (2003)]. Bei den Handtüchern können sowohl fuselfreie Einmalhandtücher als auch keimarme (frisch gewaschene) Stoffhandtücher verwendet werden. Das präoperative Händewaschen und die präoperative Händedesinfektion haben zum Ziel, Schmutz zu entfernen und darüber hinaus die transiente und, soweit wie möglich, auch residente Hautflora zu reduzieren, so dass sich bei einer Perforation oder einem unbemerkten Riss steriler Handschuhe während des Eingriffs möglichst wenige Hautkeime an den Händen des Teammitglieds befinden.

Vor dem ersten Eingriff muss das Personal die Hände einschließlich der Unterarme und des Ellenbogens mit einer Flüssigseife, die aus einem Spender mit Armhebelbedienung entnommen wird, über einen Zeitraum von einer Minute waschen. Die Hände werden dabei über dem Ellenbogenniveau gehalten und ein Rückfließen des Waschwassers verhindert. Lediglich die sichtbar verschmutzten Fingernägel und Nagelfalze können mit einer weichen keimfreien Bürste, die steril verpackt angereicht wird, gereinigt werden.

Nach dem Waschen der Hände werden diese mit einem frischen, sauberen Einmalhandtuch (z.B. textile Einmaltücher oder Papierhandtücher) gründlich abgetrocknet. Das verwendete Handtuch muss nicht steril sein.

Anschließend erfolgt die dreiminütige Händedesinfektion der sauberen und trockenen Hände mit einem alkoholischen Händedesinfektionsmittel, welches ohne den Einsatz der Hände über bspw. einen Armhebel entnommen wird. Es ist wichtig, die gesamte Hand gleichermaßen gut mit dem Desinfektionsmittel zu benetzen, insbesondere auch die Daumen, Fingerzwischenräume und die Handinnen- und Außenflächen. Dabei werden die Hände über dem Niveau der Ellenbogen gehalten, damit es nicht zum Herunterfließen der Lösung kommen kann. [Kappstein (1993)].

Sterile Kittel

Sterile Kittel müssen bei der Implantation getragen werden. Sie sollten neben dem Tragekomfort auch eine Flüssigkeits- und Keimbarriere darstellen. Kittel aus reiner Baumwolle haben zwar gute Trageeigenschaften; jedoch sind sie für Flüssigkeiten und Keime durchlässig. Aufgrund der fehlenden Barrierefunktion und der im Vergleich zu anderen vergleichbaren Materialien aus Mikrofilamenten (Laminaten) oder Einwegmaterialien aus Zellstoff/PE höheren Flusenabgabe kann Baumwolle künftig nicht mehr empfohlen werden.

Daneben müssen alle Teammitglieder einen chirurgischen Mundschutz und eine Schutzbrille zum Patientenschutz tragen. Darüber hinaus darf hier nicht vergessen werden, dass die Maske nicht nur den Patienten, sondern auch das OP-Team vor potenziell infektiösen Spritzern im Gesicht, speziell im Mund-Nasen-Bereich schützt. (Wie viele, wenn auch kleine Spritzer trotz „trockener" Operationsweise regelmäßig bis zum Gesicht des Operateurs gelangen, sehen die Brillenträger unter den Zahnärzten, wenn sie die Gläser reinigen.)

> **MEMO** Handschuhe, Maske und Sichtschutz sind ein wichtiger Teil der persönlichen Schutzausrüstung bei implantologischen Eingriffen.

Alle zum Einsatz kommenden Instrumente müssen sterilisiert und steril verpackt sein. Ein Richten der verwendeten Instrumente sollte erst unmittelbar vor oder während des Eingriffs erfolgen [RKI (2006)].

Verwendete Spüllösungen, wie z.B. Kochsalzlösung zur sterilen Kühlung bei der Knochenaufbereitung und zum Kühlen des Implantats sind steril anzureichen und vorzubereiten [Soibelmann M et al. (2006)]

Nach dem Eingriff sind die Instrumente vorzureinigen, dann systematisch zu reinigen und zu desinfizieren. Alle bei der Implantation verwendeten Instrumente sind nach der Reinigung und Desinfektion zu sterilisieren und steril verpackt staubgeschützt zu lagern (siehe auch Kapitel 7).

Die einzelnen Aufbereitungsschritte müssen schriftlich in Arbeitsanweisungen festgelegt werden. Alle verwendeteten Instrumente sind in Risikofaktoren zu klassifizieren [RKI (2000)].

Die Abläufe bei implantologischen Eingriffen, wie Richten, Assistieren etc., sollten in einer Verfahrensanweisung festgehalten werden.

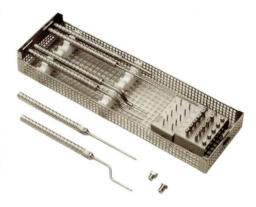

Abb. 15.1   Implantologie-Set

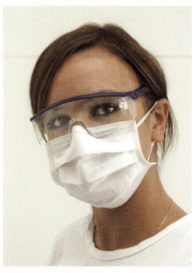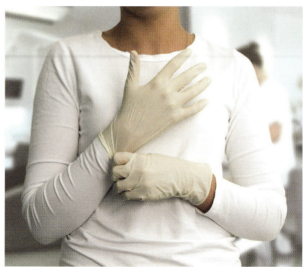

Abb. 15.2   Persönliche Schutzausrüstung

Praktische Hygienemaßnahmen bei implantologischen Eingriffen

Mit nachfolgenden Erläuterungen und Abbildungen sollen beispielhaft die Vorbereitung von implantologischen Eingriffen dargestellt und eine praktische Anleitung zum hygienisch einwandfreien Richten und Assistieren gegeben werden. Grundsätzlich ist bei zahnärztlichen Behandlungen mit der Möglichkeit einer mikrobiellen Kontamination zu rechnen. Dazu gehören nicht nur Stich- oder Schnittverletzungen, sondern auch die Kontamination des Auges oder der Haut, die Aufnahme in die Mundhöhle als auch Blutkontakte oder Tröpfcheninfektion.

Oberstes Ziel des Hygienemanagements muss sein, die mit einer Kontamination verbundene Infektionsgefahr durch gezielte präventive Maßnahmen zu minimieren oder auszuschalten. Dies dient gleichermaßen dem Patientenschutz als auch dem Schutz des zahnärztlichen Teams. Zu den vorbeugenden Maßnahmen gehört unter anderem eine sorgfältige Patientenanamnese vor der Behandlung, die infektionsrelevante Risiken erfasst.

Von Seiten der Praxis dient eine Schematisierung und systematische Durchführung von Arbeitsabläufen dem vorrangigen Ziel der Nichtkontamination.

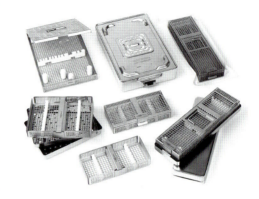

Abb. 15.3   Leerkassetten für Platz sparende und organisierte Lagerung von hochwertigem Instrumentarium

Ablauf der Schematisierung bei oralchirurgischen Eingriffen:

- ▶ rationelles Instrumentieren vor Durchführung der jeweiligen Behandlung
- ▶ Einsatz von Barrieren wie Handschuhe, Mund-/Nasenschutz, Schutzbrillen mit seitlicher Abdeckung
- ▶ antiseptische Mundspülungen der Patienten vor Behandlungsbeginn. Bei längerer Behandlungsdauer kann der Vorgang ggf. wiederholt werden.
- ▶ Einhaltung einer Berührungs- und „Anreichungsdisziplin"
- ▶ systematische Absaug- und Haltetechnik
- ▶ Vermeidung von Verletzungen (unfallsichere Entsorgung spitzer, scharfer und zerbrechlicher Gegenstände)

In Abb. 15.5 sind beispielhaft unterschiedliche Instrumentengruppen abgebildet:

- ▶ Weichteil-Pinzetten
- ▶ Skalpellklingenhalter
- ▶ Raspatorien
- ▶ Scheren
- ▶ Klemmen und Nadelhalter
- ▶ Sinuselevatorien
- ▶ Wundhaken unterschiedlicher Größe
- ▶ Hand- und Winkelstücke (intern/extern gekühlt)
- ▶ unterschiedliche Fräsen (Winkel- und Handstücke)
- ▶ sterile Haltegriffe für die OP-Leuchte
- ▶ u.a.m.

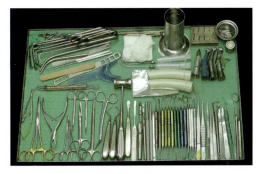

Abb. 15.5 *Steril vorbereitetes, aus unterschiedlichen Grundinstrumenten zusammengestelltes OP-Set für umfangreiche zahnärztlich-chirurgische bzw. kieferchirurgische Eingriffe*

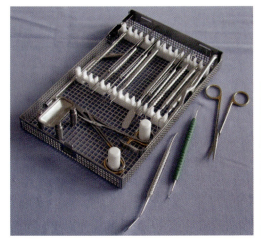

Abb. 15.4 *Bestücktes Implantologie-Tray (komplett) zur Operationsvorbereitung und -durchführung mit einer sterilen Assistenz*

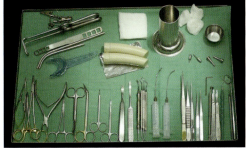

Abb. 15.6 *Individuell zusammengestelltes Weichteil-Chirurgie-Set, geeignet für Implantatfreilegung und Weichteil-augmentative Techniken*

Neben den obligat notwendigen OP-Instrumenten werden für Augmentationen und Implantationen zusätzlich Instrumenten-Kits bzw. Materialien benötigt; d.h. es werden zwei sterile Bereiche benutzt (siehe Abb. 15.8a und b).

Während des operativen Eingriffs arbeitet der Behandler und die erste sterile Assistenz am Patienten mit dem regulären OP-Tray. Die zweite sterile Assistenz instrumentiert sowohl vom regulären OP-Tray als auch vom peripheren zweiten sterilen Arbeitsbereich. Wenn zusätzliche Instrumente benötigt werden, müssen diese von einer dritten – unsterilen – Assistenz so angereicht werden, dass die Instrumente und Materialien im sterilen Zustand übernommen werden können (siehe Abb. 15.9)

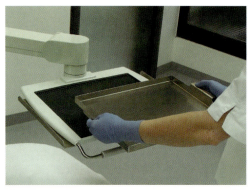

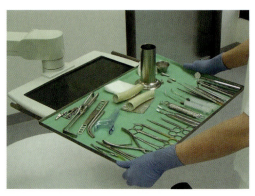

Abb. 15.7a Individuelles OP-Tray aus V2A-Stahl, desinfizier- und sterilisierbar, das eine dezentrale OP-Tisch-Vorbereitung und eine zeitlich OP-nahe Positionierung auf dem Schwebetisch ermöglicht

Abb. 15.7b Eine lagestabilisierte Positionierung wird durch eine Schienenführung am Schwebetisch möglich. Der so positionierte OP-Tisch erlaubt ein ergonomisches und hygienisch sicheres Arbeiten.

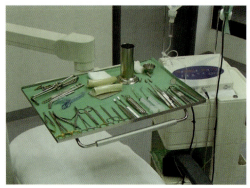

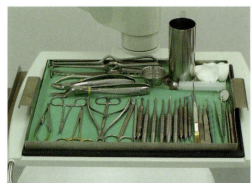

Abb. 15.7c Großes OP-Tray

Abb. 15.7d Kleines OP-Tray ohne Schienenführung – stabile Lagerung auf dem Schwebetisch, z.B. für Extraktionen

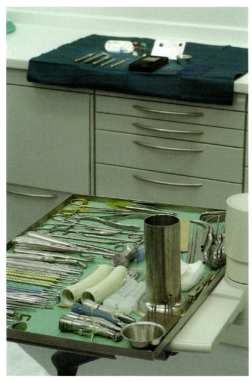

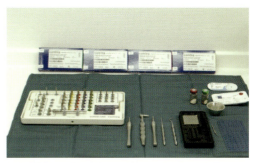

Abb. 15.8b   Der OP-Tray ist in Abhängigkeit vom Operationsziel mit Instrumenten, Materialien und Implantations-Sets vorzubereiten

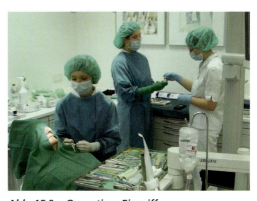

Abb. 15.8a   Im Vordergrund reguläres OP-Tray, im Hintergrund peripherer zweiter steriler Arbeitsbereich.

Abb. 15.9   Operativer Eingriff

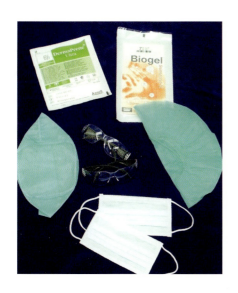

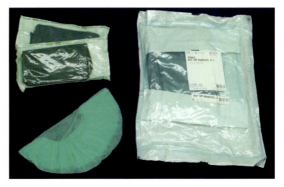

Abb.15.10a und b   Vorbereitende Maßnahmen für Behandler und Patient: sterile Abdecktücher, steriler OP-Mantel, sterile Handschuhe, Mundschutz, Haube, Schutzbrille

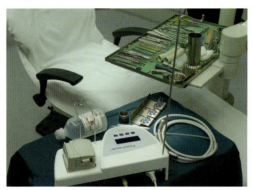

Abb. 15.11   Alle zur Operation notwendigen An-
triebsaggregate müssen ebenfalls in
einem sterilen Umfeld positioniert
und zugänglich sein.

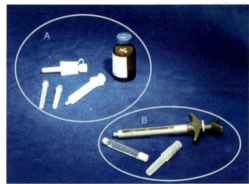

Abb. 15.12   Varianten zur Lokalanästhesie

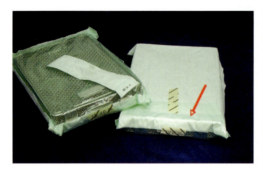

Abb. 15.13a   Vorschlag zur sicheren und
einfachen Anreichung von einge-
schweißtem Sterilgut. Nach der
Schweißnaht wird ein 5–10 cm
langes Ende umgeklappt und
fixiert (siehe Pfeil).

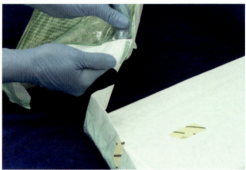

Abb. 15.13b   Demonstration der vereinfachten
Handhabung

Optional stehen zwei Varianten zur Lokalanästhesie zur Verfügung:

A: Einmalspritze mit unterschiedlichen Nadelsyste-
men und Lokalanästhesielösung in Flasche

B: Kapulensystem

LITERATUR

Kappstein I, Schulgen G, Waninger J, Daschner F (1993):
„Mikrobiologische und ökonomische Untersuchungen
über verkürzte Verfahren für die chirurgische Händedesinfektion". Chirurg 64: 400–405

Karring T, Lang NP (1999): „Klinische Parodontologie und
Implantologie". Quintessenz Verlags-GmbH

Kommission für Krankenhaushygiene und Infektionsprävention am Robert Koch-Institut (2006): „Infektionsprävention in der Zahnmedizin – Anforderungen der Hygiene". Bundesgesundheitsblatt – Gesundheitsforschung – Gesundheitsschutz 49: 375–394

RKI-Kommission (1997): „Kommission für Krankenhaushygiene und Infektionsprävention beim Robert Koch-Institut, Berufsverband der Deutschen Chirurgen: Anhang zur Anlage zu Ziffern 5.1 und 4.3.3: Anforderungen der Hygiene beim ambulanten Operieren in Krankenhaus und Praxis". Richtlinie für Krankenhaushygiene und Infektionsprävention. Bundesgesundheitsblatt – Gesundheitsforschung – Gesundheitsschutz 40: 361–365

RKI-Kommission (2000): „Kommission für Krankenhaushygiene und Infektionsprävention beim Robert Koch-Institut: Anforderungen der Hygiene bei Operationen und anderen invasiven Eingriffen". Bundesgesundheitsblatt – Gesundheitsforschung – Gesundheitsschutz 43: 644–648

Soibelmann M et al. (2006): „Funktionelle und hygienische Aspekte der dentalen Implantologie". Aseptica 12. Jahrgang Heft 2, 13–14

Tabori E, Zinn Ch (2003): „Bauliche Hygienemaßnahmen beim Ambulanten Operieren". ambulant operieren 4: 158–162

15.4 Hygiene in der Mund-, Kiefer- und Gesichtschirurgie

Die Einhaltung hygienischer Standards ist im Fachgebiet der Mund-, Kiefer- und Gesichtschirurgie von besonderer Bedeutung, zum einen wegen der hohen Anforderungen an Qualität und Erfolg plastischer und rekonstruktiver Maßnahmen, zum anderen wegen der komplexen anatomischen Strukturen bei gleichzeitig mikrobiologisch dichter Besiedelung des oberen Respirations- und Intestinaltraktes.

Grundsätzlich gelten die Vorgaben zur allgemeinen Personal- und Praxishygiene und zur Beschaffenheit von OP-Einheiten auch für die MKG-Chirurgie. Als ambulant durchführbare Eingriffe mit besonderen Auflagen an ein erweitertes Raumprogramm und zusätzlichen Funktionsplätzen sind für das Fachgebiet nach RKI-Richtlinie Anlage C 5.3 die partielle Resektion von Kieferknochen, die Überbrückungsosteosynthese von Kieferdefekten und die Reposition von dislozierten Frakturen der Kieferknochen aufgeführt (s. Kap. 5). Die OP-Einheit für ambulante Eingriffe muss ferner eingerichtet sein für Maßnahmen, wie sie auch im allgemeinen zahnärztlichen Bereich üblich sind, einschließlich der Vorrichtungen für die Desinfektion von Abformungen, getragenen Prothesen, Schleifkörpern und Fräsen.

Handschuhe werden bei allen Maßnahmen getragen, die mit Schleimhaut-, Sekret- und Blutkontakt einhergehen.

Die in Zahnarztpraxen gelegentlich beobachtete bedenkliche Gewohnheit, Handschuhe zwischen den Behandlungen nicht zu wechseln und nur kurz „überzudesinfizieren", ist in MKG-Praxen obsolet. Auch wenn lediglich prä- oder postoperative Untersuchungen ohne weitere Eingriffe vorgenommen wurden, ist bei dem Patientengut zumindest mit ok-kultem Blut im Speichel zu rechnen, durch Schleimhautläsionen, Parodontitis, kräftiges Zähneputzen vor dem Termin usw., dessen Menge z.B. für die Übertragung einer Hepatitis B ausreichen würde.

Vor keimhaltigen Aerosolen, mit Speichel vermischtem Spraynebel, Blut- und Speichelspritzern schützt man sich durch einen Mund-Nasen-Schutz, der bei Verunreinigung und Durchfeuchtung ausgewechselt wird, sowie durch eine Brille, welche die Augen möglichst auch seitlich abdeckt und die man nach Kontamination durch Spritzer mit einem desinfektionsmittelgetränkten Tuch abwischt.

Präoperative Zahnreinigung und Schleimhautantiseptik führen zu einer signifikanten Reduktion der Flora im Speichel und auf der Mundschleimhaut. Antiseptische Spülung der Mundhöhle vermindert die Ausbreitung von Erregern über Aerosole und reduziert die postoperative Inzidenz von Bakteriämien, wie sie besonders nach Zahnextraktionen, Wurzelbehandlungen und parodontalchirurgischen Eingriffen vorkommen. Die Anwendung solcher Präparate erfolgt vor chirurgischen Eingriffen und vor jeder einfachen invasiven Behandlung von Patienten mit erhöhtem Infektionsrisiko.

Mechanische Vorreinigung der Mundhöhle und der Zähne verbessert die Wirksamkeit der Antiseptik, besonders wenn auf den Zähnen kieferorthopädische Apparaturen oder Frakturfixationsschienen befestigt, oder Prothesen festsitzend in die Mundhöhle eingegliedert wurden. Antiseptische Maßnahmen werden zusätzlich vor der Entfernung von Zahnbelägen und bei der Parodontitisbehandlung empfohlen, da auch hierbei reichlich keimhaltige Aerosole freigesetzt werden. Die Schleimhautantiseptik ersetzt aber nicht die bei Endokarditis-Risikopatienten, Diabetikern und Immunsupprimierten ggf. indizierte perioperative antibiotische Prophylaxe.

Invasive Eingriffe mit nachfolgendem speicheldichtem Wundverschluss erfordern ein aseptisches Vorgehen, da man hierbei exogene Mikroorganismen in keimfreies Gewebe einbringen kann. Somit werden zu deren Vorbereitung die Hände chirurgisch desinfiziert und beim Eingriff sterile Handschuhe und OP-Kittel getragen. Das OP-Feld wird durch sterile Abdeckung markiert, gegebenenfalls partiell mit Klebefolie fixiert.

Bei Eingriffen in der Mundhöhle benutzt man ein Schlitztuch aus Einweg-Vlies, das hinter dem Kopf mit einer Klemme am Gurtband des Kopfpolsters befestigt wird. Die Verwendung eines Gummituchs mit Spannrahmen (Kofferdam) kann bei einem dafür geeigneten Eingriff das aseptische Arbeiten in der Endodontie erleichtern und die Schleimhaut vor Verletzungen schützen.

Vor der präoperativen Haut- und Schleimhautdesinfektion werden Make-up und Schminkreste entfernt. Falls eine Rasur nötig ist, erfolgt sie am besten unmittelbar vor dem Eingriff mit Hilfe von Clippern, gegebenenfalls auch mit vorab wischdesinfizierten, elektrischen Schneidemaschinen mit desinfizierten oder sterilen (Einweg-) Scherköpfen.

Das Auftragen des konzentrierten Desinfektionsmittels auf die Haut soll von der voraussichtlichen Schnittstelle oder bei vorgegebenen Verletzungen von innen nach außen erfolgen. Dies gilt auch bei infizierten Wunden. Diese Technik soll die Wunde bzw. Schnittstelle vor iatrogen eingebrachter Hautflora schützen. Die RKI-Richtlinie besagt, dass eine gründliche Reinigung der Haut des Operationsgebietes mindestens zweimal von zentral nach peripher erfolgen soll. Verwendet werden Mittel zur

Hautdesinfektion, wie sie in der VAH-Liste unter Sparte 2 (Hautantiseptik) aufgeführt sind, chemisch meist auf der Basis von Alkoholen plus Iodophoren, Phenolderivaten und quartären Ammoniumverbindungen (schnelle und breite Wirkung mit Flächenremanenz).

Regulär wird die Flüssigkeit dreimal hintereinander von innen nach außen mittels satt getränkter steriler Tupfer wischend aufgetragen. Die mechanische Komponente ist wesentlich. Aufsprühen allein genügt nicht. Die Einwirkzeit beträgt drei Minuten bis zum Schnitt. Pfützenbildung auf dem OP-Tisch ist wegen der Reizwirkung zu vermeiden. Beim Kauterisieren während des Eingriffs können durch Kriechströme auf der nassen Auflage Hautverbrennungen zweiten Grades entstehen.

Nach Trocknung werden die sterilen Abdecktücher angebracht. Zum Schnittbeginn werden neue sterile Handschuhe angezogen. Bei fakultativ septischen Eingriffen muss die Verfahrensweise zur Desinfektion des OP-Feldes nicht umgekehrt werden. Inzisionsfolien werden nicht empfohlen; ein Skalpellwechsel nach dem Hautschnitt ist hygienisch unbegründet.

Jeder Operateur verfügt über seine eigenen Erfahrungen, wie sich die Zahl postoperativer Infektionen möglichst niedrig halten lässt. Ein eingespieltes, diszipliniertes Team, das die Eingriffe zügig und konzentriert durchführt, ist die Grundvoraussetzung, ebenso Ruhe im Raum ohne überflüssige Personalzirkulation, ferner atraumatische Operationstechnik, Keimreduktion durch Antisepsis in der Umgebung des OP-Feldes und ein gut gepflegtes Instrumentarium. Prinzipiell steigt das Infektionsrisiko mit der zeitlichen Länge der Eingriffe. Diathermien und Ligaturen begünstigen die postoperative Wundheilungsstörung, ebenso die Traumatisierung der Wundränder durch elektrochirurgische Inzision und Quetschung mittels Wundhaken.

Während der Behandlung ist ein Rückfluss kontaminierter Flüssigkeit aus dem Absaugschlauch möglich, wenn er oberhalb des Patienten geführt wird oder wenn ein Unterdruck im Schlauch zustande kommt, z.B. bei Verschluss des Saugers durch Weichgewebe. Durch die Haltung von Schlauch und Sauger lässt sich ein schwerkraftbedingter Rückfluss von abgesaugter Flüssigkeit vermeiden

Instrumente für invasive, chirurgische, parodontologische und endontische Maßnahmen werden als kritische Medizinprodukte nach demselben Schema reinigend und desinfizierend vorbehandelt, danach rekontaminationssicher sterilisierverpackt und bei 121 °C über mindestens 15 min. oder bei 134 °C über 5 min. Haltezeit autoklaviert. Rotierende und oszillierende Instrumente für chirurgische und endontische Eingriffe, aber auch für nichtinvasive Maßnahmen werden in der gleichen Weise aufbereitet.

Hand- und Winkelstücke sowie Turbinen können aufgrund ihrer Anwendung in der Mundhöhle als Keimüberträger fungieren. Der wasserführende Teil besteht aus einem metallisch und kunststoffgeführten Röhrensystem. Durch den Reflux beim Abstellen des Mikromotors und der Turbine wird ein Wasser-Speichel-Gemisch samt den darin enthaltenen Keimen in die Einheit eingesaugt. Bei stehendem Wasser im System entwickelt sich dann eine Besiedelung der Schlauchinnenseiten, die beim Ausspülen mit dem Mehrfachhandstück und beim Sprühen zur Keimverbreitung auf den Patienten führt. Dies erfordert somit das gründliche, mehrminütige Durchspülen des Systems nach jeder Pause und betrifft Turbine, Mikromotor, Mehrfachhandstück, Ultraschall-Zahnsteinentferner und Air flow.

Viele Einheiten besitzen zur zusätzlichen Prävention eine integrierte Entkeimungsanlage. Eingebaute Ventile verhindern das Eindringen von rückgesaugtem Material über die Turbinenkupplungen hinaus oder bei Hand- und Winkelstücken in die Mikromotoren und weiter in die Schläuche hinein. Außerdem kann man einen keimdichten Filter verwenden, der auf dem Handstück in das Schlauchsystem zwischengeschaltet wird.

Die hygienische Aufbereitung der Hand- und Winkelstücke und der Turbinen umfasst folgende Stufen:

▶ Außenreinigung von Blut, Speichel, Sekreten und ggf. Füllungsmaterialien
▶ Reinigung des Lichtleiters an Eintritts- und Austrittstellen mit weichem Lappen
▶ Maschinelle Reinigung und Desinfektion
▶ Pflege mit Spray/Öl unter Rotation beweglicher Innenteile
▶ Sterilisiergutverpackung
▶ Dampfsterilisation

Bezüglich der vollautomatischen Thermodesinfektion sind Herstellerangaben zu beachten. Lediglich Einlegen in ein „Desinfektionsbad" oder Abwischen mit einem Desinfektionsmittel reichen nicht aus. Die vollautomatische Aufbereitung umfasst die äußere und innere Reinigung und Desinfektion sowie die Gerätepflege. Bei starker äußerer Verschmutzung sollte man trotz maschineller Aufbereitung vorab manuell reinigen.

LITERATUR

Kommission für Krankenhaushygiene und Infektionsprävention am Robert Koch-Institut (2005): „Richtlinie für Krankenhaushygiene und Infektionsprävention. Anlage H 2. Empfehlungen zu Hygienemaßnahmen in der Zahnheilkunde"

Kommission für Krankenhaushygiene und Infektionsprävention am Robert Koch-Institut (2006): „Infektionsprävention in der Zahnmedizin – Anforderungen der Hygiene". Bundesgesundheitsblatt – Gesundheitsforschung – Gesundheitsschutz 49: 375–394

Metelmann H (2001): „Infektionsschutz und Hygiene in speziellen medizinischen Bereichen. Mund-, Kiefer- und Gesichtschirurgie". In: Kramer A, Heeg P, Botzenhart K (Hrsg.): Krankenhaus- und Praxishygiene. 1. Auflage: 469–473; Urban und Fischer Verlag; München, Jena.

Sümnig W, Voigt M, Kramer A (2001): „Infektionsschutz und Hygiene in speziellen medizinischen Bereichen. Zahn-, Mund- und Kieferheilkunde". In: Kramer A, Heeg P, Botzenhart K (Hrsg.): Krankenhaus- und Praxishygiene. 1. Auflage: 612–624. Urban und Fischer Verlag; München, Jena.

Hygienepläne

16

Der § 36 des Infektionsschutzgesetzes sieht die innerbetriebliche Festlegung von Hygieneplänen mit konkreten hygienischen Inhalten sowie Verfahrensanweisungen zur Infektionshygiene auch für zahnärztliche Praxen vor. Diese Unterlagen sind den Kontrollbehörden auf Verlangen vorzulegen.

Neben den Vorgaben des Infektionsschutzgesetzes werden in der Vereinbarung von Qualitätssicherungsmaßnahmen beim Ambulanten Operieren gemäß § 14 des Vertrages nach § 115b Abs. 1 SGB V in § 6 im ambulanten Bereich Hygienepläne vereinbart [Felsing et al. 2004]. Auch sieht die TRBA 250 das Führen von Hygieneplänen vor. Neben der gesetzlichen Forderung, einen Hygieneplan zu führen, ist dieser aber auch ein Dokument, welches bei juristischen Fragestellungen eine Aussage über hygienische Abläufe in der Praxis gibt.

Aus diesem Grund ist die genaue Niederschrift der relevanten Praxisabläufe von Bedeutung. Neben der rechtlichen Relevanz sollte ein ablaufgetreuer Hygieneplan auch als eine Art Praxishandbuch fungieren, in dem alle hygienerelevanten bzw. komplexen Arbeitsabläufe niedergeschrieben sind. Insbesondere bei der Einarbeitung neuer Mitarbeiter oder beim Zusammenspiel verschiedener Fachdisziplinen ist dies von Vorteil (z.B. im MGK-OP). Darüber hinaus sollte der Hygieneplan in ein Qualitätsmanagementhandbuch der Einrichtung integriert sein.

Inhalte des Hygieneplans

Bei der Zusammenstellung eines Hygieneplanes wird Wert darauf gelegt, dass innerbetriebliche Verfahrensanleitungen zur Infektionsprävention aufgeführt werden. Dies bedeutet, dass die relevanten Arbeitsanweisungen sowie Vorgaben zur Desinfektion und Reinigung in den Hygieneplan integriert werden. Auch kann das in der RKI-Empfehlung zu „Anforderungen an die Hygiene bei der Aufbereitung von Medizinprodukten" geforderte QM-Handbuch über die Art und Weise der Instrumentenaufbereitung in den Hygieneplan integriert werden.

Themen des Hygieneplans sind somit wie folgt festgelegt:

- ▶ Personalhygiene
- ▶ Bauhygiene
- ▶ Instrumentenhygiene
- ▶ Flächendesinfektion/Reinigung
- ▶ Wäschehygiene
- ▶ Abfallhygiene
- ▶ Patientenschutz
- ▶ Qualitätssicherung/Infektionserfassung
- ▶ Umgebungsuntersuchungen

Bei einem Hygieneplan gibt es von Seiten der Kontrollbehörden nur wenige konkrete Vorgaben. Wichtig ist jedoch, dass alle hygienerelevanten Abläufe im Hygieneplan beschrieben werden. Dabei wird Wert auf die Abbildung der tatsächlich in der

Praxis stattfindenden Prozesse gelegt [Heudorf et al. 2006]. Der Hygieneplan sollte Bestandteil eines Praxis-Qualitätsmanagementsystems sein. Die Tätigkeitsbeschreibungen sollten als sog. gelenkte Dokumente integriert sein. Das bedeutet, dass sie in regelmäßigen, vorab festgelegten Abständen einer kontinuierlichen Überarbeitung und Verbesserung unterliegen.

Alle hygienerelevanten Abläufe, Prozesse und Tätigkeiten sollten beschrieben werden. Dabei ist darauf zu achten, die wirklich wesentlichen Schritte herauszuarbeiten und sie klar gegliedert, prägnant zu präzisieren. In diesem Rahmen müssen auch die jeweiligen Verantwortlichen benannt werden.

Sofern es sich um qualitätssichernde Maßnahmen handelt wie z.B. Umgebungsuntersuchungen, so sind die Intervalle der Untersuchungen vorher festzulegen. Der Hygieneplan muss allen betroffenen Mitarbeitern zugänglich sein, da er ebenfalls als eine Art „Praxishygienehandbuch" fungiert. Vorgaben zur Form, ob schriftliche oder elektronische Fassung, gibt es nicht. Neben der Zugänglichkeit ist Wert darauf zu legen, die Mitarbeiter in regelmäßigen (am besten periodischen) Abständen bezüglich der Inhalte des Hygieneplans zu schulen.

MEMO Alle Reinigungs- und Desinfektionsmittel müssen mit dem jeweiligen Produktnamen und den Einwirkzeiten im Hygieneplan aufgeführt werden. Bei der Verwendung neuer Produkte sind diese sofort im Hygieneplan aufzuführen.

Auf der beiliegenden CD-ROM ist der Muster-Rahmenhygieneplan für Zahnarztpraxen nach § 36 IfSG beispielhaft aufgeführt. Dabei ist aber zu erwähnen, dass der beispielhafte Hygieneplan keine verbindliche Vorschrift darstellt, sondern als Textvorlage für Zahnarztpraxen dienen soll, die nach § 36 IfSG einen Hygieneplan für den eigenen Betrieb erstellt werden müssen.

Durch die Einarbeitung von Aussagen der einschlägigen Richtlinien und Fachpublikationen zu hygienischen Themen wird dem Nutzer eine Zusammenfassung von Empfehlungen zur Verfügung gestellt, die ihm eine ausführliche Recherche zu einzelnen Details erspart. Die Notwendigkeit einer Anpassung der Vorlage für die eigene Einrichtung bleibt davon unbenommen. Die Anpassung ist allerdings leicht möglich, da die Dateien auch im gängigen Word-Dokumentenformat vorliegen. So hat der Nutzer jederzeit die Möglichkeit, Änderungen, beliebige Ergänzungen und Streichungen vorzunehmen, wenn betriebsinterne Bedingungen sich verändern oder eine neue Regelung ein z.B. durch den Praxisinhaber oder hygienebeauftragten Mitarbeiter anderes Procedere vorgesehen wird.

MEMO Der Hygieneplan stellt in einer Zahnarztpraxis eine dem individuellen Bedarf angepasste, konkrete Arbeitsanweisung dar. Sein Inhalt sollte im Rahmen von periodischen internen Schulungen aktiv vermittelt werden und darüber hinaus für alle Mitarbeiter zur Verfügung stehen. Die Anweisungen sind verbindlich von allen Beschäftigten einzuhalten.

Desinfektionspläne

Von den Rahmenhygieneplänen sind die sog. Desinfektionspläne zu unterscheiden. In ihnen sind die im jeweiligen Bereich notwendigen Reinigungs- und Desinfektionsmaßnahmen aufzuführen. Die Desinfektionspläne sind nicht nur den jeweiligen Mitarbeitern zu benennen, sondern auch jeweils gut sichtbar in den einzelnen hygienerelevanten Bereichen anzubringen. Die einzelnen Reinigungs-

und Desinfektionspläne sind in den Hygieneplan zu integrieren. Auch hier ist darauf zu achten, dass die in den Plänen aufgeführten Reinigungs- und Desinfektionsmittel jeweils den tatsächlich verwendeten entsprechen. Im angefügten Muster-Rahmenhygieneplan sind Beispiele für Reinigungs- und Desinfektionspläne aufgeführt. Diesbezüglich ist auch darauf zu achten, dass alle in der Praxis verwendeten Desinfektionsmittel in der VAH-Liste geführt sind [VAH 2006].

LITERATUR

Felsing H-H, Rüden H, Zinn Ch, Schweins M (2005): „Hygienepläne für ambulant-operative Praxen", ambulant operieren 2: 64–66

„Gesetz zur Verhütung und Bekämpfung von Infektionskrankheiten beim Menschen (IfSG 2000)". Bundesgesundheitsblatt – Gesundheitsforschung – Gesundheitsschutz: 1045–1077

Heudorf U, Dehler A, Klenner W, Exner M (2006): „Hygiene und Infektionsprävention in Zahnarztpraxen". Bundesgesundheitsblatt 49: 648–659

Verband für angewandte Hygiene (VAH) e.V. (2006): Desinfektionsmittelliste des VAH; mhp Verlag, Wiesbaden

Stichwortverzeichnis

Q

R

S

T